JN115547

医療情報システム入門 2023

病院の情報システムを基礎から学ぶ

一般社団法人 保健医療福祉情報システム工業会 JAHIS 編

社会保険研究所

刊行によせて

ここ最近、「医療DX」や「医師の働き方改革」などが盛んに叫ばれるようになり、医療と医療情報をとりまく環境は大きく変化しています。医療DXは、医療に限らず、保健から介護までのさまざまな段階において発生する情報やデータを全体最適された基盤を通じて、社会や生活の形を変えることと定義されています。まさに、医療情報なくては医療DXは進まず、その医療情報を支えるのが医療情報システムであると言っても過言ではありません。

その一方で、日本の電子カルテの普及率は400床以上で90%を超えていますが、一般診療所は50%に届いていないのが現状です。OECD諸国でプライマリケアを担当する医療機関を対象とした電子カルテの普及率の国際比較でも38か国中35位であり、まだまだ普及する余地が残っています。今後のわが国の医療DXを進展させるためにも、基幹病院だけではなく日本の隅々の診療所に至るまで、医療関係者に基盤としての医療情報の役割と医療情報システムの必要性を認識していただく必要性があります。

今回、改訂された「医療情報システム入門」は、医療DXの基礎を学ぶために最適なテキストであり、医療情報システムの全体像をこの１冊で俯瞰することができます。本書を手にしてみると、保健医療福祉情報システム工業会(JAHIS)に関係する第一線の技術者がそれぞれ専門とする領域を基礎から最新の動向まで詳細かつ分かりやすく記載しており、数多くの図表とともに医療情報システムのポイントが300ページの中に凝縮されています。日本医療情報学会が実施している医療情報技師能力検定試験の学習のためだけではなく、医療系学生の医療情報学の授業等でも活用できる優れた入門書となっています。

医療DXが進む中、医療情報システムに大きな期待と課題が生じています。例えば、急速に利活用が広がっているリアルワールドデータへの展開や人工知能(AI)による医療業務の効率化への対応が期待される一方で、医療情報システムを標的としたランサムウェア等のセキュリティ対策が課題となっています。このような中、その基礎となる本書を編纂されたJAHISに敬意を表しますとともに、本書が急務となっているこれらの期待と課題に対応できる医療情報人材の輩出に繋がることを期待しています。

2023(令和５)年２月

一般社団法人　日本医療情報学会
代表理事　小笠原克彦

はじめに

本書は、主に医療情報システムに初めて携わる方や、この分野を新たに担当される方を対象として、医療情報システム全般についての基礎的な知識の習得を目指し、医療機関における医療情報システムの位置づけ、全体的な構成、関連事項(標準化動向、今後の展望など)について解説した入門書です。

医療を取り巻く環境は日々変化しており、ヘルスケアICTへの期待は益々高まっています。一般社団法人　保健医療福祉情報システム工業会は、「研究会、講演会、研修会、展示会等を通じた知識の交流と普及」を事業内容のひとつに掲げており、その一環として「医療情報システム入門コース」を開催しています。「医療情報システム入門コース」では、システムの全体構成から分野別のポイント、さらには行政施策との関連まで網羅し、その幅広い講義内容は毎回好評を得ております。

本書は、「医療情報システム入門コース」の講義資料と講義内容を纏めたものとなっています。特徴としては、医療情報システムの全体構成や分野別の説明だけではなく、標準化の動向や行政施策、近年特に社会問題になっている情報セキュリティーなどの切り口からも整理する「(情報)網羅性」、本書の理解を深めていただくため、現状だけでなく過去の経緯や今後の展望などを意識した「連続性」、現場に医療情報システムを提供しているメンバーの経験を取り入れた「現場視点」の説明です。是非、本書を通じ、医療情報システムに興味を持っていただけると幸いです。

医療情報システムを学ぶ上で、本書を初期の参考書としてご活用され、担当業務や興味関心に応じ、歩みを進めていただければと思います。

本書をきっかけに、一人でも多くの方々が医療情報システムの知識をいかし、ご活躍されることを願ってやみません。

2023年２月

一般社団法人　保健医療福祉情報システム工業会

運営会議　議長　大原 通宏

目　　次

第１章　医療をめぐる動向ガイダンス

第２章　医療機関における医療情報システム

第3章　電子カルテシステム

第4章　医事会計システム

第5章　部門システム

第6章　院内物流システム

第7章　検査システム

第11章　地域医療システム

第1章

医療をめぐる動向ガイダンス

1 医療業界・IT業界を取り巻く制度、政策、法令

1-1.社会保障制度

情報技術(IT)は現在、さまざまな形で医療に貢献している。今後も貢献していくために大きなポイントとなるのが、社会のしくみ・枠組みがどのように変わっていくか、ということである。そこで、現在の基本的な枠組みとその改革の方向性をまず説明する。

医療の分野に最も大きく関係する社会的枠組みは社会保障制度である。社会保障制度は医療、年金、福祉(介護保険・児童福祉・障害者福祉)、公的扶助(生活保護)の4つを柱とし、国民が傷病や高齢、失業等により生活がおびやかされた場合に、国が主体となって国民の健やかで安心できる生活を保障する制度である(図1)。

図1■医療業界・IT業界を取り巻く制度、政策、法令

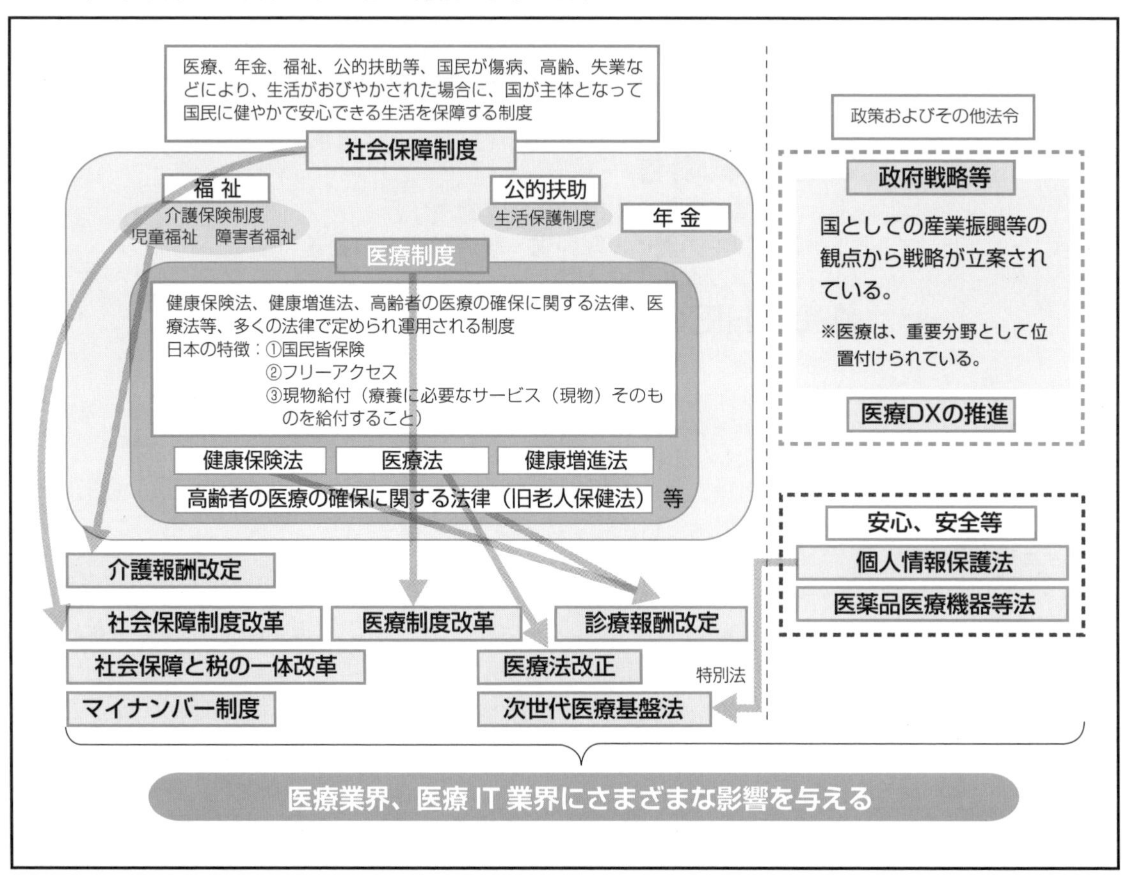

社会保障制度の土台となっているのが、「すべて国民は、健康で文化的な最低限度の生活を営む権利を有する」という憲法第25条の規定、いわゆる生存権の規定である。これを国民相互の支え合いという方法で推し進めていこうとするのが、社会保障制度のしくみということになる。

1-2.医療制度

医療制度は健康保険法・医療法・健康増進法・高齢者の医療の確保に関する法律(高齢者医療確保法)のほか医師法等、さまざまな法律がかかわりあって運用されている。

⑴日本の医療制度の３大特徴

日本の医療制度には以下のような３つの大きな特徴がある。

①受診機会の平等(国民皆保険体制)

・すべての国民が、健康保険、国民健康保険などの公的な医療保険に加入。

・保険適用医療機関・医療内容での受診なら、医療費支払いは保険適用となる。

②いつでも、だれでも、どこでも(フリーアクセス)

・健康保険証を提示すれば、居住地区等の制限もなく、国内にあるどこの医療機関でも自由に診療や治療が受けられる※。

③安い費用で、質のよい医療(現物給付方式)

・医療サービスを受けた際、受診者が一定の費用を医療機関に支払えば(基本３割)、残りの費用は健康保険組合などが負担することとなる(同７割)。これにより、いつでもどこでも少ない患者負担で質のよい医療サービスを受けられる。

このように、①国民皆保険体制により所持している健康保険証を提示すれば、②いつでも、だれでも、どこでも、③安い費用で質のよい医療を受けることができる。

※ただし、特定機能病院や一般病床200床以上の地域医療支援病院および紹介受診重点医療機関について、他の保険医療機関等からの紹介なしに受診した場合は、初診料に特別料金が上乗せされる。なお、上記以外の一般病床200床以上の病院については、初診時に特別料金を求めるかどうかは各病院の任意とされている。

⑵医療制度の現状と課題

日本の医療制度は国際的にも高い評価を受けているが、取り巻く環境は大きく変化してきている。

①世界的にも例を見ない急速な高齢化による医療費の増大。

②日本経済の悪化や若者の減少、フリーターやニートなど保険料が支払えない層の拡大などによる、医療保険の財源確保の困窮。

③遺伝子治療や再生医療など医療技術が日進月歩で進歩する中で、こうした技術の進歩をどのように保険に適用させるかという問題の発生。

④インフォームド・コンセントに見られるような、みずから受ける医療を「知りたい」「選びたい」といった患者からの要求の高まり。

このような変化にどのように対応していくのかが、重要な課題となる。

1-3.制度改革や施策の大まかな流れ

⑴各種制度改革、改正

制度の内容が社会の変化に対応できなくなってくると、見直しを行う必要がある。社会保障制度改革として、最近では「社会保障と税の一体改革」が行われていた。これは、①持続可能な社会保障制度構築と財源の安定的確保および②財政健全化を同時に達成するための改革である※。2019年10月からの消費税率の引上げ(８％→10％)で一区切りがついたといえる。

社会保障制度改革の一環として、医療制度改革がある。我が国の医療のあるべき姿を提示し、それに向けての医療政策が統合的に行われる。たとえば、医療を取り巻く環境の変化に応じた体制の構築・維持を目的とした医療法の改正などが実施されている。

また、診療報酬(保険医療機関で行われた診療・薬に対する報酬)は２年に１度、重点課題に対応するため、および物価・人件費等の動向に対応するために改定される。このほか、介護報酬改定は３年に１度、診療報酬改定と同様に環境の変化に対応した改定が行われている。

※一体改革においては、マイナンバー制度が大きく関わってくる。マイナンバー制度の目的は、一人ひとりに番号を振ることで税負担を不当に免れることや給付の不正受給防止が根底となっているが、マイナンバーの活用により手続の簡素化、国民負担の軽減も目的とされている。

⑵政府戦略等

医療IT業界は前述のとおりさまざまな制度・法律が関与している。これはどちらかというと、規制する方向といえる。これに対して、産業振興という面からの枠組みとして政府戦略が関わってくる※。政府では、医療分野でのデジタル・トランスフォーメーションを通じたサービスの効率化や質の向上により国民の保健医療の向上を図る目的で総理大臣を本部長とした「医療DX(デジタル・トランスフォーメーション)推進本部」を立ち上げ、全国医療情報プラットフォームの創設や電子カルテの標準化などの施策を中心に、「医療DX」の実現を推進している。

※制度・法律が、改正があるにせよ基本的には変わらず続いていく性格があるのに対し、政府戦略は時の政権の意向を反映しつつ位置づけが変わってくるという違いもある。

⑶安心・安全等の面からの法制度

医療においては安心・安全もキーワードとなる。

患者の個人情報、とりわけ病名等の機微な情報を扱うことから、個人情報保護法も密接に関連してくる。病歴など医療に関する情報は要配慮個人情報※に位置づけられ、集めたり第三者に提供したりする際に必ず本人の同意が必要であるため、データ活用が難しいという側面があった。現在は、「次世代医療基盤法」により、丁寧なオプトアウト※により本人の同意を得たデータであれば、医療機関等から国の認定を受けた認定事業者へ医療情報を提供することができるようになっている。

また、医療を行う過程で、患者の安全確保を図る観点から、医薬品医療機器等法(旧薬事法)も重要である。

※要配慮個人情報
本人の人種、信条、社会的身分、病歴、犯罪の経歴、犯罪により害を被った事実その他本人に対する不当な差別、偏見その他の不利益が生じないように、その取扱いについて特に配慮を要するものをいう。医療分野では、本人に対して医師その他医療に関連する職務に従事する者により行われた疾病の予防及び早期発見のための健康診断その他の検査の結果が該当する。

※オプトアウト
最初の受診時に患者に書面等で通知し、患者が停止を求めないことで同意と見なすこと。本来的には「(活動や団体等から)脱退の意思表示を行って脱退すること」を意味する。

2 厚生労働省によるICT化の推進

2-1.厚生労働省の医療等分野におけるICT化の推進目標

医療の分野を管轄する省庁として、厚生労働省の動きは特に重要である。ここでは、厚生労働省がどのような目標を掲げているかを、2015年当時の資料をもとに整理した。あらかじめ要約すると、①番号を作り、②情報をデジタル化するとともにネットワークを構築し、③標準化されたデータを集め(ビッグデータ)、活用する、ということである。この厚生労働省の考え方を把握しておくことは、ICT施策を理解するためのポイントとなる。

(1)医療連携や医学研究に利用可能な番号の導入(図2)

①個人番号カード(マイナンバーカード)に健康保険証の機能を持たせ、オンラインによる保険資格の確認を行うしくみを導入し、保険誤りによる返戻の削減、事務の効率化に資する。

②医療連携や研究に利用可能な番号を導入し、医療機関や研究機関等で患者データを共有し連携をとることにより作業の効率化と研究の推進を目指す。

【2021年10月からオンライン資格確認の本格運用が開始】

図2 番号導入のイメージ(2015年時点)

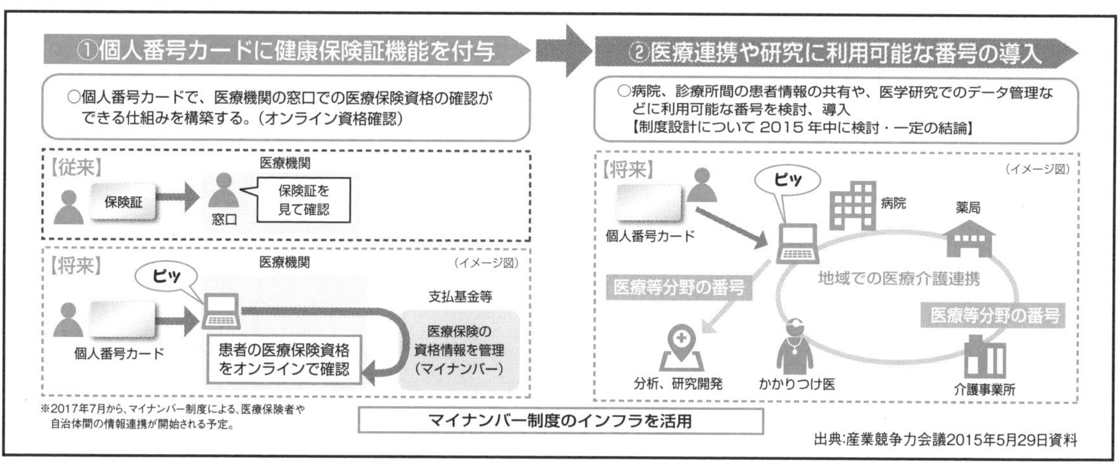

出典:産業競争力会議2015年5月29日資料

(2)情報のデジタル化・地域におけるネットワーク化（図３）

「番号」の導入と共に、連携や効率化に必要となってくるのが、「ネットワーク」と情報の「デジタル化」である。

①番号を活用し、地域ごとの実情に応じた医療情報連携ネットワークの基盤を整備し、地域で作ったネットワークを相互に連携させていく方針である。現在では、それに加えて、すでに進められているオンライン資格確認等システム※のネットワークを、データの収集・連携に活用する流れとなっている。

②医療の質の向上、医療情報の利活用に資するため、情報のデジタル化として電子カルテを導入している医療機関の数を増やす。地域医療で中核的な役割を果たす400床以上の病院では、2020年度に90％を超える普及率を達成している。

※以下のシステムの総称。①オンライン資格確認システム、②薬剤情報閲覧システム、③特定健診情報閲覧システム、④レセプト振替システム。

図３■デジタル化とネットワーク化（2015年時点）

現　状

地域の医療機関や介護事業者がICTを利用して患者情報を共有するネットワークが各地で構築されている。
（2015年5月現在で約200）

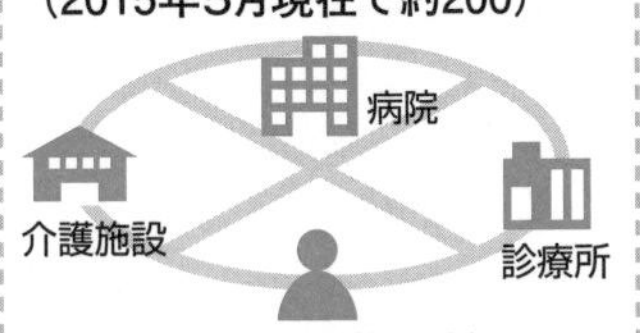

例）さどひまわりネット（佐渡島）
治療や調剤の情報を病院、診療所、介護施設で連携
例）あじさいネット（長崎県）
県を広くカバーする連携

今後の取組

①地域医療介護総合確保基金の活用

地域医療構想の実現に向けた、病床の機能分化・連携のための地域医療連携ネットワークの構築については、基金の活用が可能。

②医療情報連携ネットワーク構築支援サービス（仮称）

地域の医療事情に応じた医療情報連携ネットワークを構築・運営するために必要な情報を厚労省から一元的に発信し、医療機関等をサポート。（2015年度～）

③電子版お薬手帳の活用推進

患者自身が服薬情報をいつでも、どこでも見ることができ、薬局薬剤師等から適切な服薬指導等を受けられるよう、電子版お薬手帳の更なる機能性の向上について検討を行う。（2015年度）

出典:産業競争力会議2015年5月29日資料

(3)医療データの利用拡大のための基盤整備（図4）

異なるシステム間をネットワークでつなぎ、連携するときに必要となってくるのがデータの「標準化」である。

①電子カルテデータの標準化の環境整備

標準化により、異なる医療機関からのデータの集積、比較分析、データ共有が効率化される。研究開発等の推進に貢献できる。

②医療情報の各種データベース事業の拡充・相互利用

医療に関するさまざまなデータの集積や多様な分析、医療の質の向上、コスト・経営の効率化、研究開発の推進等に資する。

図4 ■複数のデータベースの相互利用について（2015年時点）

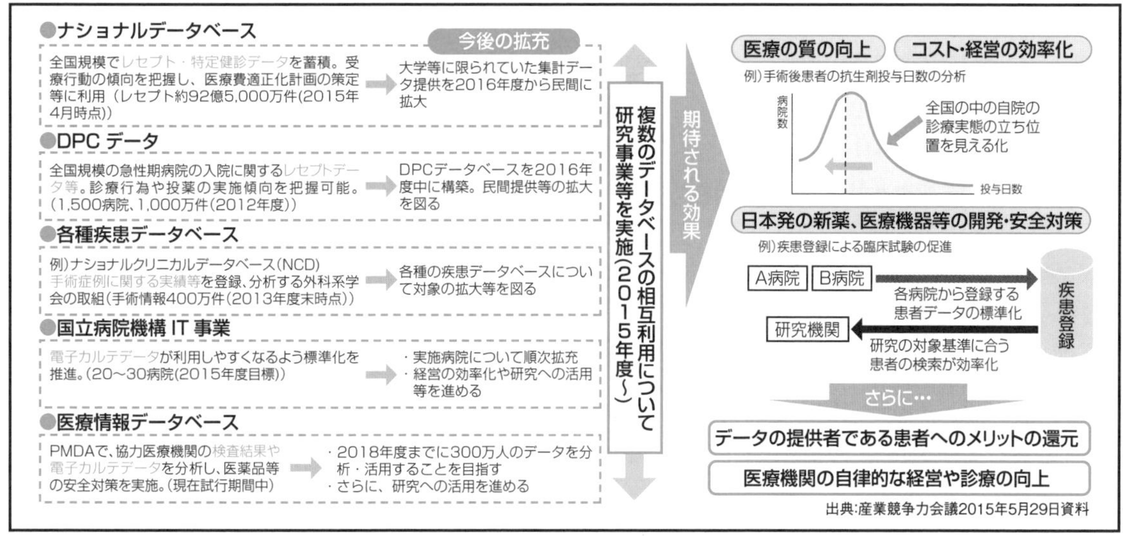

2-2.データヘルス改革

前節では、2015年時点における、医療のICT化に関する厚生労働省の推進目標を概観した。本節では、現在、具体的にどのようにICT化が進んでいるのかをみていくこととする。

厚生労働省は2017年１月、省内に「データヘルス改革推進本部」を立ち上げた。データヘルス改革は、国民の健康寿命のさらなる延伸を目的とし、2020年度に向けて８つのサービス※の提供を目指した。2021年度以降も、それらの成果を継承した取組が進められている（図５）。また、これらのデータヘルス改革の基盤構築として、「被保険者番号の個人単位化」と「オンライン資格確認システムの導入」が行われた。

以下、この基盤構築からデータヘルス改革の最近の動向（データヘルス集中改革プラン）までを解説していく。

※①保健医療記録共有、②救急時医療情報共有、③PHR・健康スコアリング、④データヘルス分析、⑤乳幼児期・学童期の健康情報、⑥科学的介護データ提供、⑦がんゲノム、⑧人工知能（AI）。

図５■新たなデータヘルス改革が目指す未来

○データヘルス改革で実現を目指す未来に向け、「国民、患者、利用者」目線に立って取組を加速化。
○個人情報保護やセキュリティ対策の徹底、費用対効果の視点も踏まえる。

ゲノム医療・AI活用の推進
・全ゲノム情報等を活用したがんや難病の原因究明、新たな診断・治療法等の開発、個人に最適化された患者本位の医療の提供
・AIを用いた保健医療サービスの高度化・現場の負担軽減

【取組の加速化】
・全ゲノム解析等によるがん・難病の原因究明や診断・治療法開発に向けた実行計画の策定
・AI利活用の先行事例の着実な開発・実装

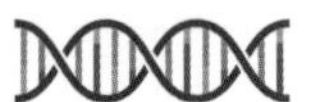

※パネル検査は、がんとの関連が明らかな数百の遺伝子を解析

自身のデータを日常生活改善等につなげるPHRの推進
・国民が健康・医療等情報をスマホ等で閲覧
・自らの健康管理や予防等に容易に役立てることが可能に

【取組の加速化】
・自らの健診・検診情報を利活用するための環境整備
・PHR推進のための包括的な検討

医療・介護現場の情報利活用の推進
・医療・介護現場において、患者等の過去の医療等情報を適切に確認
・より質の高いサービス提供が可能に

【取組の加速化】
・保健医療情報を全国の医療機関等で確認できる仕組みの推進と、運用主体や費用負担の在り方等について検討
・電子カルテの標準化推進と標準規格の基本的な在り方の検討

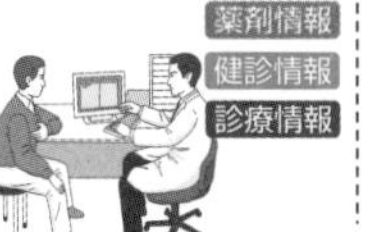

データベースの効果的な利活用の推進
・保健医療に関するビッグデータの利活用
・民間企業・研究者による研究の活性化、患者の状態に応じた治療の提供等、幅広い主体がメリットを享受

【取組の加速化】
・NDB・介護DB・DPCデータベースの連結精度向上と、連結解析対象データベースの拡充
・個人単位化される被保険者番号を活用した医療等分野の情報連結の仕組みの検討

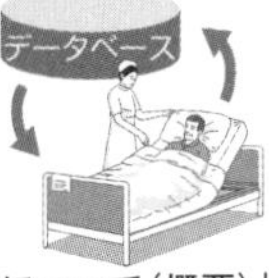

出典：厚生労働省「今後のデータヘルス改革の進め方について（概要）」

⑴被保険者番号の個人単位化と資格履歴の一元管理(図6)

前述(→13頁)のように、マイナンバーカードを活用して患者の資格確認を行い、そこを糸口に医療のさまざまなデータを収集し、データベースを構築していくという構想がある。

そこで、現在は世帯単位で付番されている保険証の被保険者番号について、枝番(2桁)を用いて個人単位化することになった※。

※2021年10月より実際に運用されている。なお、発行済みの保険証は、2桁の枝番号がなくても使用できる(回収・再発行は不要)。

これにより、患者の加入する保険が変わっても、個人単位で資格情報等のデータをつなげることが容易になる。

また、保険の変更にともない被保険者番号も変わることになるが、加入する保険によらず資格情報等を連結させて管理することになった。このため、個別の保険者(協会けんぽや健保組合、市町村)に代わって、審査支払機関である社会保険診療報酬支払基金(以下、支払基金と表す)と国民健康保険中央会(以下、国保中央会と表す)が一元的に管理することになった。

さらに、マイナンバーカードを普及させるために、現行の健康保険証を原則廃止にして、マイナンバーカードに統合する方針が示されている。

図6■被保険者番号の個人単位化と資格履歴の一元管理

現状・課題

○世帯単位での付番
- 現在の被保険者番号は、基本的に世帯単位。保険者は個人(特に被扶養者)の状況把握までは求めていない。適切な保険制度の運用のためにも、保険者として、個人単位での状況把握をどう行うかが課題。
- 今後、保健事業を通じた被保険者の健康管理等の役割が保険者に一層期待されている中、個人単位でデータを連結できない現在の状態は、データヘルスの推進の観点からも課題。

○保険者ごとの管理
- 各保険者でそれぞれ被保険者番号を付番しており、資格管理も保険者ごと。
- 加入する保険が変わる場合、個人の資格情報(※)は引き継がれず、継続的な資格管理がされていない。

※氏名、生年月日、性別、被保険者番号、資格取得日、負担割合など

対応方針

①加入する保険が変わっても、個人単位で資格情報等のデータをつなげることを容易にするため、被保険者番号を個人単位化。

②新しい被保険者番号も保険の変更に伴い変わることとなるが、加入する保険によらず資格情報等を連結させて管理するため、個別の保険者に代わって支払基金・国保中央会が一元的に管理する。

※マイナンバー制度の情報連携のために構築されている既存のインフラを活用

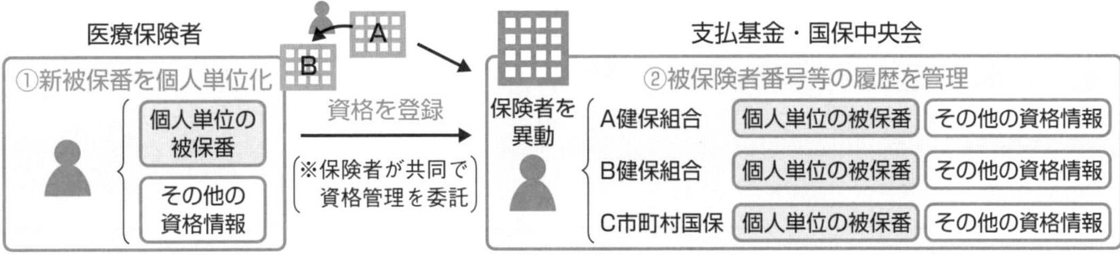

2017年11月8日　社会保障審議会医療保険部会資料(一部改変)

⑵オンライン資格確認（図７）

現行の保険証による資格確認では、資格喪失後の未回収の保険証による受診や、それにともなう過誤請求が請求時に判明することになり、保険者・医療機関等の双方に負担が発生する状況にあった。

そこで、マイナンバーカードの電子証明書を保険医療機関・薬局の窓口で読み取って、受診時やレセプト請求前等にオンラインで支払基金・国保中央会に資格情報を照会・確認するしくみを整備することとされた。あわせて、マイナンバーカードの普及状況にかんがみ、患者が保険証のみを持参してきた場合でも、券面の新被保険者番号により、オンラインで資格情報の有効性を確認する方法も可能とされた。

オンライン資格確認のしくみを整備することは、資格情報以外のさまざまな情報をやりとりするためのネットワークをつくることでもあることから、インフラ構築という重要な側面を持つ。

図７■オンライン資格確認

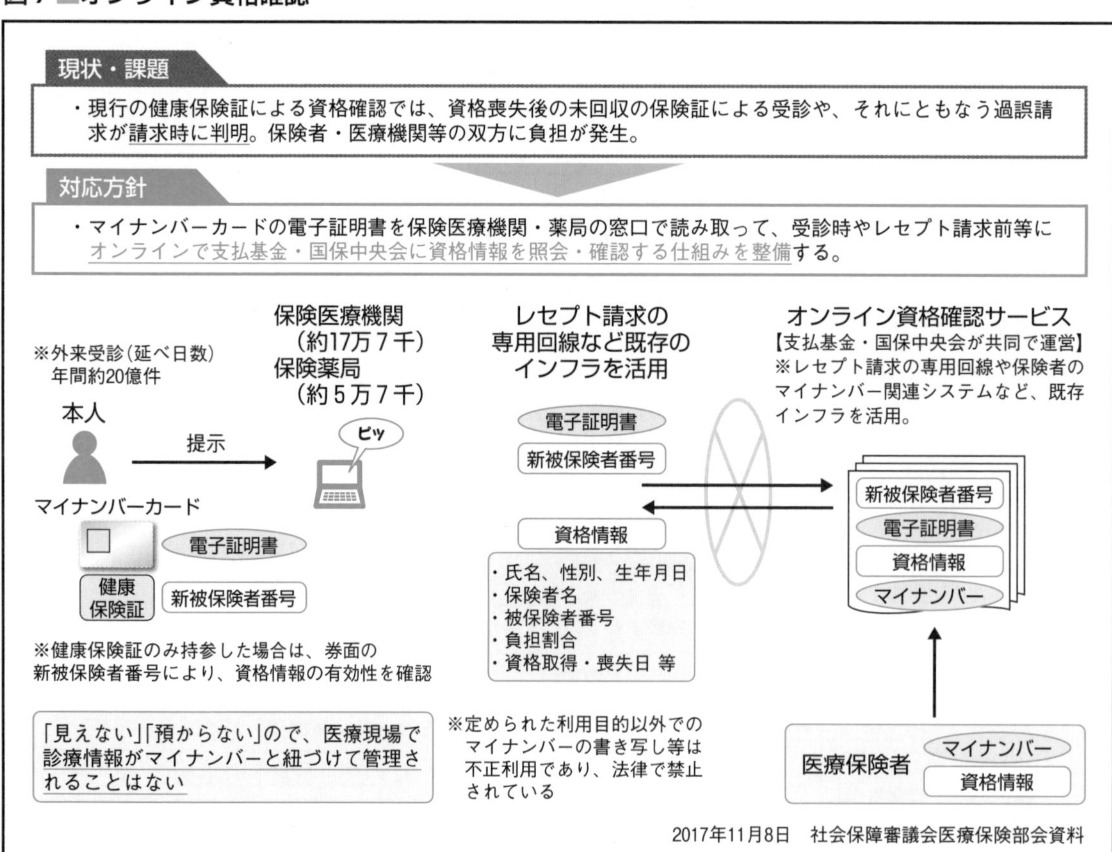

⑶データヘルス集中改革プラン

データヘルス集中改革プランでは、オンライン資格確認等システムのネットワークやマイナンバー制度等のインフラを活用して、以下の３点について集中的に取り組み、2022年度より運用を開始している。

①全国で医療情報を確認できるしくみの拡大
②電子処方箋のしくみの構築
③自身の保健医療情報を活用できるしくみ（PHR）の拡大

以下、この３点について解説する。

①全国で医療情報を確認できるしくみの拡大（図８）

たとえば意識不明の患者に対して、医療機関はその患者の医療情報を知る術がなかった。また、災害時など、患者の医療情報を入手するのが困難な場合があった。そうした課題を解決するものとして、薬剤情報※・特定健診情報※を他の医療機関や薬局からオンラインで照会できるしくみが作られた。照会可能な情報については、薬剤情報・特定健診情報に加えて、手術・移植・透析等の情報へと拡大する。

医療機関や薬局はこのしくみを利用して、患者本人の同意のもと医療情報を照会できる。これにより、かかりつけ医以外でも、より適切で迅速な検査・診断・治療などを行えるようになることが期待されている。ただし、薬剤情報はレセプト情報より抽出するため、診療後、照会可能となるまでにタイムラグが存在する。

※薬剤情報
医療機関等から毎月請求されるレセプトから抽出した薬剤の情報のこと。氏名、年齢等の受診者情報のほか、調剤年月日、処方医療機関識別、処方区分、使用区分、成分名、用法、用量、調剤数量が閲覧できる。2021年９月診療分レセプトより抽出開始し、３年分の情報を閲覧可能。

※特定健診情報
医療保険者が40歳以上の加入者を対象に実施する特定健診の結果のこと。受診者情報のほか、診察（既往歴等）、身体測定、血圧測定、血液検査、尿検査、心電図検査、眼底検査の結果や、質問票情報（服薬、喫煙歴等）、メタボリックシンドローム基準の該当判定、特定保健指導の対象基準の該当判定を閲覧できる。2020年度以降に実施し登録された５年分の情報を閲覧可能。

図８ 医療情報を患者や全国の医療機関等で確認できるしくみ

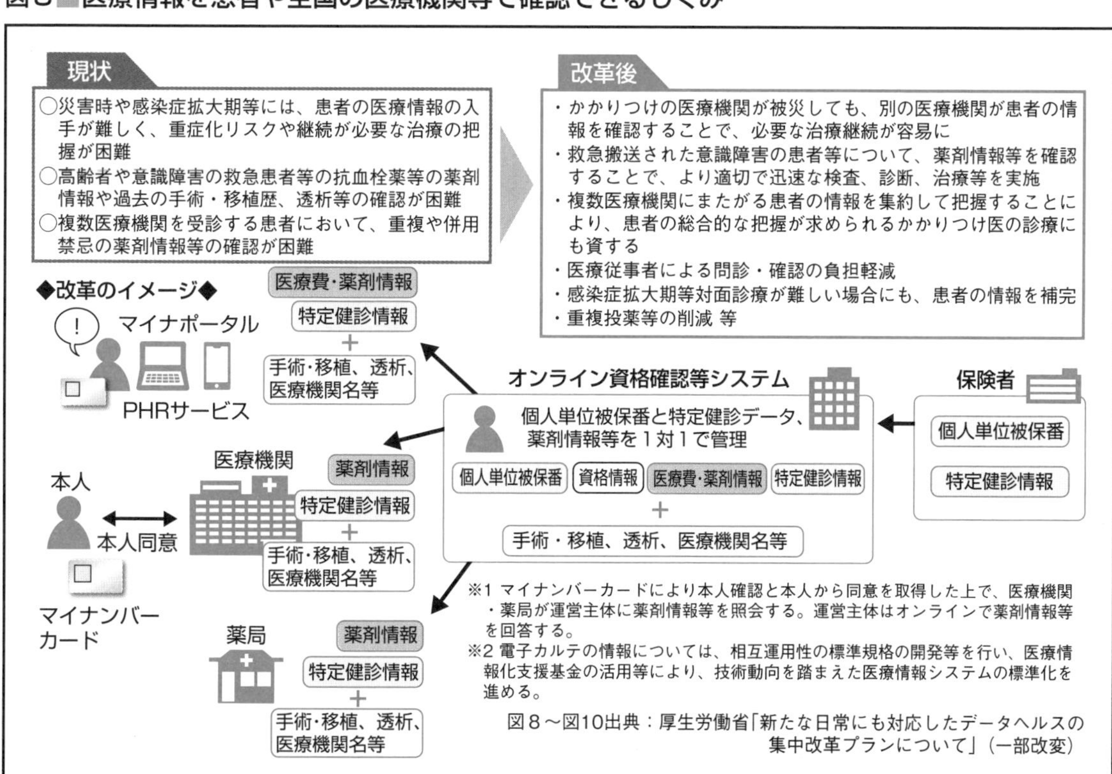

図８～図10出典：厚生労働省「新たな日常にも対応したデータヘルスの集中改革プランについて」（一部改変）

②電子処方箋のしくみの構築（図9）

従来の処方箋は、医療機関から紙で受け取って、薬局に渡す必要がある。それに対して電子処方箋では、医療機関がオンライン資格確認等システムのネットワークを使って登録した電子処方箋を、薬局が本人確認をしたうえで直接取得する。薬局は調剤後に調剤情報を登録する。これにより、医療機関は調剤情報を取得できるようになる。

医療機関が一般名（成分名）で処方した場合、医薬品には先発品からジェネリックまでさまざまな種類があるため、医療機関はどの薬剤が患者へ交付されたかを把握できなかった。電子処方箋では、薬局で実際に調剤された薬剤情報を医療機関で参照できるしくみとなる。さらに、別の医療機関が処方した薬剤情報も参照できるため、併用禁忌や重複投与の防止につながることも期待されている。

図9■電子処方箋のしくみ

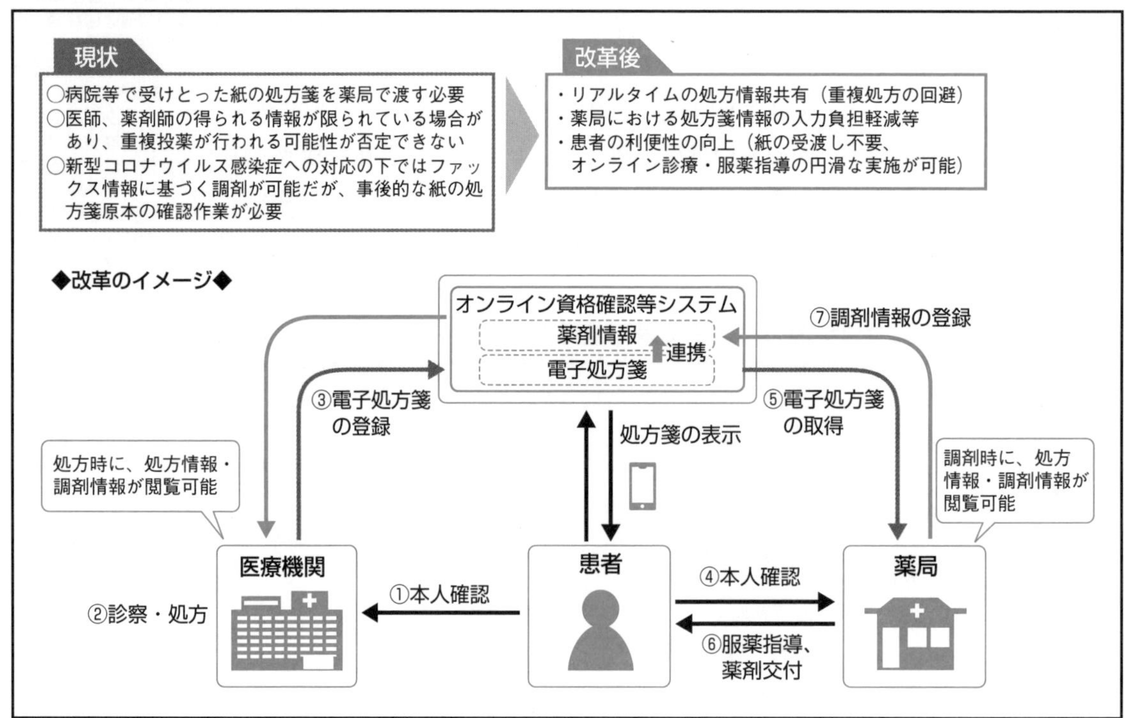

③自身の保健医療情報を活用できるしくみ（PHR）の拡大（図10）

PHR（Personal Health Record）とは、個人の生涯にわたる医療や健康等の情報を経年的に管理・活用するしくみのことをいう。

従来、健診情報等の保健医療情報は学校、会社、自治体と、管理主体がばらばらだった。そのため、本人でも過去の健診情報を一括して閲覧・活用することが困難だった。また、災害等によるデータ紛失のリスクもあった。

そこで、これらの情報をマイナポータル※を通じてオンラインで閲覧できるしくみが作られた。さらに、「民間PHR事業者のルール整備」や「データを活用した保健指導・受診のあり方の整理」など、保健医療情報を効果的に活用するための環境整備が進められている。

なお、将来的な課題としては、「保健医療情報活用のための研究開発」や、そのための「データ２次利用のあり方の整理」などが挙げられている。

※マイナポータル
政府が運営するオンラインサービス。マイナンバーカードを使うことで、子育てに関する行政手続がワンストップでできたり、行政機関からのお知らせを確認できるなど、さまざまな利用が可能。

図10　自身の保健医療情報を閲覧・活用できるしくみ

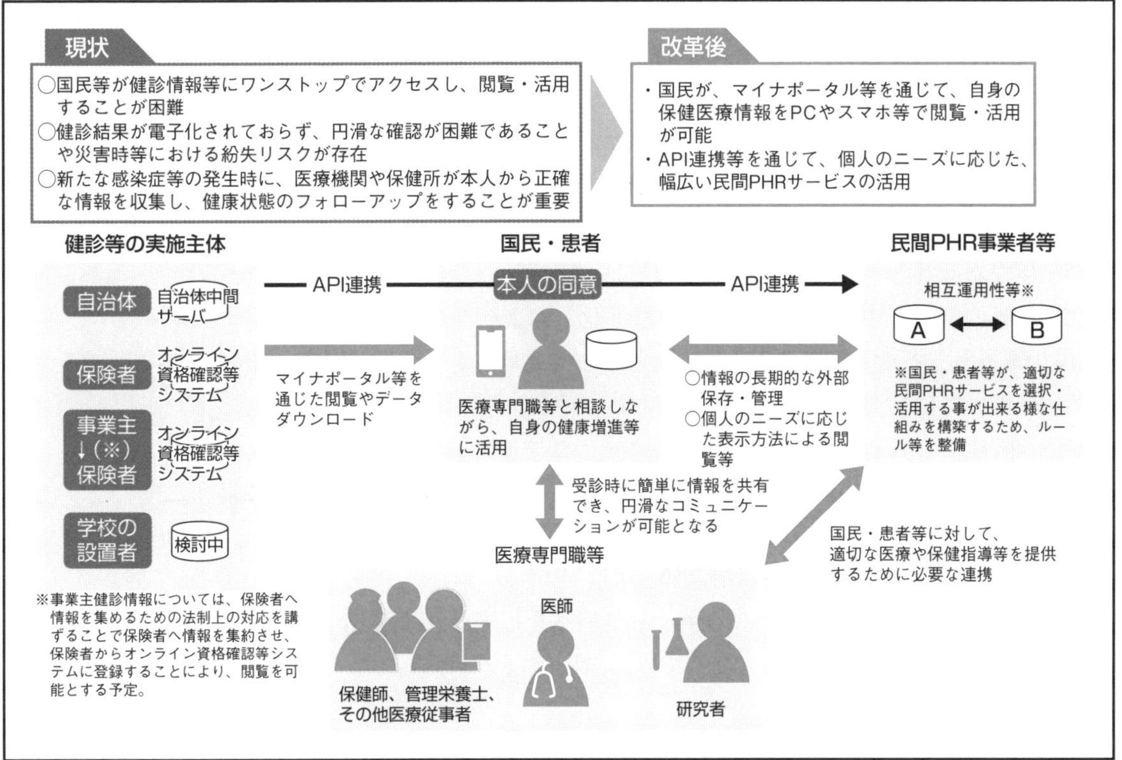

3 政府戦略等

3-1.首相官邸・内閣官房での動き

前節では厚生労働省のデータヘルス改革を中心にみてきたが、政府全体(国)としても産業振興等の観点からさまざまなICT活用の戦略が立案されている。その中でも医療は重要分野と位置づけられており、節目である2020年から2040年に向けての目標等が掲げられている。

ここでは、首相官邸・内閣官房の動きについて紹介する。

(1)「新しい資本主義のグランドデザイン及び実行計画」

首相官邸に設置された新しい資本主義実現本部の下、新しい資本主義実現会議が開催され、2022年6月7日に「新しい資本主義のグランドデザイン及び実行計画」を策定・公表した。その中で、「新しい資本主義に向けた計画的な重点投資」の対象として「医療のDX」が挙げられている。具体的には、政府に総理大臣を本部長とする「医療DX推進本部」を設置し、「全国医療情報プラットフォームの創設」、「電子カルテ情報の標準化」および「診療報酬改定に関するDXの取組」を行政と関係業界※が一丸となって進めるとともに、医療情報の利活用について法制上の措置等を講ずるとしている。

※医療界、医学界、産業界をいう。

なお、同日に公表された同計画のフォローアップや、「経済財政運営と改革の基本方針2022」(いわゆる「骨太方針」)においても、「医療DX」についての記述がある。それらを含めて上記の取組をまとめると以下のようになる。

①全国医療情報プラットフォームの創設

オンライン資格確認等システムのネットワークを拡充し、医療(介護を含む)全般にわたる情報について共有・交換できる全国的なプラットフォームを創設するとしている。

②電子カルテ情報の標準化

国際的な標準規格であるHL7 FHIR(→264・285・294頁)を用いた厚生労働省標準規格に準拠した電子カルテの導入を、医療情報化支援基金※の活用により進めるとしている。

※医療情報化支援基金
オンライン資格確認や電子カルテ等の普及のために2019年に創設された。電子カルテシステムを導入する医療機関へ初期導入経費を補助するなど、医療分野におけるICT化を支援する。

またその他に、標準型電子カルテの検討や、電子カルテデータを、治療の最適化やAI等の新しい医療技術の開発、創薬のために有効活用することがここに含まれるとしている。

③診療報酬改定に関するDXの取組

デジタル時代に対応し、診療報酬やその改定に関する作業を大幅に効率化しシステムエンジニア人材の有効活用や費用の低廉化を目指すとしている。これにより、医療保険制度全体の運営コストの削減が期待されている。

医療分野に関しては上記以外にも、「科学技術・イノベーションへの重点的投資」の対象として、「再生・細胞医療・遺伝子治療」、「ゲノム医療の推進」や「治療薬・ワクチンの開発」が挙げられているほか、引き続き看護師の処遇改善に取り組むことなどが明記されている。

⑵健康・医療戦略の実行状況と今後の取組方針2022

同じく内閣官房に設置された健康・医療戦略推進本部は、2022年6月21日に「健康・医療戦略の実行状況と今後の取組方針2022」を策定・公表した。

この特徴は、産業振興的な意味合いが強いことである。「医療分野の研究開発」、「国際展開の推進」、「新産業創出」、「データ利活用基盤の構築」等の取組について、2021年度の実行状況をフォローアップするとともに、2022年度の取組方針をとりまとめている。

■次世代医療基盤法

健康・医療戦略推進本部が中心となり策定し、2018年5月11日に施行された「次世代医療基盤法」の意義については、2018年の取組方針の中で以下のように言及されている。

この法律は、匿名化された医療データの安心・安全な流通を推進することを目的としている。データの保護や規制という観点ではなく、活用に向けた法律である。医療データの匿名加工を行う事業者を国が認定し、その認定事業者が多数の医療機関の医療データを収集し、匿名化したうえで、研究機関等のデータ利用者が活用する。このような医療データの利活用のしくみを構築することにより、大規模な研究の成果としての最適医療の提供などのメリットが期待されている。

3-2.厚生労働省・総務省・経済産業省の動き

医療政策全般を主管する厚生労働省のほか、情報流通の観点から総務省、ヘルスケア産業の振興の観点から経済産業省、および後述するデジタル庁が、医療情報に関わってくる行政庁である。

(1)厚生労働省

■「データヘルス改革推進本部」

前節で詳述したデータヘルス改革の旗振り役である。データヘルス改革は、2016年度の「保健医療分野におけるICT活用推進懇談会」における提言書が元になっている。提言書は、患者・国民にとって価値あるデータを「つくる」、患者・国民中心にデータを「つなげる」、保健医療の価値を高めるためにデータを「ひらく」という３つのパラダイムシフトを掲げ、データヘルス改革への道筋を示したものとなっている。

■「2040年を展望した社会保障・働き方改革本部」(図11)

2040年にかけての日本の人口構造の変化の予測をみると、今後、高齢者の増加は多少落ち着くものの、生産年齢人口が急激に減っていくことがわかる。故

図11 ■2040年頃を展望した社会保障改革の新たな局面と課題

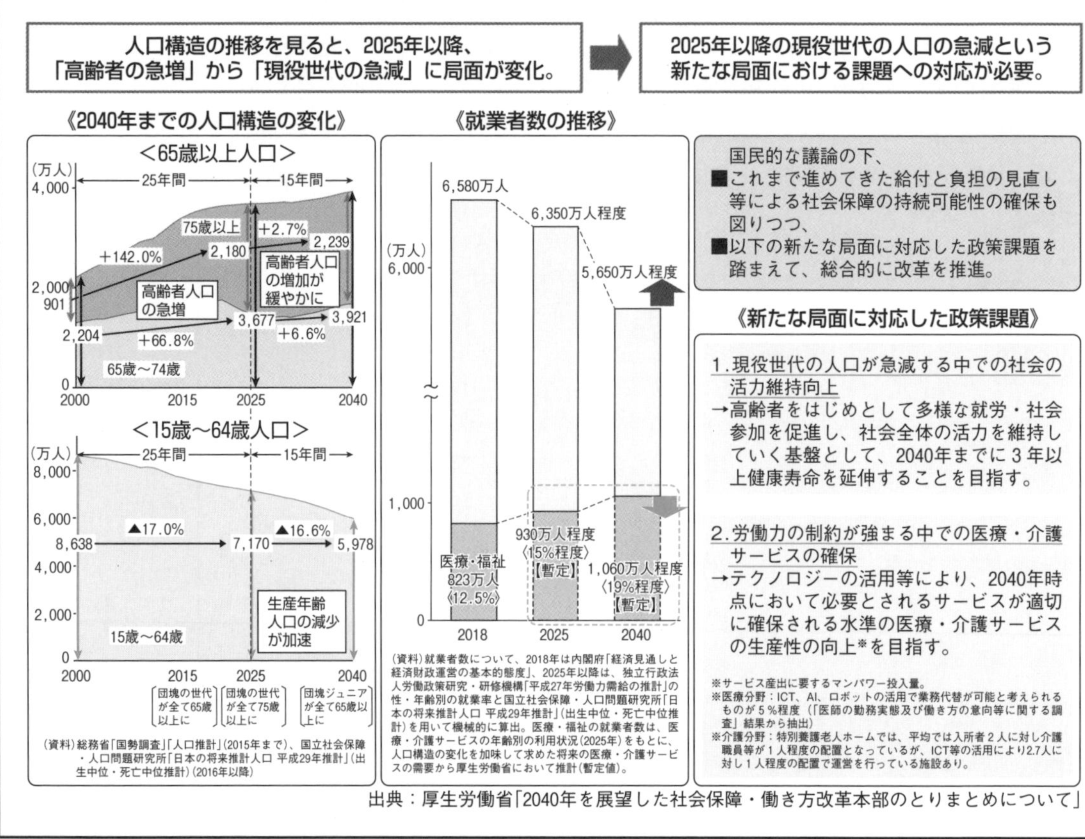

出典：厚生労働省「2040年を展望した社会保障・働き方改革本部のとりまとめについて」

に医療・介護・福祉分野の生産性向上や働き手の確保が急務となっている。

そうした中、社会保障の持続可能性の確保を図るべく、厚生労働大臣を本部長とする「2040年を展望した社会保障・働き方改革本部」が立ち上げられた。同本部は、上記のような課題に対応するには「総就業者数の増加」と「より少ない人手でも回る医療・福祉現場の実現」が必要であるとし、そのために「多様な就労・社会参加の環境整備」、「健康寿命※の延伸」、「医療・福祉サービスの改革による生産性の向上」、「給付と負担の見直し等による社会保障の持続可能性の確保」の取組を進めるとした。ここでは、「健康寿命の延伸」、「医療・福祉サービスの改革による生産性の向上」に対応する取組である「健康寿命延伸プラン」と「医療・福祉サービス改革プラン」について解説する。

①健康寿命延伸プラン

生産年齢人口の減少を抑えるために、健康寿命の延伸を目指すこととされた。目標は2040年までに男性：75.14年以上、女性：77.79年以上とすることである。

そのために、「健康無関心層も含めた予防・健康づくりの推進」や「地域・保険者間の格差の解消」に向け、「自然に健康になれる環境づくり」や「行動変容を促す仕掛け」など新たな手法も活用し、次の３分野を中心に取組を推進するとしている。

Ⅰ 次世代を含めたすべての人の健やかな生活習慣形成等(食環境づくり等)
Ⅱ 疾病予防・重症化予防(保険者インセンティブ強化、ナッジ※の活用等)
Ⅲ 介護予防・フレイル※対策、認知症予防(介護報酬のインセンティブ強化等)

②医療・福祉サービス改革プラン

2040年時点において、医療・福祉分野の単位時間当たりのサービス提供について、５％(医師については７％)以上の改善を目指すこととされた。以下４つの改革を通じて、医療・福祉サービス改革による生産性向上を図るとしている。

Ⅰ ロボット・AI・ICT等、データヘルス改革
Ⅱ タスクシフティング※、シニア人材の活用推進
Ⅲ 組織マネジメント改革
Ⅳ 経営の大規模化・協働化

⑵総務省(情報流通高度化推進室)

総務省は情報流通のためのネットワーク等、基盤整備を主管している。

標準準拠かつ双方向のクラウド型EHR※の構築を推進するとともに、本人の判断のもとで効果的にデータを活用するPHR基盤(情報連携基盤)の構築を推進している。

⑶経済産業省(商務情報政策局ヘルスケア産業課)

経済産業省はヘルスケア産業の振興・育成を主管している。

IoT※を用いた行動変容を促すビジネス等、健康寿命延伸に役立つ産業の創出を推進している。

※健康寿命
平均寿命が「０歳における平均余命」のことを指すのに対し、健康寿命は「健康上の問題で日常生活が制限されることなく生活できる期間」のことをいう。2019年の健康寿命は男性が72.68年、女性は75.38年だった。平均寿命と健康寿命の差は日常生活に制限のある「不健康な期間」を意味する。同年の平均寿命は男性が81.41年、女性が87.45年だったので、健康寿命との差は男性が8.73年、女性が12.07年となる。

※ナッジ(nudge)
行動科学の知見(行動インサイト)の活用により、人々が選択し、意思決定する際の環境をデザインし、それにより人々の行動をもデザインする政策手法。語義は「そっと後押しする」など。

※フレイル
→251頁・注参照。

※タスクシフティング
医師の業務負担軽減のため、医療従事者の合意形成のもとで他職種へ業務を移管すること。

※EHR(Electronic Health Record)
「電子健康記録」。医療機関などで発生した個人の診療記録を生涯にわたって蓄積した電子的な記録。

※IoT(Internet of Things)
モノのインターネット。自動車や家電をはじめとするあらゆる「モノ」がインターネットに繋がり、情報のやり取りをすることで、モノのデータ化やそれに基づく自動化等が進展し、新たな付加価値を生み出すことをコンセプトとする。

3-3.デジタル庁の創設

デジタル庁は、国や地方公共団体、民間事業者などの関係者と連携して社会全体のデジタル化を推進する取組を主導・牽引することを目的に、2021年９月１日に発足した。ここではデジタル庁が目指す姿と、現在進められているデジタル改革について、医療情報システムと関わりの深い部分を中心に説明する。

■デジタル庁が目指す姿(図12)

デジタル庁が目指すことのひとつとして、「徹底したUI※・UX※の改善と国民向けサービスの実現」が挙げられている。ここでは健康・医療・介護等のサービスは「準公共」に位置づけられており、「システムの整備」と「データ標準の策定」を国が行い、「サービスの提供」を民間が行うことが示されている。

■デジタル改革

デジタル改革では、以下のような取組が進められている。

①国民に対する行政サービスのデジタル化の推進

マイナンバーカードの活用等を推進するとしている。健康保険証としての利用促進のほか、運転免許証との一体化や、マイナンバーカード機能(電子証明書※)のスマートフォン搭載などを行う。

②くらしのデジタル化の促進

デジタル庁の主導により、医療・教育・防災などの分野でデータ連携を進めるとしている。医療分野ではオンライン診療やPHRを推進する。

※UI(User Interface)
ユーザーインターフェース。デジタル機器等を操作する際の環境、操作感。

※UX(User Experience)
ユーザーエクスペリエンス。製品やサービスを使用する際の印象や体験、経験。ユーザー体験。UIの影響を受けるとされる。

※電子証明書
信頼できる第三者(認証局)が本人であることを電子的に証明するしくみ。

図12■デジタル庁が目指す姿(デジタル社会の形成に向けたトータルデザイン)

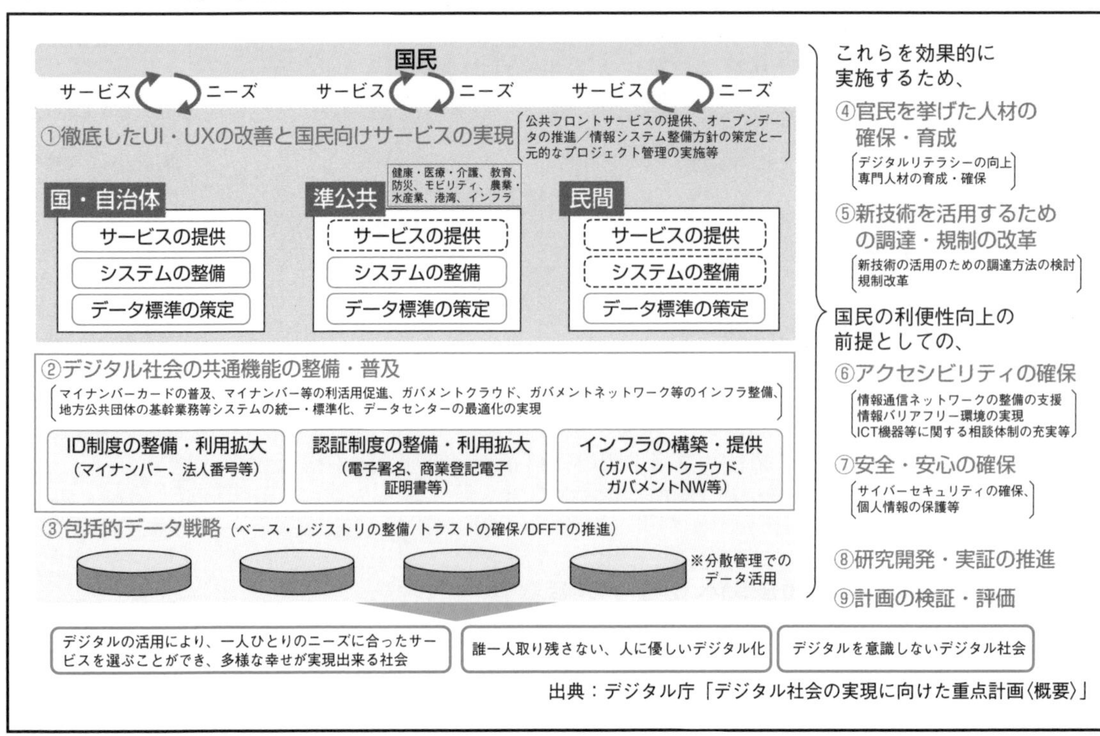

出典：デジタル庁「デジタル社会の実現に向けた重点計画〈概要〉」

4 JAHISの方向性 JAHIS2030ビジョン

JAHISでは、国の方針や環境を踏まえ、日本の社会保障制度において節目の年である2030年の社会的状況を予測し、ヘルスケアITに関する目指すべき方向性を示した「JAHIS2030ビジョン」を2019年度に策定した。

【2030ビジョンの目的】
①国民のために真に役立つ保健医療福祉情報システムの将来ビジョンを内外に提示すること
②保健医療福祉情報システムのビジョンを基に、関連団体・関連機関と議論・討論を活性化し、社会全般の情報化推進活動との整合性を図ること
③ビジョン実現に向けてJAHIS各委員会活動の目標設定や活動の指針とすること

(1)ヘルスケアITが担う３つの分野（健康・医療・介護）

「JAHIS2030ビジョン」では、健康・医療・介護という３つの領域のデータを次のようなサイクルで利活用することを想定している（**図13**）。

まず、個人からデータが発生し、医療機関や介護施設などにヘルスケアデータが溜まっていく。それを集めるとビッグデータが生まれる。ビッグデータを活用する人々がいて、たとえば薬をつくったり、サービスにつなげたりする事業があり、それが医療サービスの質の向上などを通して個人へと還元される。

2030年に向けて、さまざまな場面で個人の生涯ヘルスケアデータが扱われるようになることが見込まれている（**図14**）。標準化・精緻化されたヘルスケアデータが蓄積され、誰もが生涯IDを通して自身のデータを管理・活用できるようになるだろう。

(2)1.5次サービスによる個人への還元（図15）

個人から発生した生の情報をデジタル化したものを１次データという。健診情報や電子カルテの情報などがこれにあたる。１次データは、診療や介護サービスなど、個人向けの１次サービスに利用される。

１次データを特定の個人が識別できないように加工して集めたビッグデータは２次データという。２次データを使って制度・政策や薬剤、介護ロボットなどの製品・サービスとして個人に還元するのが２次サービスである。

2030年に向けて、ビッグデータから得た知見と個人のデータを使ったオーダーメイド的なサービス、いわば1.5次サービスが発達することが予測されている。1.5次サービスには、ヘルスケア分野では発症予防、医療ではAI・ゲノム医療、介護分野ではAI見守りなどがある。

図13■JAHISが考える「健康・医療・介護データ利活用基盤」の全体像

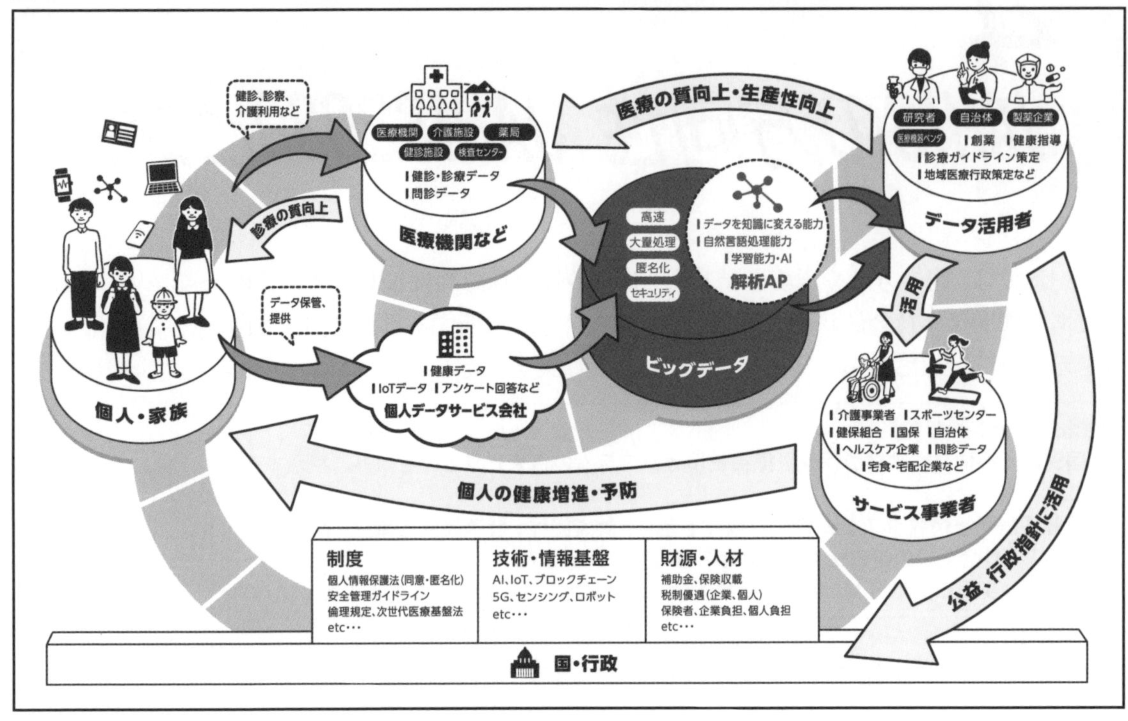

図14■生涯ヘルスケアデータが利活用基盤に貯まるイメージ

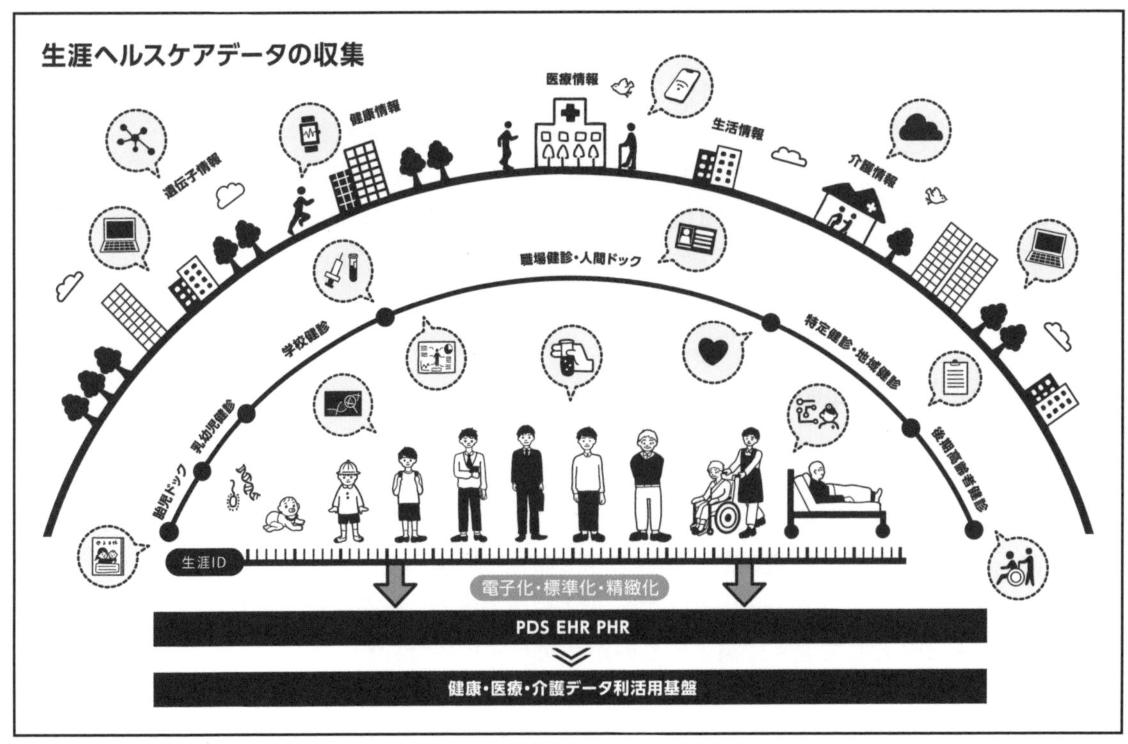

図15■データ循環型社会のイメージ（データ活用の恩恵を個人に還元）

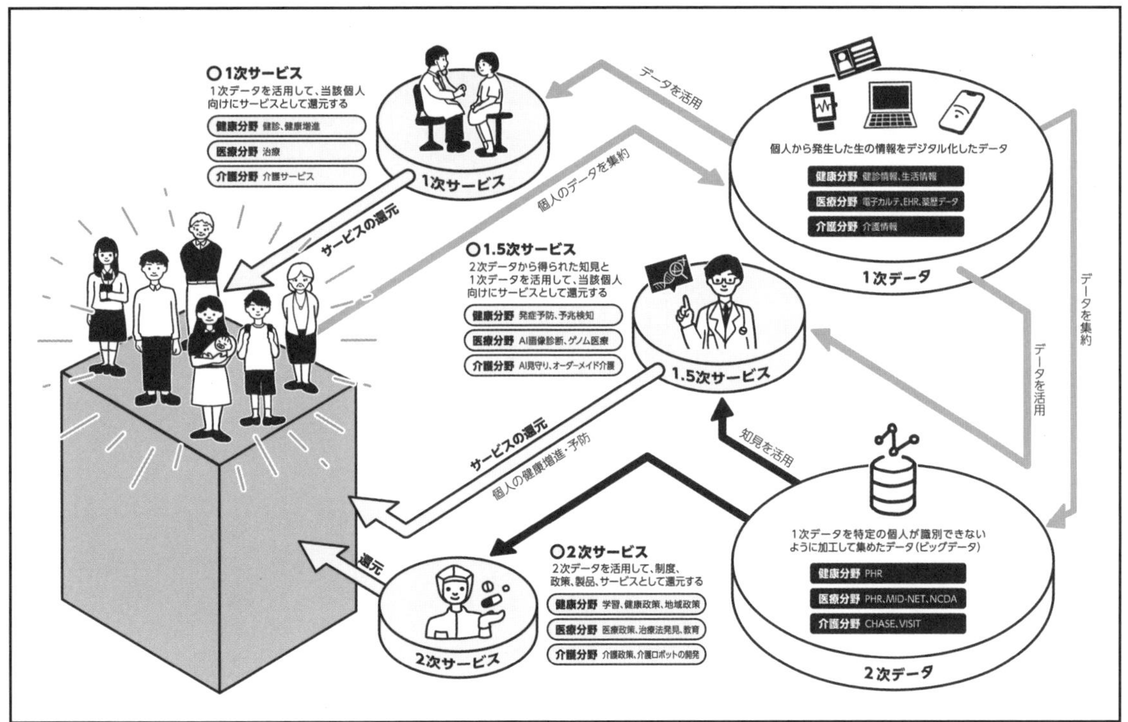

第2章

医療機関における医療情報システム

1 病院とは

1. 病院の定義
2. 病院における従業者の構成とIT導入のポイント
3. 患者等の流れから見た病院の構造と業務

2 病院業務と情報システム

1. 病院業務および情報システムの特殊性
2. 病院情報システムの概要
3. 医事会計システム
4. オーダエントリシステム
5. 電子カルテシステム
6. 各部門への適用例

3 医療情報システムの変遷と導入状況

1. 医療情報システムの歴史
2. 医療情報システムの変遷に起因する課題
3. 病院における情報システムの導入状況
4. 医業経営
5. 医療情報システムと働き方改革

4 その他の施設等のシステム

1. その他の施設における情報システム
2. 地域連携システム

1 病院とは

1-1.病院の定義

医療法第１条の５において、「病院」とは「医師又は歯科医師が、公衆又は特定多数人のため、医業又は歯科医業をなす場所であって、20人以上の患者を入院させるための施設を有するもの」と定義されている。病院は、2022年２月段階で8,193施設ある（**図１**）。入院患者のためのベッド（病床）数が19以下の医療機関は、診療所となり、病床を持たない診療所を無床診療所、病床を有する診療所を有床診療所という。

病院・診療所について近年の動向を見ていくと、2012年医療施設（動態）調査では、病院数は8,565施設、診療所数は100,152施設となっており、病院は減少傾向にあり、診療所は増加している。ただし、無床診療所については2012年の90,556施設と比べおよそ8,000施設増えているものの、有床診療所は当時の9,596施設から10年間でおよそ3,500施設減少している。

医療法では、病院の機能に応じて、特定機能病院・地域医療支援病院という類型を設けている。特定機能病院は、大学病院の本院などが該当し、地域医療支援病院は、公立の大規模病院が承認を受けているケースが多い。

一般病院は病床の規模がさまざまで、病床数は少ないが専門分野に特化し先進的な医療を提供している病院もある。療養病床は、病状が安定してはいるが長期の療養が必要な患者のための施設である。

医療情報システムは、こうしたさまざまな医療機関の特性に応じた課題を抽出し、そのソリューションのために構築される。

また、ヘルスケアの領域全体をながめてみると（**図１**）、介護サービスを担う施設や事業所があり、さらには健診施設も含まれる。医療情報システムを扱う際には、医療だけではなく、介護・福祉に関する諸制度の改正がもたらす中長期的なトレンドを視野に入れることも必要となる。

■病院の組織と運営

病院は多くの部門・専門家から構成される組織である。**図２**では、300床程度の病院の組織例を示した。

病院（医療法人）のトップ（理事長）は、原則として医師（または歯科医師）であることが必要である（医療法第46条の６）。

近年では、副院長に看護部長や事務部長が任命されるなど、患者の視点や財務の視点で改革を進める病院が増えている。

図１ 医療・福祉施設全体マップ

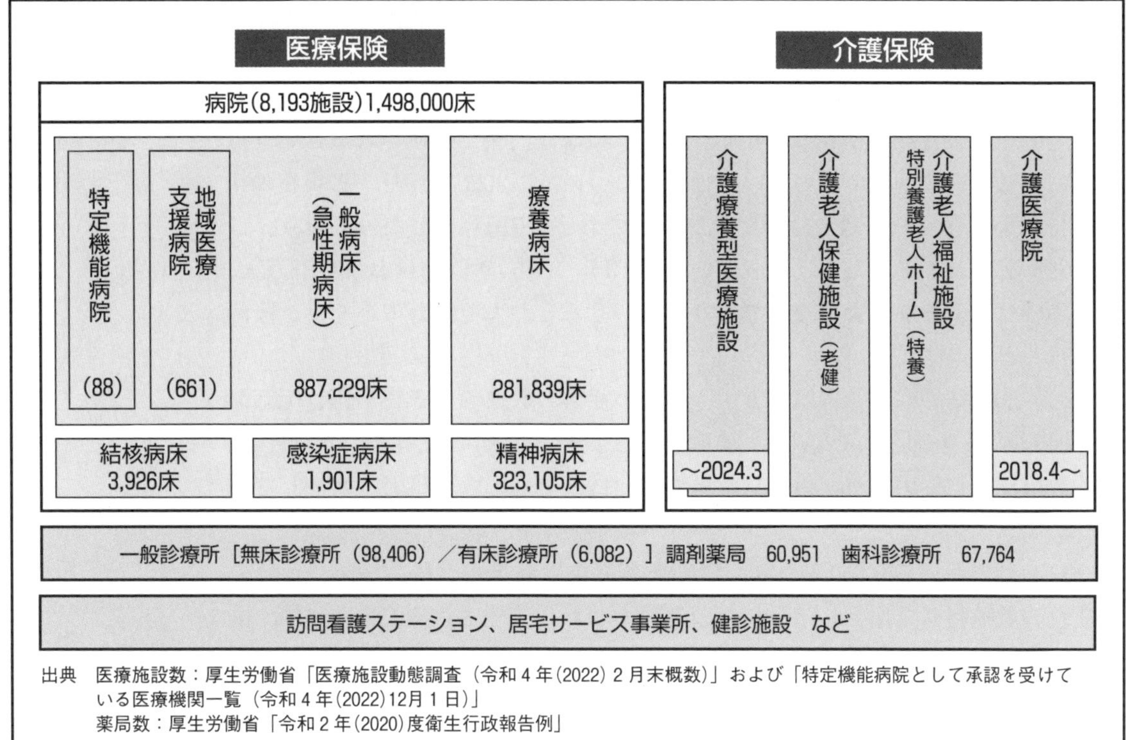

出典 医療施設数：厚生労働省「医療施設動態調査（令和４年(2022) ２月末概数）」および「特定機能病院として承認を受けている医療機関一覧（令和４年(2022)12月１日）」
薬局数：厚生労働省「令和２年(2020)度衛生行政報告例」

図２ 病院の組織例（部門の構成例）

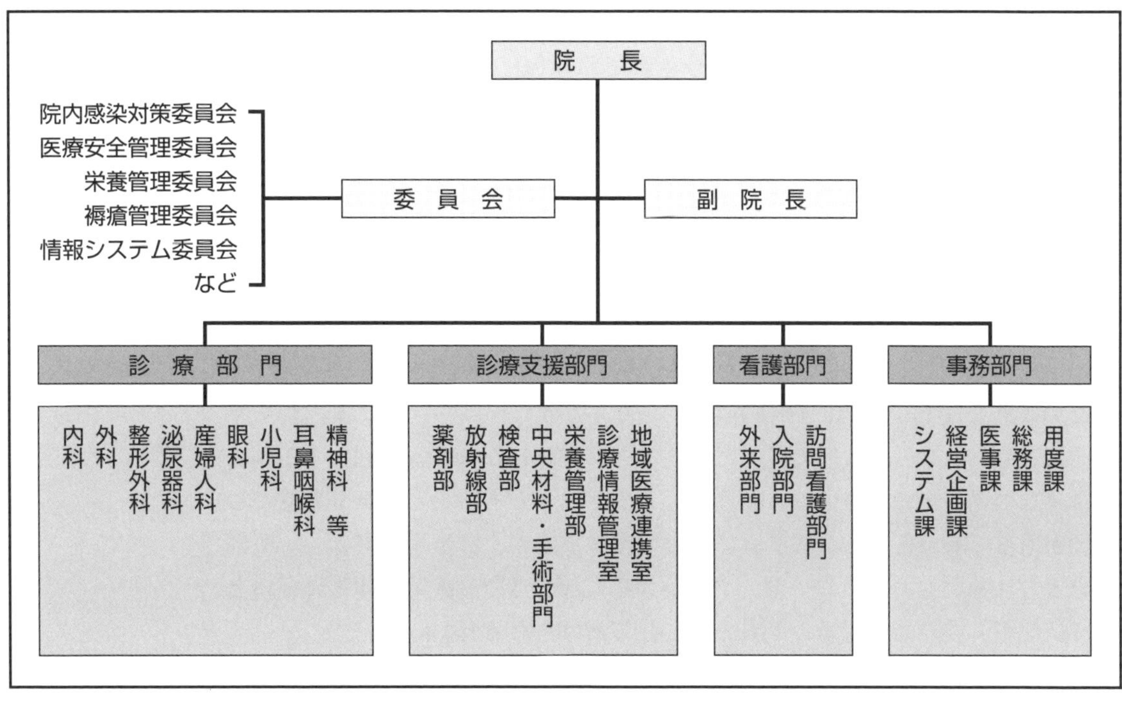

1-2.病院における従業者の構成とIT導入のポイント

⑴ 病院に勤務する従事者数

病院の組織の特性のひとつとして、多種多様な専門職で構成されるという点がある。職種別に病院で働いている従事者について、2020年10月1日現在の状況を見ていくと、その総数は常勤換算方法でおよそ210万人となっており、このうち医師はおよそ24万人となっている（**図3**）。一方、看護師はおよそ83万人、准看護師はおよそ9万人となっており、あわせるとおよそ92万人となり、医師に比べると圧倒的に多い。

なお、2010年の病院報告によると、当時の従事者数はおよそ187万人(医師およそ20万人、看護師およそ68万人、准看護師およそ16万人)となっている。近年、病院数は減少しているが、患者数は増加傾向にあるため、従事者も増加している。

一般病院における100床当たりの常勤換算従事者数をもとに、病院における従業員の職種別構成比として示したのが**図4**であり、やはり多くを看護師・准看護師が占めている。なお100床当たりで換算すると、従業者の総数はおよそ157人となり、2010年当時の約117人と比べると40人増加している。

⑵ 病院の組織の特性とIT導入

医療機関では提供しようとする医療サービスに応じた人材の確保と、適切なマネジメントが経営上重要となる。病院の機能により差はあるものの、平均して病院運営経費の50%は人件費で費やされており(→163頁)、良い人材に効率的・効果的かつ安全に働いてもらう環境の確保は、医療機関共通の経営課題といえる。情報システムもこの課題に応えることが期待されている。

■組織の特性からみたIT導入のポイント

病院が情報システムの導入や更新を検討する場合、たとえば「情報システム検討委員会」や「システム機能評価委員会」といった組織が設置されるケースが多い。委員には副院長、診療部長、看護部長等に加え、事務部門やコメディカル※、さらにはITに詳しい医師や技師が加わるのが一般的である。

このような委員会では、ITに詳しいスタッフがキーパーソン的な役割を果たすこともあるが、委員会の見方・考え方と、実際にシステムを利用する現場スタッフの見方・考え方では、差異が生じるケースがあることを十分考慮する必要がある。対象とするシステムによって差はあるが、診療現場では、①医師の発言力は強いものである一方、②かかわる人数の点で看護師が非常に多いという状況が、委員会と現場の差異の例としてあげられる（**図4**）。

したがって、この点を十分念頭に置いて、病院の総意が正確に反映されるよう、情報システムの導入作業を進めていく必要がある。

※コメディカル
医療従事者のうち、医師、歯科医師以外の者を指して使われる。

図３ 病院の職種別に見た従事者数

2020年10月１日現在（単位：人）

		病院 令和２年（2020年）	病院 平成29年（2017年）	病院 対2017年増減数
	総数	2,102,713.3	2,090,967.5	11,745.8
1	医師	243,064.0	217,567.4	25,496.6
2	常勤[1)]	188,338.0	172,192.0	16,146.0
3	非常勤	54,726.0	45,375.4	9,350.6
4	歯科医師	10,351.9	9,825.1	526.8
5	常勤[1)]	7,960.0	7,705.0	255.0
6	非常勤	2,391.9	2,120.1	271.8
7	薬剤師	50,990.5	49,782.8	1,207.7
8	保健師	6,135.2	5,658.5	476.7
9	助産師	23,806.7	22,881.7	925.0
10	看護師	827,451.2	805,708.0	21,743.2
11	准看護師	90,774.9	113,496.5	△ 22,721.6
12	看護業務補助者	153,382.3	175,234.8	△ 21,852.5
13	理学療法士（PT）	84,459.3	78,439.0	6,020.3
14	作業療法士（OT）	47,853.9	45,164.9	2,689.0
15	視能訓練士	4,586.3	4,320.5	265.8
16	言語聴覚士	16,799.0	15,781.0	1,018.0
17	義肢装具士	97.3	61.6	35.7
18	歯科衛生士	6,124.4	5,970.9	153.5
19	常勤	…	…	
20	非常勤	…	…	
21	歯科技工士	645.2	661.9	△ 16.7
22	常勤	…	…	
23	非常勤	…	…	
24	歯科業務補助者	…	…	
25	診療放射線技師	45,177.0	44,755.4	421.6
26	診療エックス線技師	146.4	105.5	40.9
27	臨床検査技師	55,169.8	54,960.2	209.6
28	衛生検査技師	88.6	76.5	12.1
29	臨床工学技士	22,653.7	21,184.3	1,469.4
30	あん摩マッサージ指圧師	934.5	1,229.5	△ 295.0
31	柔道整復師	439.1	486.4	△ 47.3
32	管理栄養士	22,475.5	22,430.0	45.5
33	栄養士	4,444.8	4,717.3	△ 272.5
34	精神保健福祉士	9,374.2	9,822.4	△ 448.2
35	社会福祉士	14,643.4	12,966.6	1,676.8
36	介護福祉士	38,965.7	45,197.1	△ 6,231.4
37	保育士	5,493.4	7,238.8	△ 1,745.4
38	公認心理師	4,108.7	…	4,108.7
39	その他の技術員	14,552.6	18,916.6	△ 4,364.0
40	医療社会事業従事者	3,478.1	4,774.5	△ 1,296.4
41	事務職員	223,064.1	218,004.0	5,060.1
42	その他の職員	70,981.6	73,547.8	△ 2,566.2

注：1）「医師」及び「歯科医師」の常勤は、実人数である。

出典：厚生労働省
「平成29年（2017）医療施設（静態・動態）調査・病院報告の概況」、
「令和２年（2020）医療施設（静態・動態）調査・病院報告の概況」

図４ 病院内の従業員の職種別構成

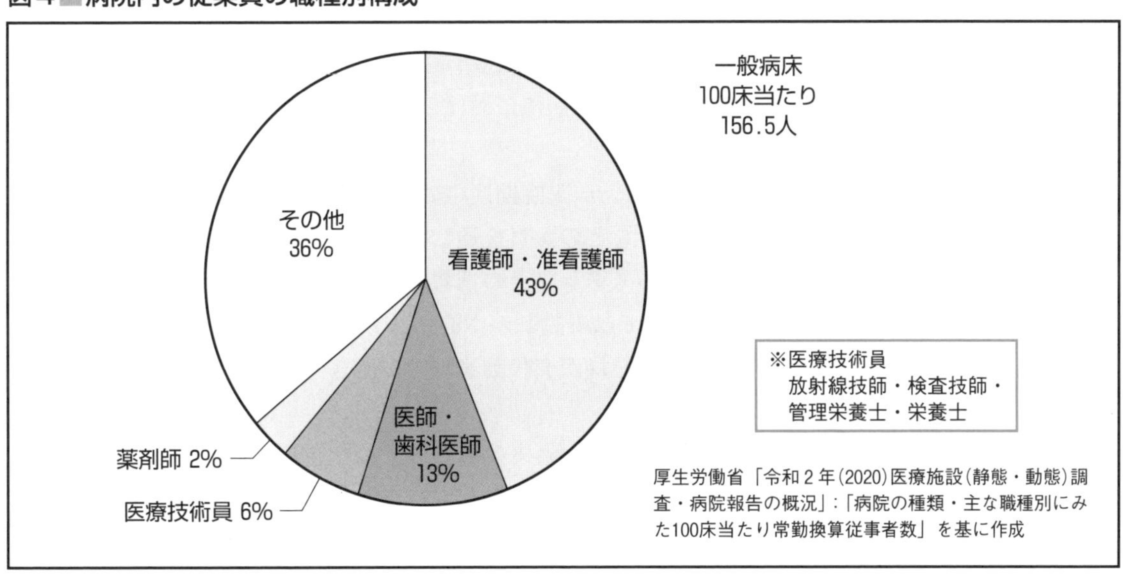

厚生労働省「令和２年（2020）医療施設（静態・動態）調査・病院報告の概況」：「病院の種類・主な職種別にみた100床当たり常勤換算従事者数」を基に作成

1-3.患者等の流れから見た病院の構造と業務

⑴ 外来診療の流れ（図５）

病院における外来患者のフローを確認してみよう。

①外来患者は初診受付・再診受付を行う。初診受付では、患者の保険証を確認し、患者の基本情報を医事会計システムに入力して診察券を交付する※。このとき、病院情報システムに患者の情報が登録される。再診の場合、最近は、自動再来受付機（カードを入れると受診票が出てくる）が増えている。

※オンライン資格確認システム導入後は、ここで患者がマイナンバーカードを顔認証付きカードリーダーにかざし、資格確認を行う。オンライン資格確認システムでは、マイナンバーカードでの確認以外に保険証の記号番号を資格確認端末に入力することで資格確認を行うこともできる。

②受付後、問診票を使って本人の症状の確認が行われる。

③待合室にて名前を呼ばれたり、診察室前の案内表示板に自分の診察番号が表示されたりしたら診察室に入り、診察が終わったら⑧会計で支払いを済ませる。会計では当日行われた診療行為、診察・注射・検査などに応じて請求額が確定する。患者は会計窓口や自動精算機などを通じて、診察料の支払いを行い、領収書、投薬の指示があった場合は処方箋を受け取る。処方箋を受け取った患者は、院外の薬局で薬を受け取る。

④診察の状況により医師の判断で検査や処置の指示があった場合は、別室でそれを受け、⑤診断・⑥検査結果説明を受ける。診断結果によって⑦治療を進めるための計画が作成される。診断や検査結果説明は検査当日に行われることもあるが、後日再診時に行われる場合もある。

⑵ 入院医療の流れ（図６）

病院における入院患者のフローをみていく。

外来受診で入院が必要と判断されると、入院の手続きに入る。急を要する場合は即日入院となるが、一般的には外来で入院の予約を行い、入院前の検査や入院指示書等の発行、必要書類の交付などの手続きを進める。また、入院当日に確実に入院できるよう、病棟看護師を中心に、病棟におけるベッドの確保や、患者の受け入れまでの手続を行う。

入院当日には改めて保険証などの確認を行う。入院期間中の患者への対応は、主に看護師が行う。医師は、入院時や回診などの診察を通して、診療方針や、検査・治療の計画を策定し、看護師はじめスタッフとの情報共有を行う。

また、入院患者の状態変化やケアについては看護師が中心となり、看護記録・看護日誌、検問表などに記録を行う。この記録が交代勤務時の引継ぎなどにも活用される。

退院の際には、退院指示書などの発行や次回の外来受診日の予約を行う。退院後に診療所で診てもらう場合などは、紹介状の作成なども行う。

そして、医療費を医事会計システムにより清算し、退院するという流れになる。なお、入院中の患者への医療費請求に関しては、退院時とは別に「月中、月末締めの月２回もしくは月末１回」の間隔で中間請求されているケースが多い。

図5 ■外来診療の流れ

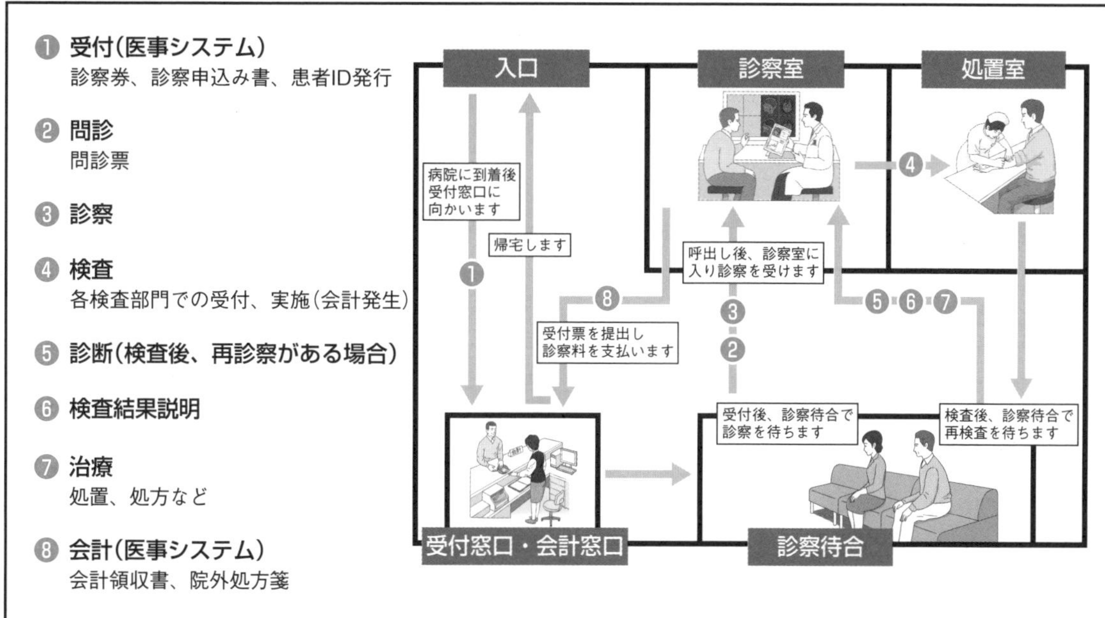

図6 ■入院医療の流れ

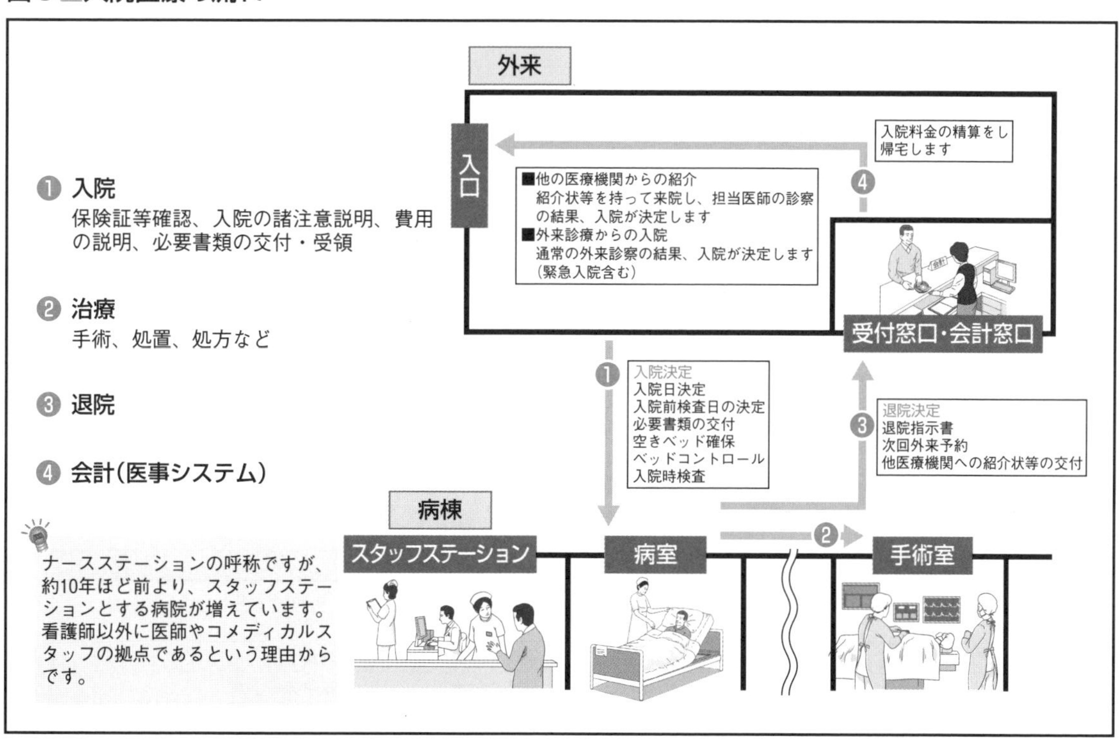

(3) オンライン診療の流れ（図７）

次に、オンライン診療のフローをみてみよう。

①まず、患者は受診する医療機関へオンライン診療の予約を行う。②予約が完了したら、支払方法まで含めた診療当日の流れを、電話、メールやアプリを通じて確認する。③、④診療当日は、アプリやテレビ電話を用いて、患者・医師双方の本人確認を行う。⑤本人確認後、診察に入る。⑥診察が終了すると、診療結果によっては処方箋の発行が行われる。⑦最後に、会計の手続きとなる。

図７■オンライン診療の流れ

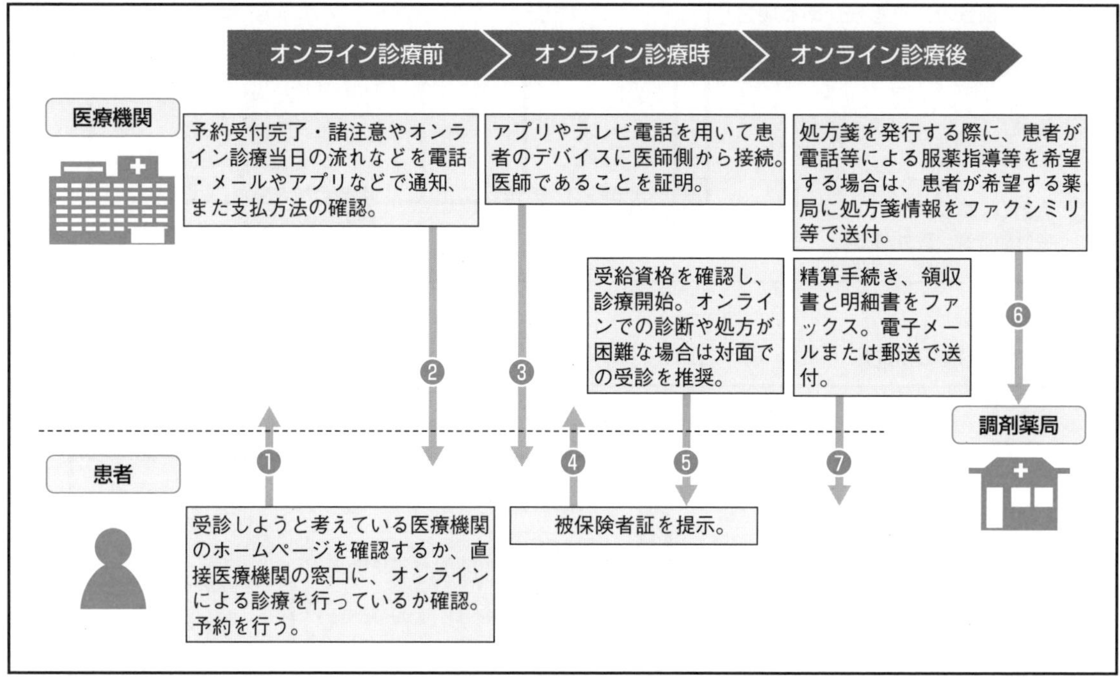

column

医療従事者の根拠法令

医師をはじめとする医療従事者は、国家資格を持ち、専門的知識と高い技能を持って治療にあたっている。下表は各医療従事者の根拠となる法令をまとめたものである。

職種	根拠法令
医師	医師法
歯科医師	歯科医師法
薬剤師	薬剤師法
保健師	保健師助産師看護師法
助産師	
看護師	
診療放射線技師	診療放射線技師法
臨床検査技師	臨床検査技師等に関する法律
臨床工学技士	臨床工学技士法
理学療法士	理学療法士及び作業療法士法
作業療法士	
言語聴覚士	言語聴覚士法

職種	根拠法令
視能訓練士	視能訓練士法
技師装具士	技師装具士法
管理栄養士	栄養士法
救急救命士	救急救命士法
社会福祉士	社会福祉士及び介護福祉士法
介護福祉士	
精神保健福祉士	精神保健福祉士法
歯科衛生士	歯科衛生士法
歯科技工士	歯科技工士法
あん摩マッサージ指圧師	あん摩マツサージ指圧師、はり師、きゆう師等に関する法律
はり師	
きゅう師	

2 病院業務と情報システム

2-1.病院業務および情報システムの特殊性

前節まで病院の業務の流れを見てきたが、ここからは業務に対応するシステムの特徴、あるいは特殊性をみていく。

図 8 は、病院の業務を他業種と比較した際に浮かび上がる特殊性と、その特殊性に対応して病院情報システムに求められる特殊性を整理したものである。

病院業務の特殊性として、非営利であること、命を最優先とする高い倫理観の下で行われること、高い技能を持った専門家集団によって行われること、法令・行政上の規制が強いことなどが挙げられる。

こうした特殊性を持つ業務を支えるために病院情報システムに求められる特殊性としては、24時間365日無停止で稼働すること、システムエラーによる健康ないし命の危機やインシデント・アクシデントを起こさないこと、また患者の個人情報漏洩を起こさないことなどが挙げられる。

図8 病院業務および病院情報システムの特殊性（他業種と比較して）

病院業務	病院情報システム
①営利を目的としていない ・疾病の診断、治療、予防を目的に、原則非営利で運営している。(非営利とは、黒字を否定するものではなく、利益の分配を禁じているもの) **②患者の健康・安全を最優先にしている** ・「医の倫理」を学び、患者の健康と生命を第一とする教育を受ける。 **③専門職の集団である** ・医師、看護師、薬剤師、診療放射線技師、臨床検査技師などの国家資格を持ち、専門的知識と高い技能を持って治療にあたっている。 ・チームを組んで治療にあたるため、職種間の意思の伝達が重要である。 **④職員の異動が多い** ・若い医師や看護師は短時間で入れ替わる場合が多い。また、非常勤医師も多い。 **⑤行政や法律の規制が強い** ・収入は診療報酬制度で定められている。また、医療者の行動は、医師法などにて様々な義務・禁止事項が規定されている。(診療録の保存義務、守秘義務など)	**①患者の健康・安全を最優先にしている** ・システムのエラーは最悪の場合、患者の健康や生命に損害をもたらす。 ・病院業務は、24時間365日稼働しており、情報システムも無停止を求められる。 **②職員の異動が多い** ・インシデント・アクシデントが発生し難いシステムが必要。 **③医療情報は要配慮個人情報である** ・医療情報の外部への流出リスクを低減するため、病院情報システムは閉域網で構築されている。 ・外部との情報提供については個人情報の匿名化や専用線によるセキュリティを担保したネットワークでの連携が推奨されている。 **④主要業務が診療・治療・看護等患者と向き合うこと** ・主に患者に向き合う業務であることやスタッフステーション・診察室等のスペースの制限や交代勤務という業務特性から業務端末が一人一台割り当てられていない。

2-2.病院情報システムの概要

(1) 病院情報システムの全体像

病院情報システムの中心は電子カルテシステムである。電子カルテシステムの運用は、医師による各診療科での情報入力が主体となる（図９）。電子カルテシステムを用いて、カルテを書いたり各部門システムに指示を出したりするのである。電子カルテシステムと、診療部門のオーダエントリシステムや看護支援システムをあわせて、基幹システムと呼ぶ※。

※広義の電子カルテシステムは、この基幹システムを指す場合や、基幹システムと部門システムの連携を含めて指す場合がある。

基幹システムの周辺には、各部門に対応した情報システム（部門システム）があり、電子カルテシステム・オーダエントリシステムなどを介して、互いに有機的なつながりを持っている。また、各部門には診療機器などをまとめるようなシステムが組み込まれており、手術・検査・薬局・放射線等、部門ごとにそれぞれシステムが入っているため、電子カルテシステムとそれらが連携することができる。たとえば、放射線部門であればCTやMRIなどの装置にPACSが、検査部門であれば自動分析装置などに臨床検査システムがつながっている。医事部門では、診療情報と連携することで医療費の計算を行う。また、電子カルテシステムの情報は、医療機関内部にとどまらず、地域連携システムとして、

図９■病院情報システムの全体像（基幹システムと部門システム）

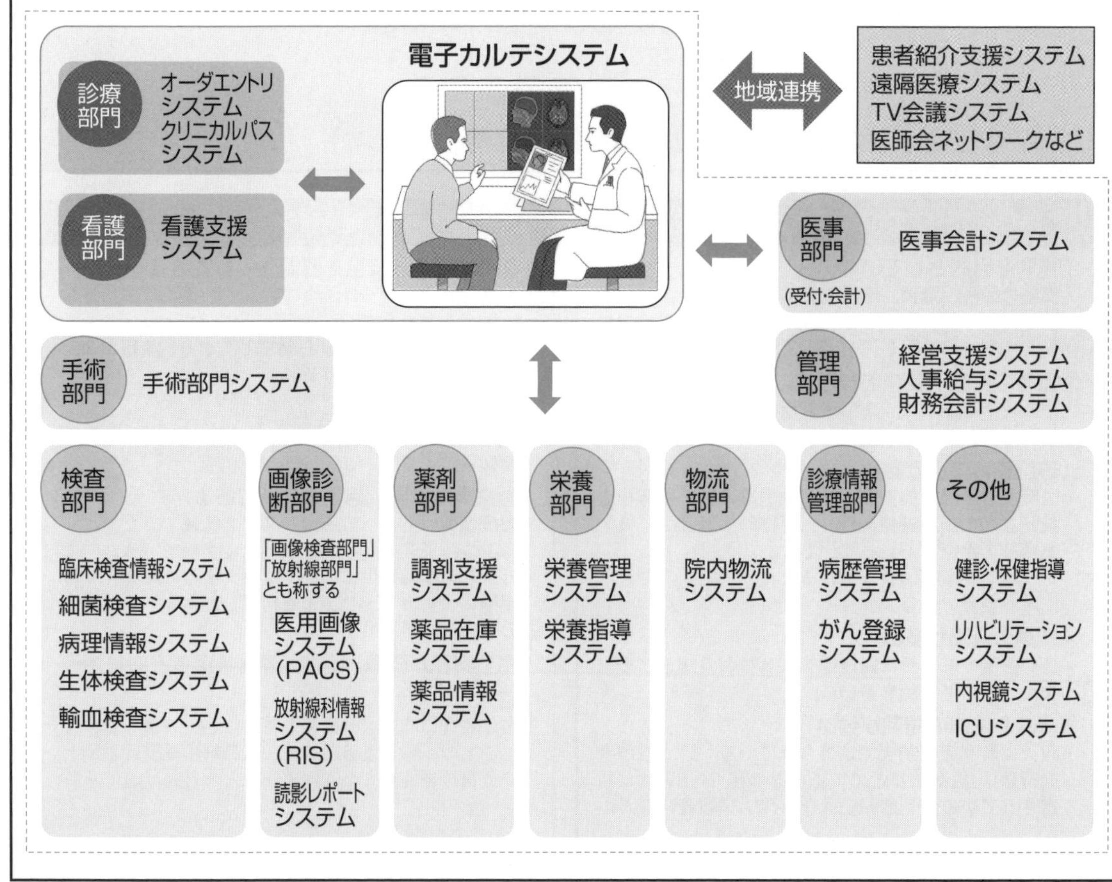

他の病院、診療所や健診センター等とつながっていく。

(2) 職種・部門に対応する情報システム

病院業務へのシステムの適用については、職種・部門に対応する情報システムとして次のように整理できる。職種ごとに利用するシステムが異なることから、病院情報システムへの要求は複雑になる傾向があり、病院全体の最適化の観点を持ちながらさまざまな要求に対応していくことが必要となる。

職種・部門	利用される主なシステム
①医師	電子カルテシステム、オーダエントリシステム、クリニカルパスシステム
②看護師	看護支援システム、勤務管理システム
③薬剤師	調剤支援システム、薬品在庫管理システム、薬品情報システム
④放射線技師	医用画像システム(PACS※)、放射線科情報システム(RIS※)、読影レポートシステム
⑤検査技師	臨床検査情報システム、細菌検査システム、病理情報システム
⑥栄養士	栄養(給食)管理システム、栄養指導システム
⑦医事課職員	医事会計システム
⑧用度・各現場	院内物流システム(SPD※)
⑨総務・財務	経営支援システム、人事給与システム、財務会計システム
⑩その他	健診・保健指導システム、リハビリテーションシステム、地域連携システム　など

※PACS(Picture Archiving and Communication System)→194頁

※RIS(Radiology Information System)→194頁

※SPD(Supply Processing & Distribution)
業者による物品の一括購買・配送のことをいい、院内物品管理業務を一元管理する。一般的には「院内物流代行」と訳され、院外SPDは、材料や薬品などの在庫管理、購入の入札を業者が行い、院内SPDは、さらに病院内での搬送作業も代行する。

※シェーマ
図式、形式という意味の独単語。診療記録の補足のために使用する主にイラスト図。電子カルテ上では、部位等の詳細記録のために用いられるイラスト画像。

(3) 医療情報の特性と形態

医療情報の特性としては、マルチメディアであるということが挙げられる。つまり、数値やテキスト、画像・動画といった多彩な情報を取り扱うということである。たとえば、脳波、心電図やシェーマ※といった図形・波形情報、デジタル画像・動画情報などを取り扱っている。さらに最近では、蓄積された診療情報や画像データをもとに、疑い病名や推奨薬剤等の例示、サマリー作成支援など、AIを活用した診療支援も進んできている。

診療情報の形態	具体例
コード／マスター情報	患者ID、住所、検査名、薬品名、手術術式、病名など
数値情報	身長、体重、年齢、血圧値、検査結果値、薬品処方量、放射線量
テキスト・概念情報	記述情報、患者の主訴、徴候、身体所見、診断過程、治療評価 放射線医レポート、退院時要約
図形・波形情報	シェーマ、心電図、脳波、脈波
画像・動画情報	X線写真、CT画像、内視鏡画像、皮膚科画像、病理画像 サーモグラフィ、シネアンギオ(冠動脈造影) 3次元CT立体画像、バーチャルリアリティ型3次元画像

2-3.医事会計システム

⑴ システムの概要

医事会計システムは、診療に対する収入を得るための事務作業を機械化することを主眼として開発されたもので、医事課の事務作業をIT化したものである。主要な業務は、日々患者に負担分を請求する会計業務と、保険者への請求に必要な月単位・患者単位で作成する診療報酬明細書（レセプト）作成業務である。

※医事会計システムの詳細については102頁以降参照。

診療に対する報酬を請求する事務を「診療報酬請求事務」という。診療報酬請求は、投薬、処置、手術、検査、画像診断等の各種診療行為に対し点数計算を行い、各種保険に合わせて料金計算を行う。その結果をもとに、患者への負担金請求と保険者へのレセプト請求を行うのである。

また、医事会計システムは、初診の受付の際に、IDの付与、氏名・性別・生年月日等の基本情報を登録し、診察券を発行することで、院内システムの患者基本情報の玄関口となっている。オーダエントリシステム、電子カルテシステムや各部門システムとの連携において、患者情報の一元化を可能にしている重要なシステムであるといえる。

⑵ システムのメリット

■レセプト出力作業の軽減・請求もれの減少（チェック）

レセプト出力作業を軽減するほか、対象年齢・有効期限などの保険情報のチェック、薬品の使用量・投与日数の上限下限など会計算定に係るチェック、そして診療報酬の算定に対する背反・必須項目などのレセプトチェックをシステム的に行うことで、効率的に請求の誤りをチェックできる。また、オンライン資格確認システムの導入により、最新の保険情報を確認できるため、保険資格情報に関する誤りの削減も実現できるようになる。

■病院経営に役立つ統計情報の作成（レセプトデータの二次利用）（分析・評価）

医事会計のデータベースから経営管理に必要な情報を収集する。さらに、物品管理・人事給与情報などと連携させて、原価計算などのシステム化につなげることで、より少ない手間で短期間のうちに収支の把握が可能となり、病院経営の戦略的な改善に活用することができる。

■患者一元化（連携）

オーダエントリシステムなどの院内に導入されているさまざまなシステムと、診察券番号、カルテ番号などをキーとしてデータを共有することが可能となる。患者を取り違えることなくシステム間の連携やデータ共有を実施する基盤として活用される。

2-4.オーダエントリシステム

⑴ システムの概要

オーダエントリシステムは、診療部門から各部門に、従来なら伝票で回っていた情報が電子的に伝達されるシステムである。システムが適用される以前においては医師や看護師が手書きしていた伝票や指示票を、発生源で端末に入力し伝送することによって、情報伝達を省力化・迅速化し、業務の効率化を図る**(図10)**。

※オーダエントリシステムの詳細については、70頁以降参照。

外来では、診察室で発生したデータはコンピュータを通して、すぐさま検査・医事・薬剤部門などに一斉に情報伝達される。迅速にデータが伝達されることに加え、入力ミスはシステムがチェックする。検査のチェックもしくは処方であれば極量値(1回に処方していい量)を超えていないかどうかなどをシステムが自動でチェックする。処方に関しては薬剤部門が受け付けた後、医事会計システムへ実績データが送られる。会計窓口で患者に支払いをしてもらい、その情報を医療事務の方から出納処理し、院内調剤であれば最後に薬剤部門もしくは院内の薬局窓口で薬を受け取る**(図11)**。

入院では看護師の担当する業務が非常に多くなるため、医師の指示をもとに看護ワークシートを作成し、看護師を支援する。また、入院特有の業務に食事箋があり、給食(栄養)科へのオーダが発生する。

⑵ システムのメリット

オーダエントリシステムは、病院の各部門にメリットをもたらす。たとえば、診療部門では、どこからでもオーダ内容が参照でき、またどこにいてもオーダが可能となる。これにより、検査部門や薬剤部門といった診療支援部門では、情報が患者より先に到着するため、準備を先行できる。また、看護部門・事務部門では、指示内容の転記・入力作業や問い合わせ作業を大幅に削減できる。このほか、データの二次利用が可能となり、経営分析にも有用な情報を提供することができる。

■患者へのメリット

オーダエントリシステムの導入で、患者の待ち時間が減るといわれている。これについてはいくつかの統計も取られており、診療、計算、薬待ちの時間が25～50%短縮される。たとえば、事前にデータが届いているので、患者の移動中に検査の準備ができる。また、レントゲン機器の調整ができるため、患者が到着した後さらに待つ必要がない。その結果、全体を通じて待ち時間が少なくてすむ。

図10■オーダエントリシステムによる省力化・迅速化

医師や看護師が手書きしていた伝票や指示票を発生源でコンピュータに入力し、情報伝達を省力化・スピード化することによって、業務の効率化を図るシステム。

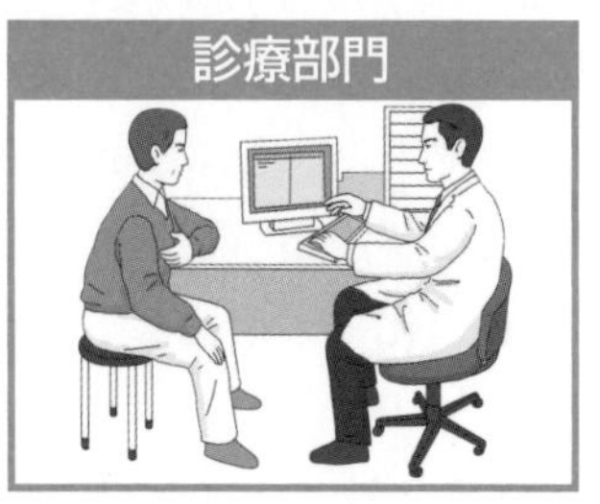

検査や処方のオーダ、画像結果や検体検査結果の参照等、比較的事務的色彩が強く定型化が可能な作業についてシステム化

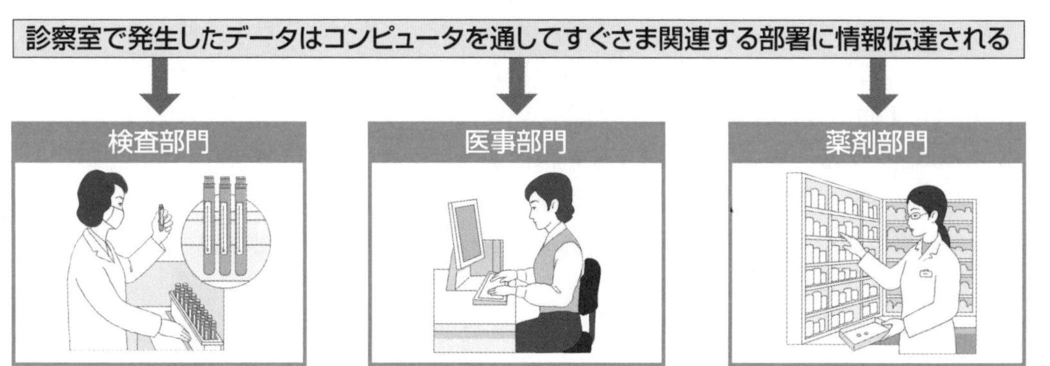

図11■外来オーダの流れ

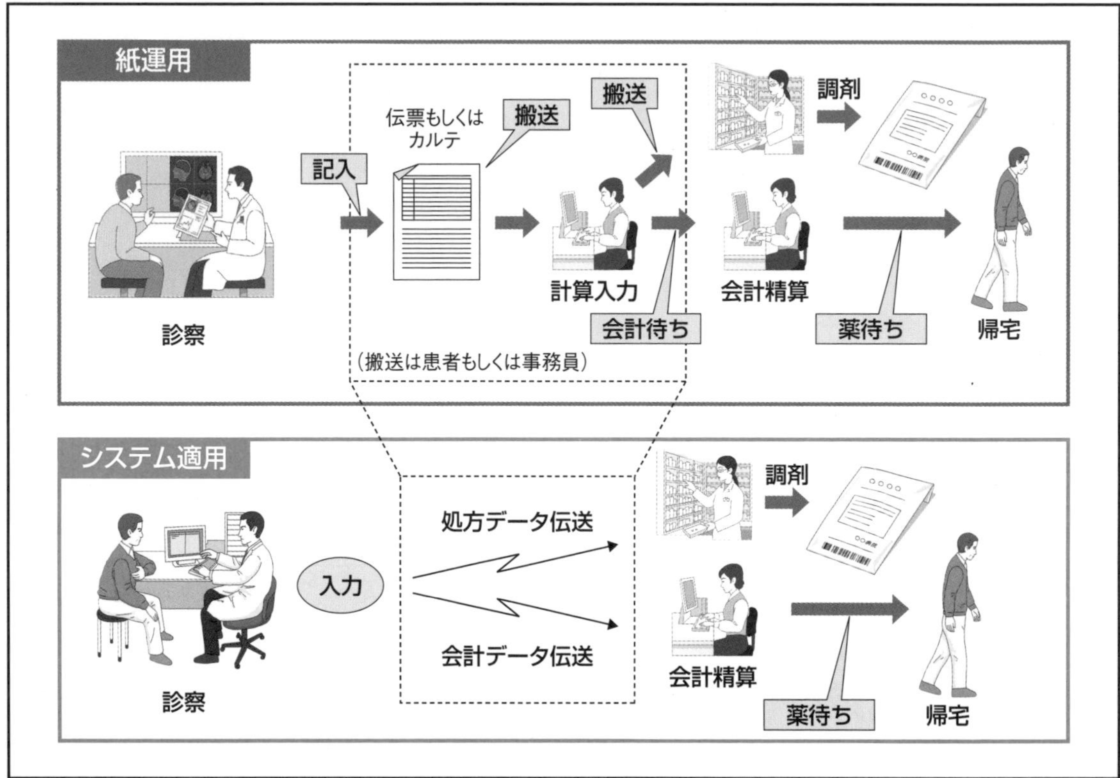

2-5.電子カルテシステム

(1) システムの概要

伝票などで行われていた各指示を電子化したものがオーダエントリシステムであるが、一方、診察し、治療した記録、つまり診療録(カルテ)を電子的に運用していくものが電子カルテシステムである。患者の診療情報を電子カルテ上で一元的に管理できるため、分厚い紙カルテの保管が不要となり、ITの強みとして検索性も向上している。なお、広義の電子カルテシステムは、上記のシステムだけでなく、オーダエントリシステムや各部門システムとの連携を含めて指す場合もある。

※電子カルテシステムの詳細については、68頁以降参照。

(2) システムのメリット(チーム医療の実現)

従来の紙カルテによる運用では、患者の情報は紙カルテに限定されるため、複数の医療スタッフが同時に参照することは難しかった。電子カルテシステムは、患者の情報を電子的に蓄積して管理できるため、「カルテのありか」が問題にならず、医師だけではなく、看護師、栄養士、薬剤師なども情報を参照し、共有できる。また、病院の各部門が患者の情報に同時にアクセスできる(図12)。これにより、チーム医療の実現、より良い医療の実現に寄与できる。

図12■電子カルテシステムによるチーム医療の実現

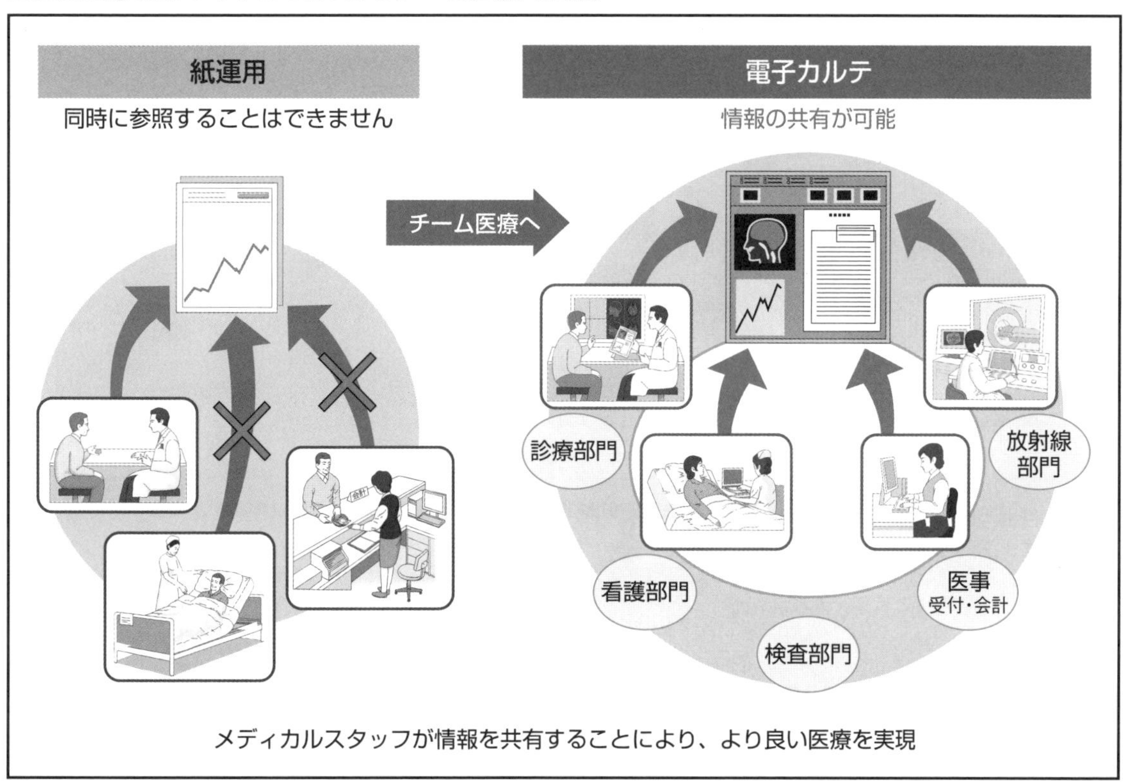

2-6.各部門への適用例

(1) 診療部門への適用例(図13)

外来患者の診療では、まず診察準備として、医師は患者の過去の診療履歴・検査結果・処方内容などを確認する。紙カルテを用いている場合、受付票をもとに事務職員がカルテ庫から患者のカルテを出し、前回受診時のレントゲンフィルムや報告書なども取りそろえて診察室へ運ぶ必要があった。電子カルテシステムであれば、診察室の端末からこれらの情報を迅速に閲覧できる。

そして患者を診察、カルテに記入、電子カルテであれば入力していく。

診療に基づき、医師は検査部門・画像診断部門・薬剤部門などに実施指示(オーダ)を出す。オーダエントリシステムが導入されている場合、伝票を運搬する必要はなく、患者が診察室から検査室などに移動する間に実施指示が届くため、患者の待ち時間が減少する※。

※オーダエントリシステムがない場合、医師が指示伝票を作成し、それを事務スタッフや看護師、患者自身が各部門に運んでいく必要がある。

医師や、各部門スタッフが入力した情報のうち、費用請求に関する分は、医事会計システムに連携して引き継がれる。引き継がれた情報は、医事課や会計窓口で確認され、患者負担分の請求書と、保険請求分のレセプトになる。

診察予約についても、システム化により次回の診察や検査などの内容を理解している医師が患者と相談しながら調整できるため、効率的な診療ができる。

図13 診療部門への適用例

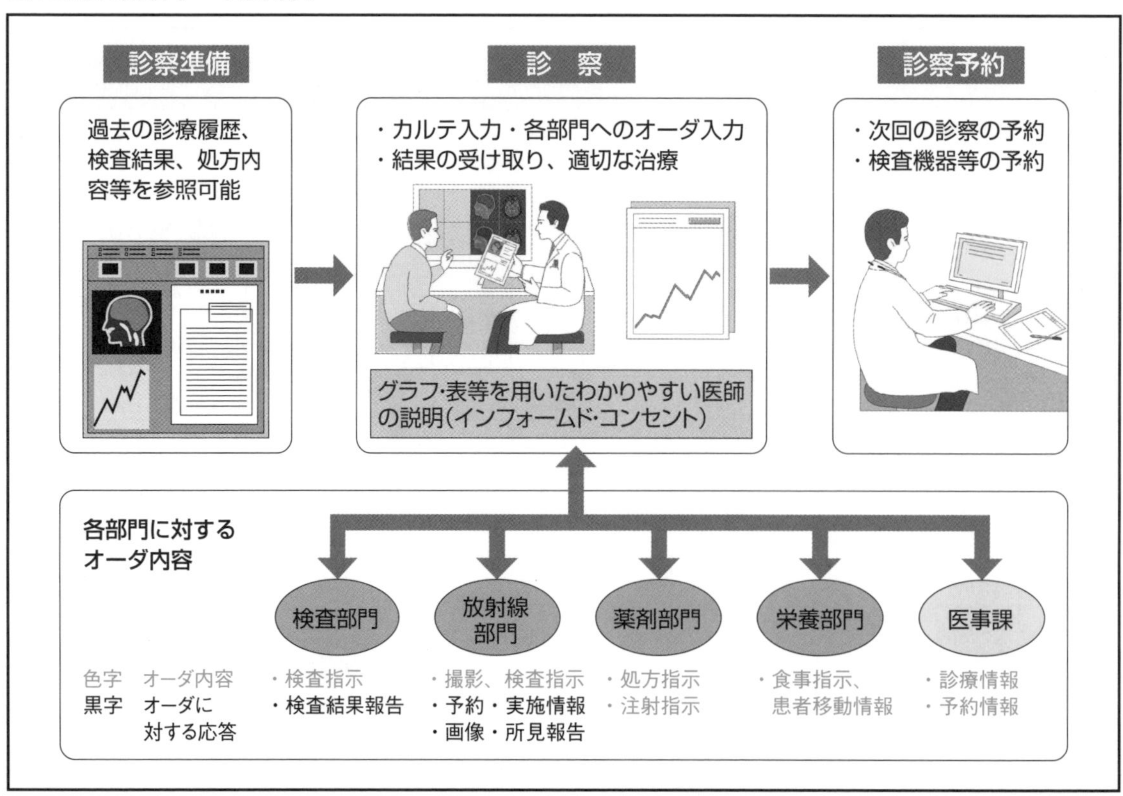

⑵ 看護部門への適用例（図14）

看護部門では、患者の入室やベッドコントロール、また転床・転棟・転科、外出や外泊など患者が移動するケースを管理している。また、入院患者に対して看護の計画を立て、看護の実践をし、退院時には患者の退室を管理し退院サマリーを作成する。こうした一連の流れがシステムで構築されている。

看護部門の業務に、患者の検体への検査用ラベルの貼付がある。他部門からの情報をもとにした検体用ラベルの作成機能や、転棟・転科情報等を反映した上で正しい薬が患者に準備されているかをチェックする機能などは、看護師の業務支援として役立てられている。

また、病棟看護師は二交代・三交代の交代勤務で、一人の患者のケアを複数の看護師が担当する。このため、自分の担当している患者の状態を次の人に引き継ぐ必要があり、口頭での引き継ぎ作業に加え、転記作業を要する事項も非常に多い。したがって、その書類作成の作業をシステムで支援することで、業務の省力化や入力もれ・入力ミスの減少につながる。その結果、患者のベッドサイドでの業務により多くの時間が確保できるとともに、医療安全の向上につながる。

なお、看護師はベッドサイド等を移動して行う業務が多いため、使用機器は無線環境で使用できるノートパソコン、タブレット、携帯端末等が利用される。

⑶ 薬剤部門への適用例（図15）

医師が処方のオーダを入力し、それを受けて薬局側で調剤し、院内薬局のある医療機関の外来であれば薬局窓口で患者に渡す。入院患者の場合は、注射や点滴用の薬を作るためのミキシングも薬剤師の担当である。

調剤や薬剤投与の業務に情報システムを導入するメリットは、薬待ち・会計待ちの時間が短縮されるほか、複数の情報を組み合わせた条件チェックを利用した判断支援が可能となることや、人が起こしがちな思い込みや読み違いなどによるミスを防ぐ効果が期待できることである。

たとえば、処方オーダを医師が出そうという場面では、
①複数種類を投与するときに、飲み合わせ（副作用、配合禁忌）の警告
②薬剤アレルギーや、患者の状態（妊産婦、病気）などの患者基本情報から、投与すべきでないとの警告
③極量値を超えた、投与期間上限を超えた、という警告
が出され、医師のより適切な判断をサポートする。

また、薬の取りそろえの場面で起こりがちな以下のミスを防ぐ効果がある。
①似た名前の他の薬と間違える
②同じ名前の薬品でも、濃度や形状が違う薬と間違える
③「この先生がよく使うのはこの薬」などの思い込みで間違える

医療安全への効果に加え、システムに登録された情報を収集・分析することで、経営管理に役立てるというのも大事な機能である。

図14■看護部門への適用例

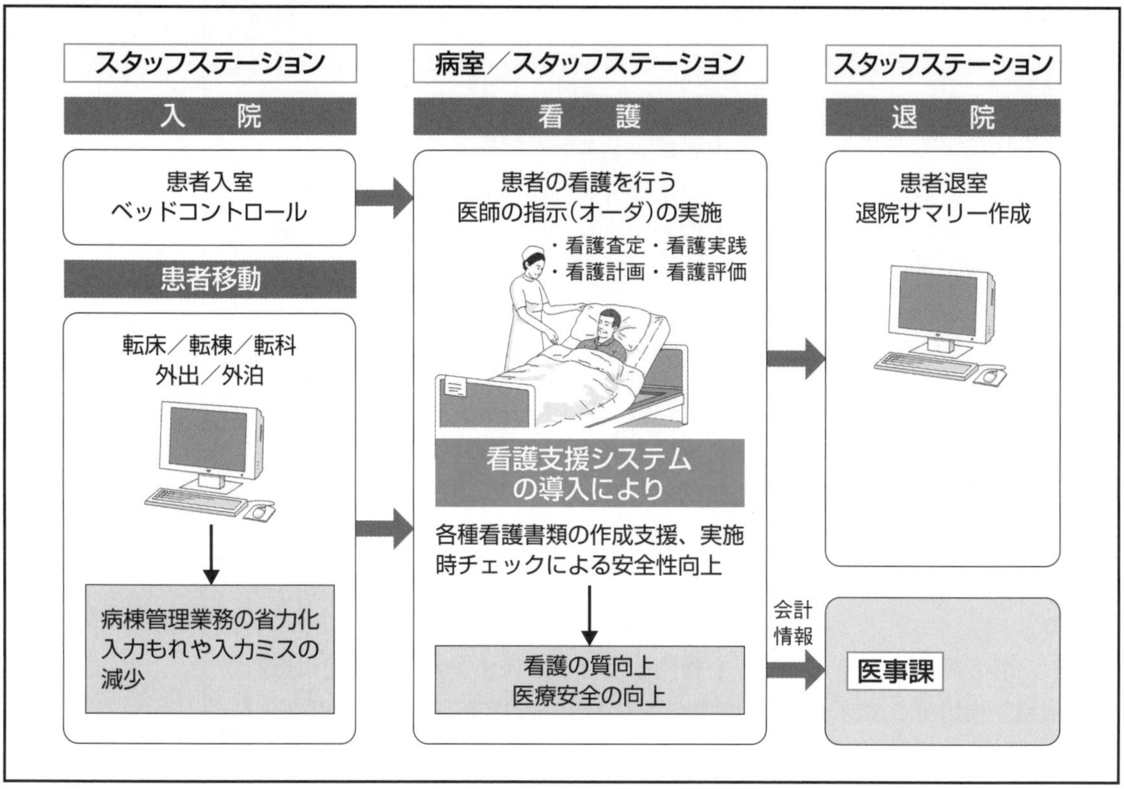

図15■薬剤部門への適用例

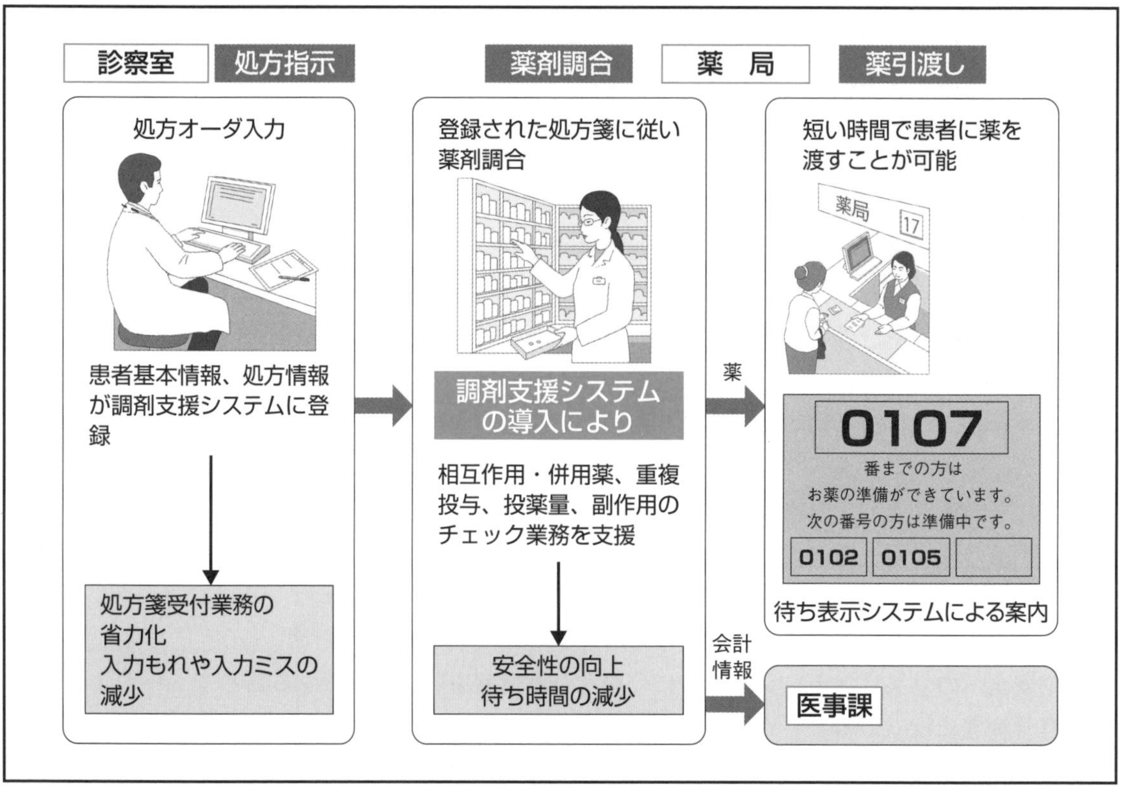

(4) 院外薬局との連携例（図16）

現在では、院内薬局よりも院外薬局で調剤を行うケースが増えている。病院業務の効率化や、患者の利便性に配慮したしくみである。

医師が処方のオーダを入力し、それを受けて出力した処方箋を、患者が院外の薬局に持ち込み、薬局側で調剤し、患者に薬剤を渡す。

処方箋の受付や、処方内容の入力など、院内薬局にはなかった業務が必要となる。それらをサポートするしくみとして、院外薬局では、処方情報QRコード読み込みや、処方箋のスキャナ読み込みなどの機能を持ったシステムが導入されている。

さらに、電子処方箋の採用により、病院側のシステムとの連携が図られ、作業の効率化とともに、安全性が向上し、患者のさらなる利便性につながることが期待されている。

図16■院外薬局との連携例

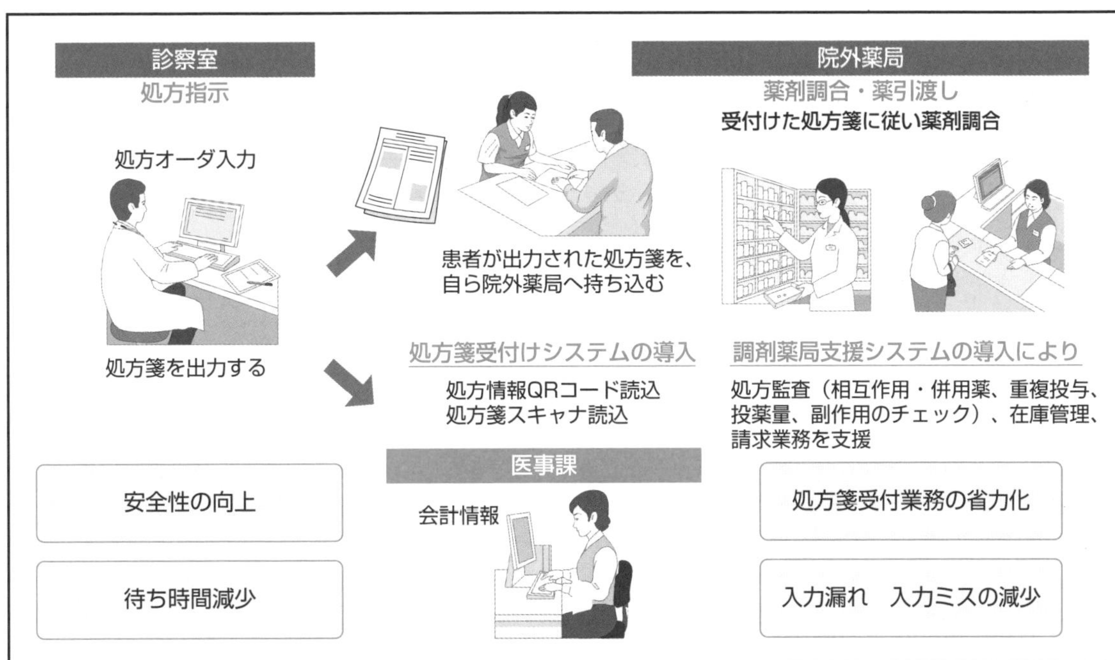

(5) 検査部門への適用例（図17）

「検査」には、患者からの検体(血液、尿など)を分析する「検体検査」と、患者の体に直接機器を取り付けたり撮影したりして得た情報を分析する「生理学的検査」がある。情報システムの分野で「検査」というと、一般的に検体検査と、画像診断を除く生理学的検査を指す場合が多い。特にオーダエントリシステムの「検査オーダ」は、検体検査を限定的に指すことが多い。以下、検体検査の例を説明する。

■検体検査

検体検査には、病院の中の検査部で行う場合と、検体を外注業者に委託して結果を受け取る場合がある。院内で行う場合は、迅速性が確保でき、精度管理を病院管理で行うことができるメリットがある。外注検査は、一般的に検査単価を安くできる反面、イレギュラーな要求への対応は難しい。また、病院内の施設に外注業者が入って、検体検査サービスを提供するブランチラボという業態もある。

院内検査の場合は、検査オーダを検査部門システムが受け取って、採血管など検体容器に貼るラベルを発行する。患者基本情報もシステムに引き渡され、検査結果の報告書作成に利用される。

外注検査の場合は、検査オーダから依頼患者一覧などが作成され、検体とともに引き渡される。検査結果は、電子データで受け取ることができ、そのままオーダエントリシステムや電子カルテシステムに取り込むことができる。

検査システムの導入によるメリットとして、受付事務の省力化、データ収集・管理の効率化、結果報告の迅速化などがあげられる。また、検査結果報告書もグラフ化などの視覚的な表現が可能になり、患者説明の際に過去情報との比較を含めデータを提示しやすくなることから、インフォームド・コンセントの向上に役立てられている。

(6) 画像診断部門への適用例（図18）

診察室から医師が撮影に関するオーダを出す。指示を受けた放射線検査室で撮影を行い、MRIなどの画像をPACS(医用画像システム)の導入によりデジタル画像として管理し、どこからでも閲覧できるようになる。これによりフィルムレス化が実現できる。また、検査結果を文書化したレポートを医師に返す。

画像オーダは、医師のオーダに加え、放射線技師が患者の状態に応じて、適切な撮影方向や必要枚数を判断し、撮影の方向、枚数などが放射線科の判断で変更されるという特徴を持つ。このため、変更があった場合はその旨をシステムに登録したり、修正伝票を作成して、会計に反映させたりする。これは医師オーダに対しほとんど変更が発生しない処方オーダや検査オーダと異なる点である。

図17　検査部門への適用例

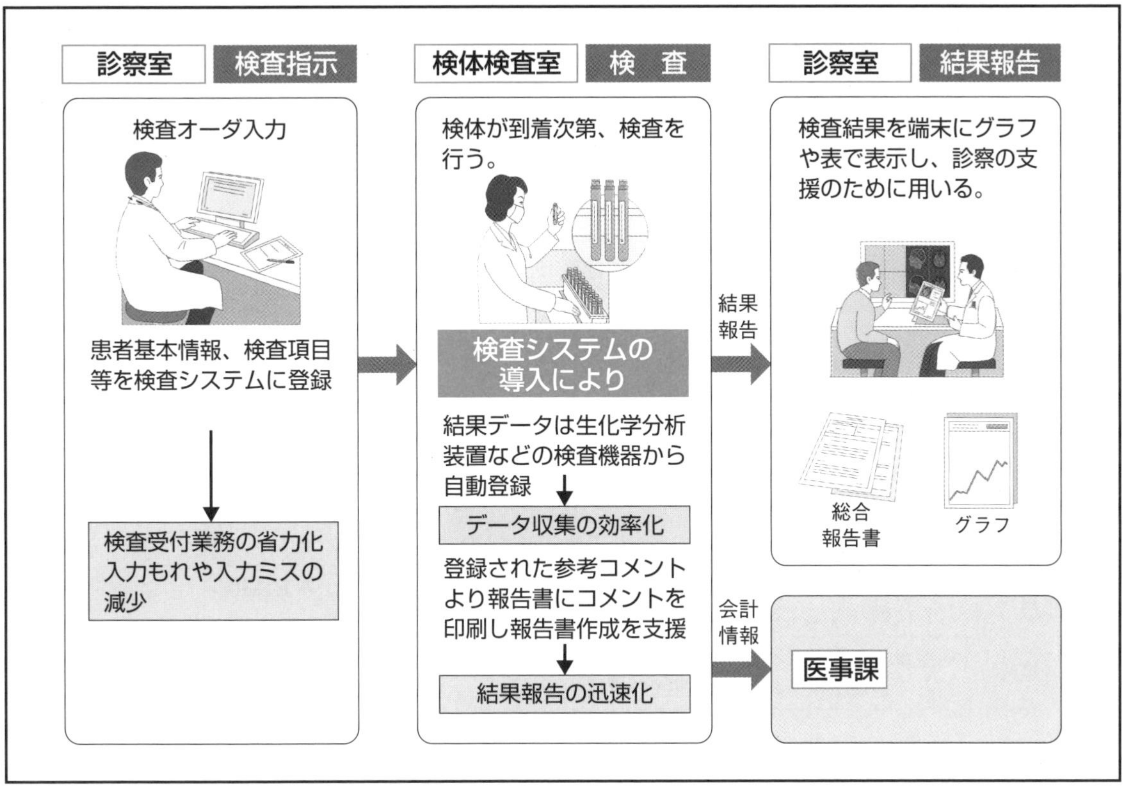

診察室
検査指示
検査オーダ入力
患者基本情報、検査項目等を検査システムに登録
検査受付業務の省力化
入力もれや入力ミスの減少
検体検査室
検　査
検体が到着次第、検査を行う。
検査システムの導入により
結果データは生化学分析装置などの検査機器から自動登録
データ収集の効率化
登録された参考コメントより報告書にコメントを印刷し報告書作成を支援
結果報告の迅速化
結果報告
会計情報
診察室
結果報告
検査結果を端末にグラフや表で表示し、診察の支援のために用いる。
総合報告書
グラフ
医事課

図18　画像診断部門への適用例

診察室
撮影指示
検査オーダ発行
患者基本情報、検査項目等の予約情報を画像システムに登録
検査受付業務の省力化
入力もれや入力ミスの減少
放射線検査室
画像診断
オーダ順に検査
医用画像システムの導入により
撮影画像がデジタル化し
・保存場所をとらない
・画像情報の検索・閲覧・保管が簡便
フィルムレス化の実現
コスト削減
画像・読影所見報告
検査実施情報・会計情報
診察室
結果報告
端末で画像表示し、診察の支援のために用いる。
画像例
医事課

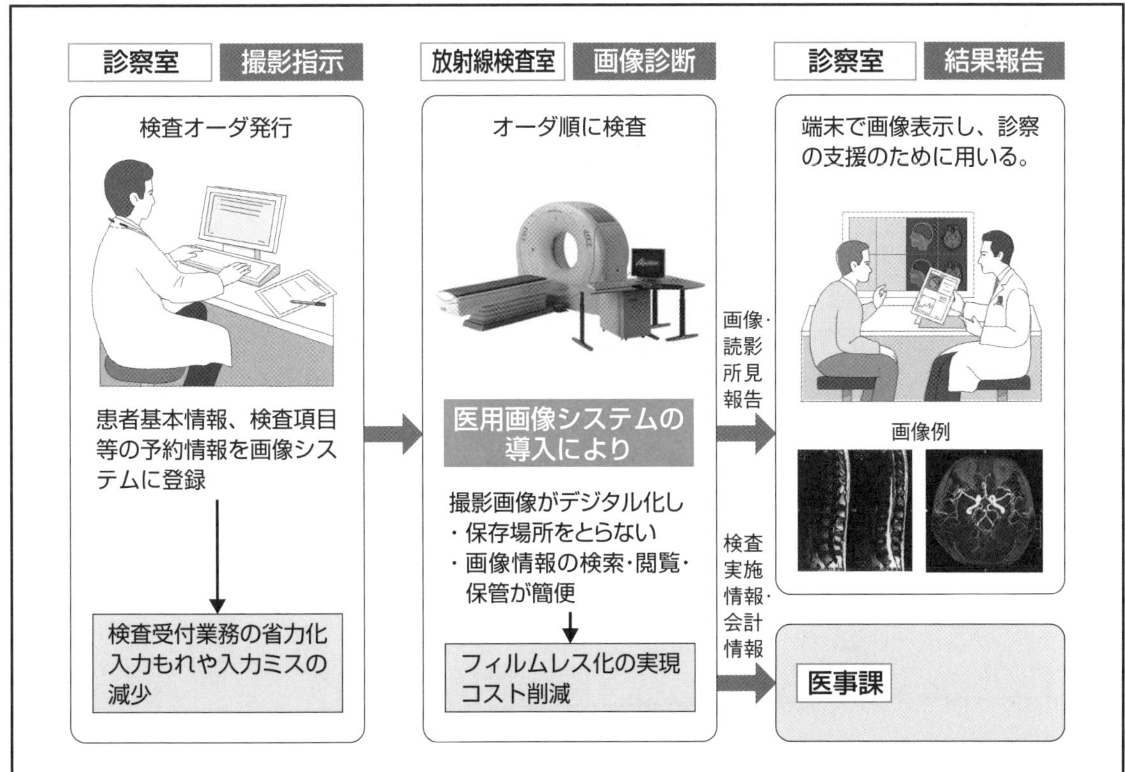

3 医療情報システムの変遷と導入状況

3-1.医療情報システムの歴史(図19)

ここでは、医療情報システムの歴史を大きく以下の4つの世代に分けてみていく。なお、現在は第4世代をベースに、その先の第5世代へと向かう過渡期といえる。

第1世代	病院の部門業務を支援する部門システムの導入が進んだ世代
第2世代	部門間の情報伝達を円滑にするためのオーダエントリシステムの世代
第3世代	オーダエントリシステムによる情報伝達から、電子カルテシステムを活用した情報共有によるチーム医療へ進んだ世代
第4世代	病院単位の情報共有だけでなく、複数の医療機関が情報を交換・共有することで地域医療を担う地域連携の世代

(1) 第1世代〜第3世代

医療情報システム導入の歴史は、まず第1世代として、1970年代に始まった。当時は部門別システムの導入であり、部分効率を求めたものだった。医事会計システムや検査システムなど、業務効率の向上を目指した個別部門の業務に特化したシステムのみが入っている段階だった。

1980年代中頃になると、第2世代として、オーダエントリシステムによる部門間連携が始まった。これは、これまでの部分効率から全体効率への移行段階であり、病院全体での連携が進められた。なお、「病院情報システム」や「医療情報システム」という呼ばれ方をするようになったのは、この頃からである。

1990年代中頃からが、第3世代、電子カルテシステムの世代である。これまで、オーダとして部門に指示を出すかたちだったものが、診療録(カルテ)が電子化されることで、病院診療プロセスの共有、チーム医療の実現を目指すような情報共有へと向かっていった。これは、1995年の亀田クリニックと亀田総合病院での電子カルテ稼働が最初だとされている。その後、2002年には補助金がついて107施設が導入するなど推進が図られた。なお、1999年には診療録等の電子媒体による保存の通知により、電子カルテが公認されている。

図19 医療情報システム導入の歴史

1970年代

第1世代：部門別システムの世代（部分効率化）

医事システム、検査システムなどの個別部門内の業務のシステム化。

病院の情報システムは、1970年代くらいから、業務効率向上を目的とし、医事会計や検体検査などの部門業務向け情報システムから開発が始まった。当時のシステムは、ホストコンピュータが利用され、業務端末の画面は1色表示のCUI（文字のみ）で、英数字＋カタカナのみ入力可能、といった時代であった。

1980年代中頃

第2世代：部門間連携〜オーダエントリシステムの世代〜（全体効率化）

病院内ネットワーク上でのオーダ（伝票）院内伝達システムを中心として、各種の診療関連機能を付加したトータル病院情報システム。

1980年代になると少し業務が広がり、部門間での連携をめざしたオーダエントリシステムがスタートした。病院内ネットワーク上でのオーダ（伝票）院内伝達システムを中心として、各種の診療関連機能を付加したもので、トータル病院情報システムとよばれた。

1990年代中頃

第3世代：診療支援〜電子カルテシステムの世代〜（院内診療プロセスの共有化）

第2世代システムに診療情報の全面的な電子化をしたシステム。診療録等の電子化、診療支援機能の拡充、チーム医療に有効なクリティカルパスの組込み。

1990年代中頃からウィンドウズが普及し、マルチメディアデータを扱える可能性が高まってきた機運を背景に、電子カルテの開発が進められた。

電子カルテシステムの草分け的存在として、亀田総合病院や島根県立中央病院があげられる。

・1995：亀田クリニック＆亀田総合病院で電子カルテ稼働
・1999：島根県立中央病院にてペーパレス&フィルムレスをめざした電子カルテ稼働
・2002：電子カルテ補助金　107施設

2000年代

【1999.4　診療録等の電子媒体による保存の通知】により電子カルテが公認

第4世代：地域連携〜標準化したデータ交換環境〜（施設を超えた共有化）

施設を超えた地域連携とその基盤としてのデータ交換環境の標準化が主なものである。加えて、DPCなどで得られたデータの2次活用（臨床面・学術面・経営面）を可能とするシステムの構築が注目されている。

・2000：MEDIS-DC26事業-「医療機関等ネットワーク化推進事業」Net4U など
・2008：三省連携　浦添地域健康情報活用基盤構築実証事業PJ（日本版PHR）
・2009：厚労省「地域医療再生基金」2次医療圏を基本とした94地域
・2013：厚労省「医療機関間で医療情報を交換するための規格等策定に関する請負業務」
・2014：厚労省「地域間で医療情報等を交換するための規格等策定に関する請負業務」
・2016：厚労省「医療情報連携ネットワークにおける標準規格準拠性の検証機関の実現に向けた調査研究業務」など
・2017：厚労省「電子処方せんの運用における『電子処方箋標準フォーマット』改訂支援」事業を日本薬剤師会から再委託として受託

2010年代

第4.5世代：地域包括ケアシステムの構築など〜病院完結型から地域完結型へ〜

健康・医療・介護の連携を図る地域包括ケアシステムの構築に寄与するICTを活用した「医療情報連携ネットワーク」の実現により、住民が住み慣れた地域で安心して暮らせる社会がイメージされている。

・2012：「地域における医療及び介護の総合確保の促進に関する法律」成立
・2014：「健康・医療・介護分野におけるICT化の推進について」
・2018：「未来投資戦略2018-「Society 5.0」「データ駆動型社会」への変革-」（2018年6月改定）
・2018：「世界最先端デジタル国家創造宣言・官民データ活用推進基本計画」（2018年6月改定）

(2) 第４世代・第4.5世代

2000年以降、第４世代においては、今まで院内におけるシステムの導入であったものが、地域連携を進める形で発展している。標準化したデータ交換環境により、地域での連携を可能とするなどの流れが出てきているのである。2000年のMEDIS-DCの26事業などを皮切りに、各省庁においては予算をつけて、それぞれ地域連携を促進する取り組みが行われている。

2010年代、第4.5世代においては、これまでの病院完結型のシステムから地域完結型のシステムという形で、厚生労働省でも地域包括ケアシステムとしてその方向に誘導している。2012年には地域における医療及び介護の総合確保の促進に関する法律が成立し、未来投資戦略等においても推進が図られている。

今後、COVID-19を契機とした生活様式の変更や、デジタル化の推進が、地域包括ケアシステムの推進にどのような影響を及ぼすか注視していく必要がある。

3-2.医療情報システムの変遷に起因する課題

現在の医療は、従来の「病院完結型医療」から「地域完結型医療」へと変化している。つまり、ひとつの病院で手術からリハビリまたは退院後の定期健診まで行うスタイルから、複数の病院やかかりつけ医を含めて、治療を分担するスタイルへ移行してきている。

このような状況を踏まえ、現状の病院情報システムが抱える課題とその対策について考えてみよう。

現状の課題は大きく3点挙げられる(**図20**)。これらの課題には、これまでにみてきたような、部門システムから始まった医療情報システムの歴史が関係している。つまり、部門システムとして導入された当初、他システムとの連携の意識が小さく、各医療機関がその部門システムを最も効率よく活用するために独自の院内ルールで運用していた頃の名残が現在も残っているのである。

改善のポイントとして5点挙げた。これらの課題を改善していくことで、将来的に施設間のデータ交換や患者へのデータ開示などについて、診療報酬制度や法制度のレベルで標準化され、医療情報システムのさらなる利便性向上と医療の社会還元に寄与すると考えられる。

図20　医療情報システムの変遷に起因する課題と改善の方向性

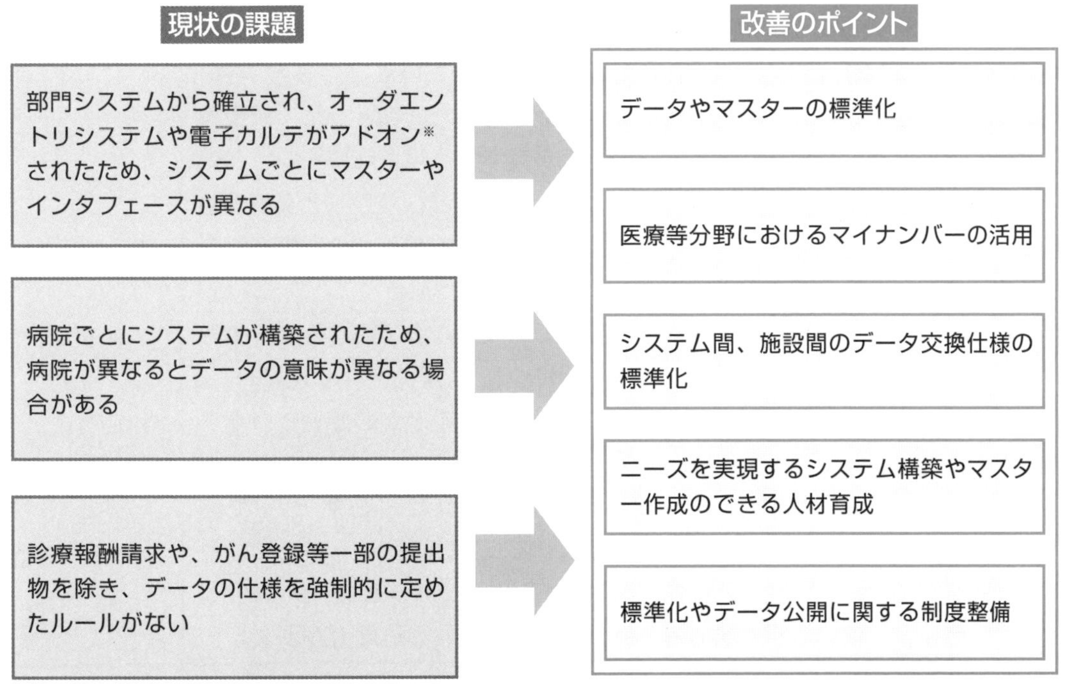

現状の課題	改善のポイント
部門システムから確立され、オーダエントリシステムや電子カルテがアドオン※されたため、システムごとにマスターやインタフェースが異なる	データやマスターの標準化
病院ごとにシステムが構築されたため、病院が異なるとデータの意味が異なる場合がある	医療等分野におけるマイナンバーの活用
診療報酬請求や、がん登録等一部の提出物を除き、データの仕様を強制的に定めたルールがない	システム間、施設間のデータ交換仕様の標準化
	ニーズを実現するシステム構築やマスター作成のできる人材育成
	標準化やデータ公開に関する制度整備

※アドオン:ソフトウェアに拡張機能を追加すること(元となるソフトウェアへ新たな機能を追加するためのプログラムのこと)。

3-3.病院における情報システムの導入状況

⑴ オーダエントリシステムの導入状況

オーダエントリシステム導入施設数の対前年度伸張率は4～7%前後をキープしており、2018年の導入率は45.3%となっている（**図21**）。病床規模別に見ると150～299床において導入件数が多い。オーダエントリシステムは病院の規模が大きいほど導入の割合も高くなる傾向にあり（**図22**）、地域の医療の中核を担う400床以上の病院ではとりわけ高く、2018年の導入率は82.9%となっている。これは規模によるメリットが出やすいためである。すなわち、オーダエントリシステムは、情報をやり取りする職員間の連携をサポートするシステムなので、多数の職員が働く大規模な病院ほど効果が高まるためである。

オーダの種類は業務に応じて細分化しており、種類別で導入状況が異なる。導入率が高いのは、処方や検体検査オーダで、これは日々発生する業務量が多く、また情報の伝達方向がおおむね医師から各部門への一方通行で済むという運用面およびシステム機能面とも単純化しやすい、という特徴のためである。一方、オーダに関連する人や施設の手配が複雑にからみ合う手術オーダなどではシステムの適用が進みにくい。

⑵ 電子カルテシステムの導入状況

電子カルテシステムの導入施設数の対前年度伸張率は、8～15%台をキープしており、2018年の導入率は38.3%となっている（**図21**）。病床規模別導入件数で見てみると150～299床で多い（**図22**）。電子カルテシステムの導入率は低いレベルで推移してきたが、近年ようやく大規模病院で導入が進んできており、400床以上の病院における2018年の導入率は78.1%となっている。

電子カルテシステムの普及のネックは大きく2つあった。ひとつは、医療機器や設備と違い、導入費用に対する経営的効果が数字で表現されにくい、という点である。もうひとつは、カルテの記録という医師にとってもっとも根本的な業務にかかわるシステムであり、特に入力作業からくる業務への影響が不安視されている、という点である。

この第2の点については、システムを先行して導入した大学病院等で学生時代や実習を経験した医師の層が厚くなってくるにつれて、解決されてきている。最近では「若い先生に当院を選んでもらうには、電子カルテが必要」という声も聞かれる。

実際、電子化された診療録は、再利用性（過去記録をコピー&ペーストで使える）、検索性（一定条件で過去データを探し出せる）、閲覧性（きれいな字で整理して記録される）などのメリットがあり、これら電子カルテにより生み出された新しい価値は、使いこなし始めると紙カルテには戻れない魅力がある。

図21■オーダエントリシステム・電子カルテシステムの導入推移

オーダエントリシステム導入率は1.7%増の45.3%、電子カルテシステム導入率は3.9%増の38.3%。
ここ数年間、オーダエントリは＋７%前後、電子カルテは＋11%～15%の対前年比伸長率をキープ。

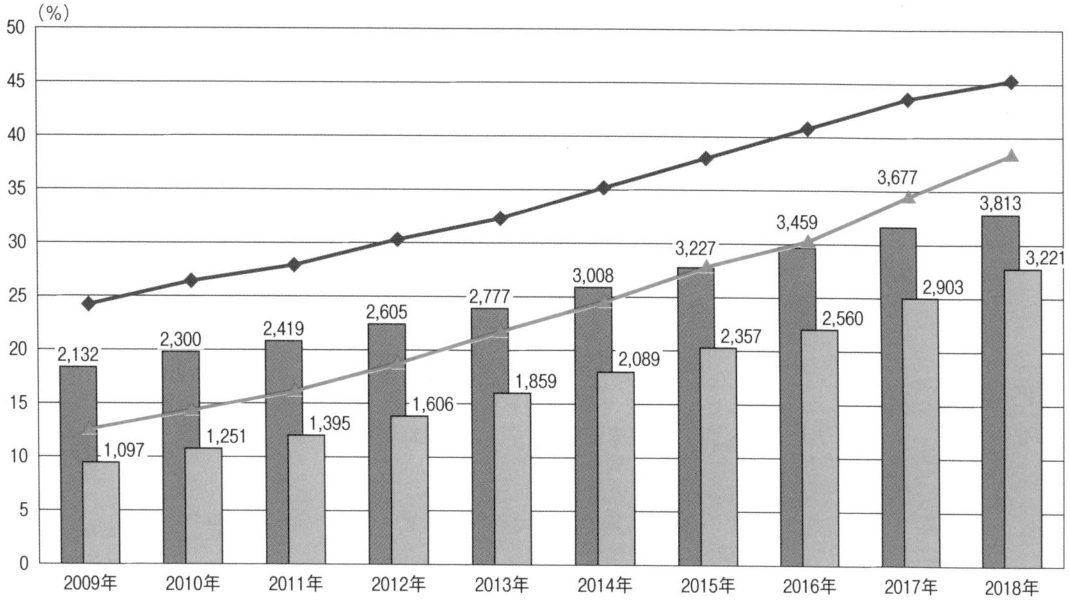

(%)
50
45
40
35
30
25
20
15
10
5
0
2,132
1,097
2,300
1,251
2,419
1,395
2,605
1,606
2,777
1,859
3,008
2,089
3,227
2,357
3,459
2,560
3,677
2,903
3,813
3,221
2009年
2010年
2011年
2012年
2013年
2014年
2015年
2016年
2017年
2018年
導入数 導入率
オーダエントリシステム
電子カルテシステム

出典 JAHIS オーダエントリ・電子カルテシステム導入調査報告
—2018年調査(平成30年)—

図22■オーダエントリシステム・電子カルテシステムの病床規模別導入状況

電子カルテ、オーダエントリシステム共に150～299床が導入件数が最も多い。導入率で見ると、傾向として規模が大きくなるに従って導入率が高くなっている。

(%)
100
80
60
40
20
0
14 10
45 42
114 102
593 491
588 465
660 532
628 517
503 437
289 266
149 141
102 97
44 44
26 26
53 51
20～29
30～39
40～49
50～99
100～149
150～199
200～299
300～399
400～499
500～599
600～699
700～799
800～899
900以上
(病床数)
導入数 導入率
オーダエントリシステム
電子カルテシステム

出典 JAHIS オーダエントリ・電子カルテシステム導入調査報告
—2018年調査(平成30年)—

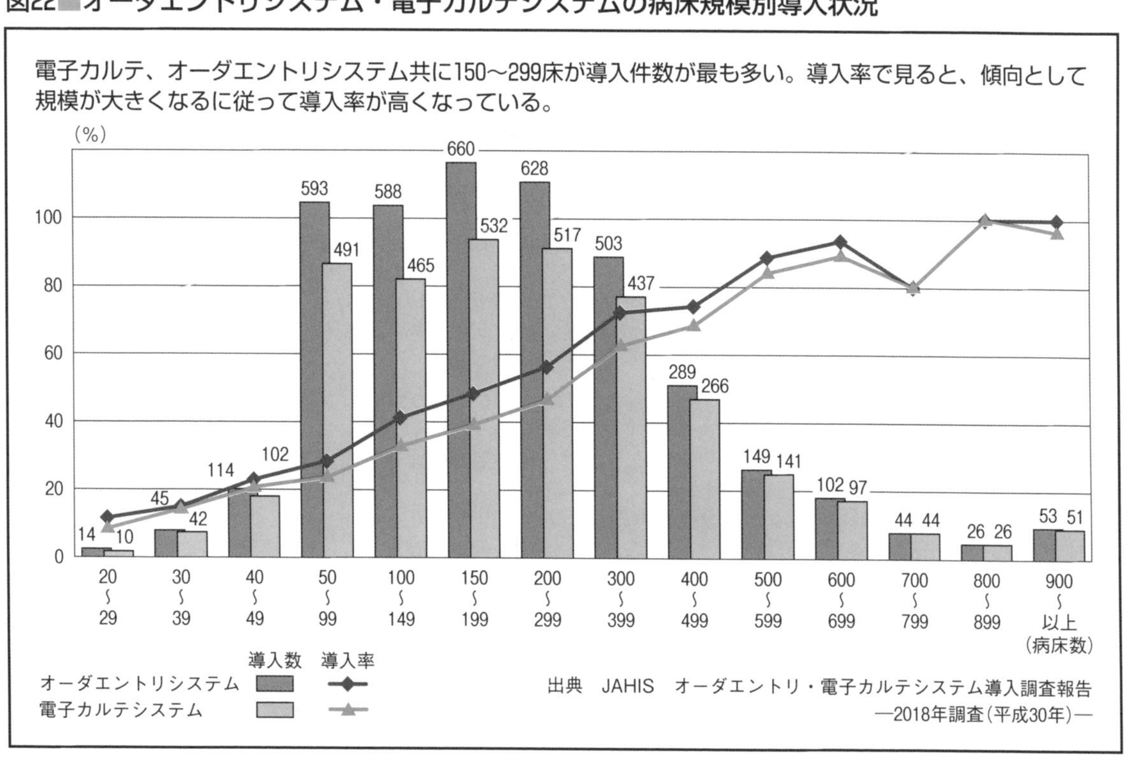

3-4.医業経営

■医業経営環境の変化

病院経営を取り巻く環境は、あらゆる方面で大きく変化している。これをいくつかの要素に分けて考察すると、以下のように整理できる。

年代	要素	内容
2000年代~2010年代	患者動向の変化	医療過誤報道による不信感、医療訴訟の増加、モンスターペイシェント インターネットを使って自ら病院のことや最先端治療を知ることができる 「すべて先生にお任せします」から「患者参加型医療」への意識変化 少子高齢化、過疎化により交通手段のない患者の増加、都心にも限界集落が出現、孤独死の発生 検査結果、治療方針の丁寧な説明、カルテ開示の要求 富裕層の健康意識の高まり、自費を払ってでもブランド病院へ 最先端の治療をうけたい、痛みは我慢したくない 待ち時間を短くしてほしいなど、アメニティへの要望高まる
	病院経営手法の変化	DPCデータ分析によるベンチマーク分析 クリニカルインディケータ(臨床評価指標)による効果測定、PDCAサイクル BSC※による全員参加経営と見える化 診療報酬改定に一喜一憂する経営から、地域の真のニーズに応える経営へ 5疾病5事業+在宅のなかで、地域における自院のポジショニング再構築 疾病ごとに異なる連立体制の確立 平均在院日数短縮に向けたネック解消、外来からMSW※介入
	公的病院の限界	自治体病院の経営破綻(夕張市、銚子市) 公立病院改革ガイドライン 指定管理者制度などによる経営の民間委譲 民間病院の活力により地域医療を担う社会医療法人の増加 国立大学病院、国立病院、県立病院の独立行政法人化 2019年に厚生労働省が再編・統合の検討が必要な424病院のリストを公表
	医療従事者における環境変化	新臨床研修制度をきっかけとした医局制度の崩壊と地方の医師不足(研修医が大都市の大病院を研修先として選ぶようになり、今まで地方に医師を供給してきた大学医局による人事管理が機能しなくなった) 「看護配置7対1※」をきっかけとした看護師の病院間の争奪戦 医療訴訟増加による産科医、外科医の不足、残った医師の疲弊 コンビニ受診による小児科医などの疲弊
2020年代	2025年地域包括ケアシステム構築に向けた医療提供体制の変化(診療報酬改定)	急性期医療の適切な提供のための病院勤務医等の医療従事者の負担軽減(医療事務作業補助者の配置など) 入院患者の在宅復帰を促すための病床機能・役割の明確化(病床機能報告制度の設立など) 在宅医療の推進に向けた主治医(かかりつけ医)の評価の実施 医療と介護の役割分担の明確化と地域における連携体制の強化の推進
	COVID-19を契機とした変化	[患者への影響] 受診控え、健診控え、手術や治療の延期による症状の悪化 [医療環境への影響] コロナ対応への人員シフト、クラスターや自宅待機など医療従事者不足による通常受診の縮小 体温計測や消毒など安全性確保のため業務負担増加 [医業経営への影響] 通常診療の減少、患者数減少による収益減 コロナ対応のための設備・運営コスト増加、人員コスト増加 [医療情報システムへの影響] 対面回避のためのシステム対応(オンライン診療、受付・問診・入院等) COVID-19状況把握のためのシステム対応(検査履歴、検査結果、ワクチン接種等)

※BSC(Balanced Scorecard)
バランス・スコアカード。「顧客」「財務」「業務プロセス」「学習と成長」の4つに着目し、戦略マップを作成し、それぞれの視点の成果尺度となるKPI(Key Performance Indicator)を定める手法。

※MSW(Medical Social Worker)
医療ソーシャルワーカー。病院等の保健医療の場において、社会福祉の立場から患者のかかえる経済的、心理的・社会的問題の解決、調整を援助し、社会復帰の促進を図る。

※看護配置7対1
一般病棟の患者7名に対して1名の看護師を配置することにより高い入院基本料を算定できることとされた。

3-5.医療情報システムと働き方改革

ここまでに説明してきた各システムで、業務効率化の面を中心に、関係者の負担軽減や、医師向けには医療クラークによるカルテおよび関連書類の作成負担軽減の取組などが試みられてきた。

平成31年の報告によれば、病院勤務の1割にあたる約2万人が年間1,860時間超、月当たり155時間の時間外労働という環境で働いている。この実態を改善すべく、政府では2024年を目標に、年間960時間、月80時間を超える時間外労働の医師がいない環境に向けた改革を目指しており、タスクシェアリング・タスクシフティングやチーム医療の推進による医療従事者の労働時間・労働環境改善に向けて活動が進んでいる(**図23**)。

取組の一例として、医療行為の権限見直しや、AI診断、AI問診の導入がある。医師間の診断相談、患者ケアなどに対して、ICTや医療情報システムの活用・連携により、医療の質を低下させることなくさらなる業務効率化、作業時間短縮がなされることが求められている。医療情報システムを活用した働き方改革への期待が高まっているといえよう。

医療機関と、それを支援する側相互の働き方改革に向けて考え、取り組んでいくことが大切である。

図23 医師の働き方改革に関する検討会　報告書〈抜粋〉

1. 医師の働き方改革に当たっての基本的な考え方

（1）医師の働き方改革を進める基本認識

○また、医療は医師だけでなく多様な職種の連携によりチームで提供されるものであるが、患者へのきめ細かなケアによる質の向上や医療従事者の負担軽減による効率的な医療提供を進めるため、さらにチーム医療の考え方を進める必要がある。（中略）
安全性・有効性を確認しつつ医師以外の医療従事者や患者の思いも含めた検討も重要である。

2. 働き方改革の議論を契機とした、今後目指していく医療提供の姿

（労働時間短縮を強力に進めていくための具体的方向性）

○その上で、医師の労働時間の短縮のために、

・医療機関内のマネジメント改革（管理者・医師の意識改革、医療従事者の合意形成のもとでの業務の移管や共同化（タスク・シフティング、タスク・シェアリング）、ICT等の技術を活用した効率化や勤務環境改善)、
（中略）
を、全体として徹底して取り組んでいく必要がある。（後略）

○また、医師の働き方改革を着実に進めていくためには、医療機関全体としての効率化や他職種も含めた勤務環境改善に取り組むことが不可欠である。個々の医療現場においてチーム医療の推進やICT等による業務改革が実際に進んでいくための、実効的な支援策が必要である。

・チーム医療の推進に関しては、看護師の特定行為研修制度は特定行為区分を組み合わせて受講する仕組みとなっており、手術前後の病棟管理業務や術前・術中・術後管理など一連の業務を担うための研修を広く行うには不十分となっている。そのため、医道審議会看護師特定行為・研修部会における検討では、頻度の高い特定行為及び特定行為研修をパッケージ化することとした。術後管理や術前から術後にかけた麻酔管理において、頻繁に行われる一連の医行為を、いわゆる包括的指示により担うことが可能な看護師を特定行為研修のパッケージを活用して養成することで、看護の質向上及びチーム医療を推進することができる。

出典：厚生労働省「第1回医師の働き方改革を進めるためのタスク・シフト/シェアの推進に関する検討会」資料より抜粋

4 その他の施設等のシステム

4-1.その他の施設における情報システム

これまでは病院を中心にシステムを見てきたが、本節ではその他の施設における情報システムを紹介する。

(1) 薬局システム (図24)

病院が出力した処方箋に基づき院外薬局で調剤する例は既に見たが、ここではその際のシステムの事例を詳しくみていく。

まず、お薬手帳※があればお薬手帳と病院で受け取った処方箋を持って、薬局に向かう。受付では、保険証などでの患者確認を行い、処方箋をもとに処方データを入力する。二次元シンボル等がついていれば、それを読み取る。

入力した処方データは調剤室へうつり、電子薬歴システムを使用した監査、分包機を使った服用単位・処方日数等ごとの薬剤の分包、薬剤監査システムによる監査、薬袋発行システムによる薬袋(薬を入れる紙袋)の発行を行う。

こうして薬ができれば受付の方へ移し、患者に渡す。そして医事会計システムを使って患者負担分の会計などが行われる。電子薬歴システムを利用した服薬指導の後、薬剤等交付のほか、お薬手帳や薬剤情報提供文書、そして領収証・明細書の発行なども行う。

事務室側では、薬剤在庫管理システムにより薬剤在庫の管理が行われるほか、不足が発生しそうな場合は薬剤受発注システムからの発注も行われる。

2021年10月からは国のオンライン資格確認等システムの稼働により、病院同様、オンラインでの資格確認ができるようになった。また、患者の同意があれば、この基盤を使ってレセプト由来の薬剤情報、過去の処方歴を閲覧することも可能となっている。

今後は2023年1月に運用が開始された電子処方箋によって、院外薬局の情報システムもさらに変化していくことになる。

※お薬手帳
服薬を記録するための手帳。薬剤師はこの手帳を見て、副作用や飲み合わせ、薬の量が適切かなどのチェックを行う。

図24■薬局システムの概要

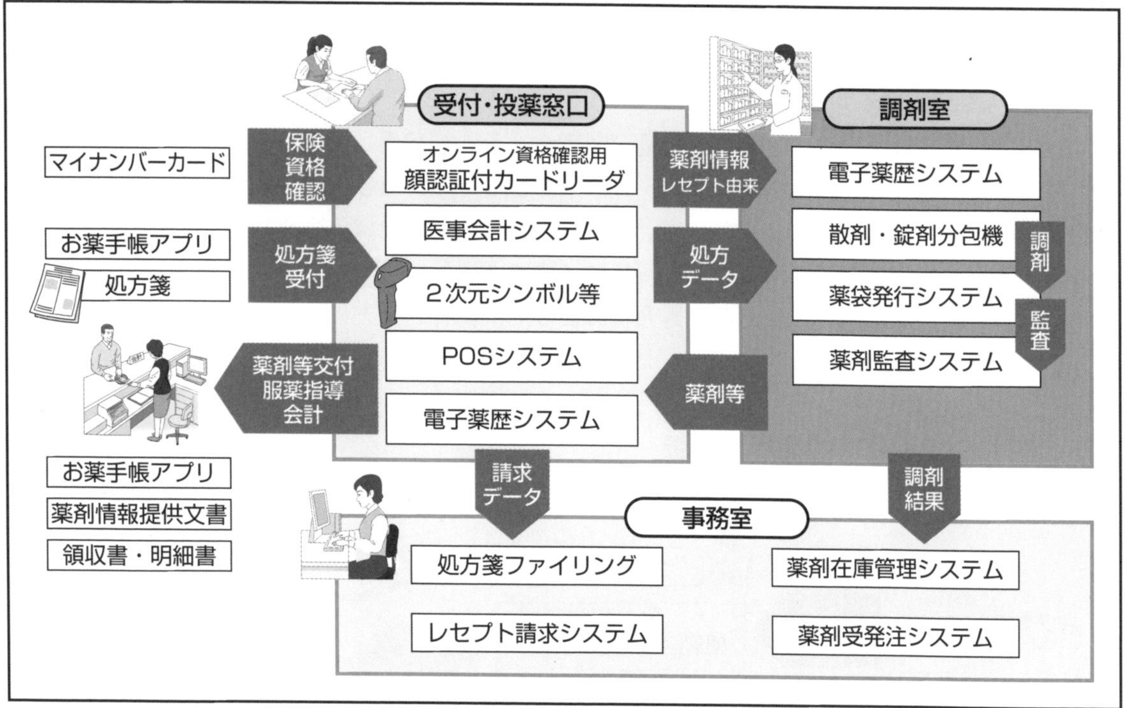

⑵ 歯科システム（図25）

受付から診察、会計までの流れは病院と同様である。一般診療所や歯科診療所においては、電子カルテシステムと医事会計システムが一体となっているケースが多い。

2021年10月からは、国のオンライン資格確認等システムの稼働により、病院や先ほどの院外薬局と同様、マイナンバーカードを使ってオンラインで保険資格確認ができるようになった。また、患者の同意があれば、レセプト由来の薬剤情報、過去の処方歴を閲覧することも同様に可能である。

2023年１月に運用が開始された電子処方箋によって、歯科システムも変化していくことが見込まれる。

図25■歯科システム（歯科診療所）の概要

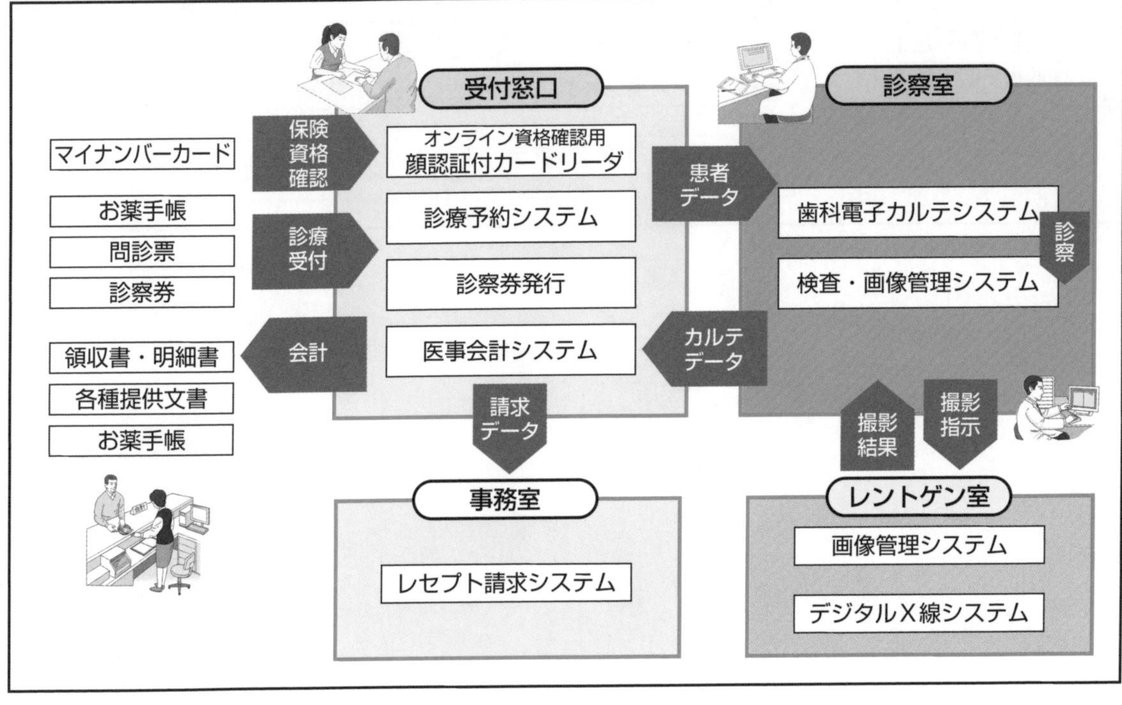

⑶ 介護サービスにおける情報システム

■サービスの種類

介護については、主に介護保険法に基づく介護保険制度に由来しており、医療とは大きくサービス体系等が異なっている。

このうち、要介護認定・要支援認定を受けた介護保険被保険者については介護報酬にかかるサービスを受けることができ、この中で分類すると、主に以下のような施設・事業所による種類が存在している。

①介護保険施設

要介護者が入所(入院)して受けるサービスであり、以下の4施設がある。

特別養護老人ホーム	寝たきりや認知症などで、常に介護が必要で自宅での生活が難しい要介護者のための施設。入所により、入浴・排せつ・食事などの介護、機能訓練、健康管理、療養上の世話などのサービスを提供する。
介護老人保健施設	入所者に対してリハビリテーションなどの医療サービスを提供し、家庭への復帰を目指す施設。医学的管理のもとで、看護、リハビリテーション、食事・入浴・排せつといった日常生活上の介護などをあわせて提供する。
介護療養型医療施設※	慢性疾患を有し長期の療養が必要な要介護者を対象とした、介護職員が手厚く配置された医療機関(施設)。必要な医療サービス、日常生活における介護、リハビリテーションなどを提供する。
介護医療院※	長期の療養が必要である要介護者に対し、療養上の管理、看護、医学的管理のもとでの介護、機能訓練等の必要な医療、日常生活上の世話を行うことを目的とした施設。

※介護療養型医療施設
2024年3月に廃止予定。転換先として、介護医療院が創設されている。

※介護医療院
2018年4月から追加された施設。長期的な医療と介護のニーズを併せ持つ要介護高齢者を対象として「日常的な医学管理」や「看取りやターミナルケア」等の医療機能と「生活施設」としての機能を兼ね備えており、長期療養が必要な要介護者のための施設として位置づけられている。

②居宅介護支援事業所

ケアマネジャーによるケアプランの作成。

③居宅介護サービス事業所

ケアプランに基づいて、訪問(居宅への訪問によりサービスを受ける)・通所(利用者が事業所へ通いサービスを受ける)・短期入所(短期間施設等に入所しサービスを受ける)など、在宅での介護サービスを提供。

④地域包括支援センター

主に要支援者を対象とした、ケアマネジャー・社会福祉士などによるケアプランの作成など。

⑤居住系施設

グループホーム、有料老人ホームなど。

基本的なサービスの流れとしては、居宅介護支援事業所(地域包括支援センター)が、要介護度等を踏まえ、介護者が介護を行うための計画(ケアプラン)を作成し、居宅介護サービス事業者等がサービスを提供する流れとなっている(施設においては施設内でケアプランを作成)。

このほか、福祉用具の販売や住宅改修などが介護サービスに含まれている。

■介護関連施設・事業所における情報システム

施設・事業所における情報システムは、大きく以下の３つに分けられる。

①会計系システム	入出金システムや預かり金管理システムなど
②業務支援系システム	ケアプラン作成を支援するためのケアマネジメント支援システム、実際に行ったケアの記録を残すためのケア記録システム、いつだれにケアを行うなどのスケジュールを管理するスケジュール管理システム、利用者負担以外を国保連合会に請求するための国保連合会伝送システムなど
③人事支援システム	給与管理システム、勤務表作成システム、人事管理システムなど

図26は在宅系サービスについて、システム利用の流れをまとめた図である※。

サービスを受ける要介護者・要支援者が最初に行うことは、居宅介護支援事業者や地域包括支援センターのケアマネジャーに計画書を作成してもらうことである。作られた計画は、実際に介護を行う人・介護をされる人に渡され、実際のサービスが実施される。

実施されたサービスの実績は居宅介護支援事業者等に提出され、この実績をもとに、サービス事業者の方では、利用者負担分以外を国保連合会に請求する。

居宅介護支援事業者等も同様に、各サービス事業者の実績を受け取った後に国保連合会に請求することとなる。介護保険の保険者は市区町村のため、国保連合会は市区町村に請求する。

※国民健康保険中央会により構築された「ケアプランデータ連携システム」が2023（令和５）年４月に稼動を開始する予定となっている。このシステムにより、居宅介護支援事業所-介護サービス事業所間で毎月やりとりされているケアプラン（計画書・提供票）をデータで送受信できるようになり、業務の負担軽減につながることが期待されている。

図26■介護（居宅）サービスの概要

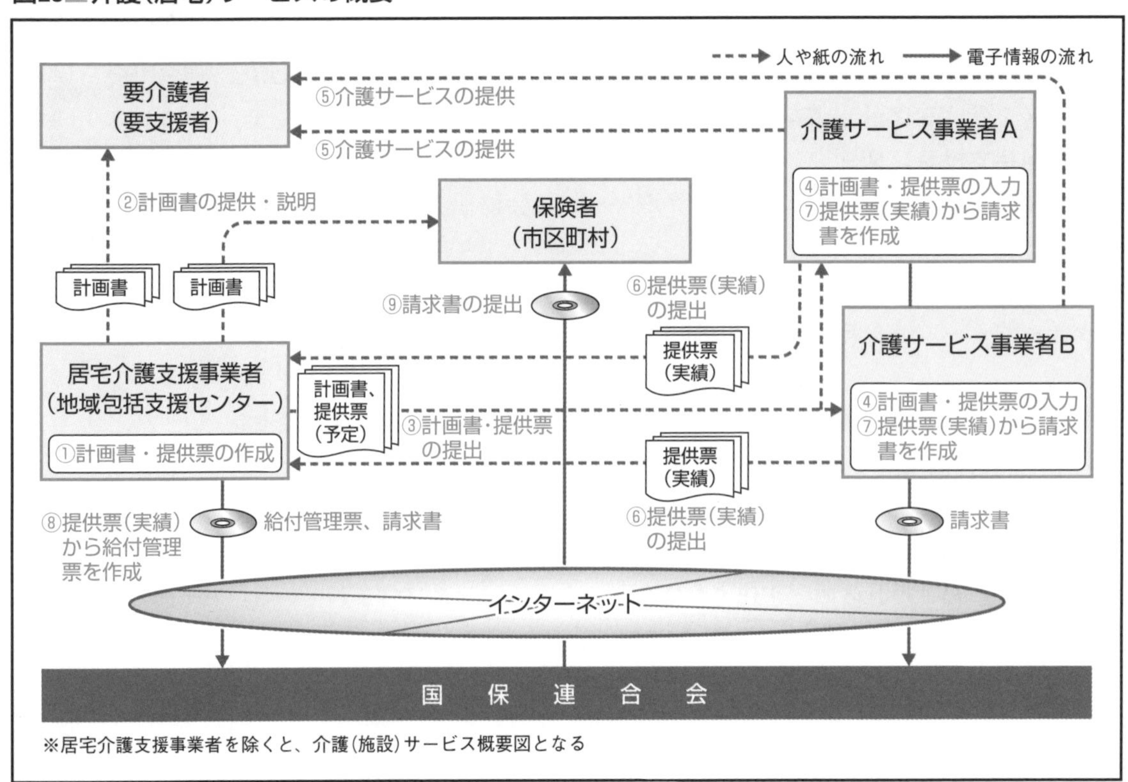

4-2.地域連携システム

ここまでの医療情報システムは、ひとつの施設内で利用され、完結する形態であったが、これからは、患者・被保険者・住民を中心に、保健・福祉・介護をも含んだ情報をネットワークで連携させ、QOLの向上に貢献するシステムが期待されている※。地域連携システムの形態は、例外はあるものの、主に下表に示す3つの形態に分類される(**図27**)。

①診療情報公開型	中核病院等から診療所などに向けて一方的に情報提供をする方式
②診療情報相互参照型	関連する病院・診療所等が相互に診療情報を共有する方式 (**図27**では各施設等とは別の場所にデータを共有しているように見えるが、実際には中核病院等にシステムを置き、そこから共有することが多い)
③「地域同士の参照」への発展型	地域間において医療情報をやりとりする

これからは病—病連携、病—診連携、医療介護連携など、ますます連携対象が広がっていく傾向にある。

また、地域連携システムでは、ある目的に特化した機能を提供するためのシステムというものもある。一例としては、糖尿病・がん・脳卒中などの疾病に特化した地域連携パスなどの機能、遠隔医療の支援機能、救急医療の後方支援機能、住民の健康・予防機能などにも活用されることがある。

※地域連携システムの詳細については、248頁以降参照(第11章において**地域医療システム**として紹介)

※日医総研ワーキングペーパー「ITを利用した全国地域医療連携の概況(2017年度版)」によると、現在全国で270箇所を超えるシステムが構築されている。

図27■地域連携システムの概念図

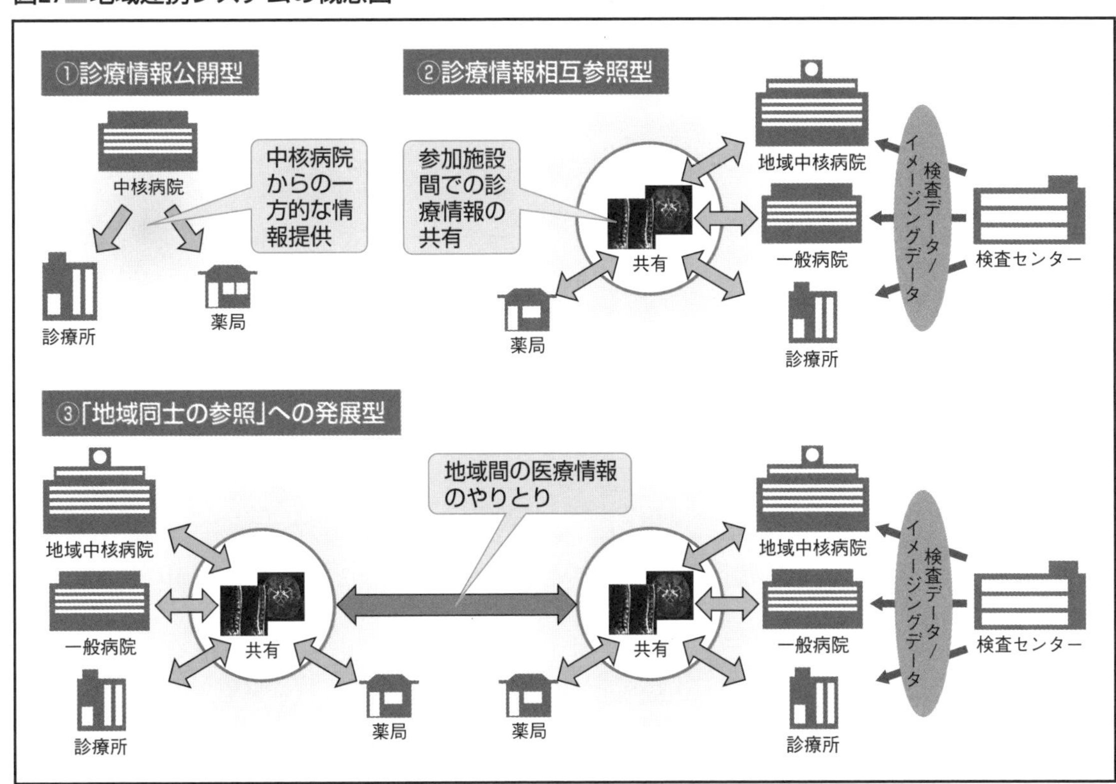

第3章

電子カルテシステム

1 電子カルテシステムの成り立ち

1. カルテとは
2. オーダエントリシステムとは
3. 電子カルテシステムとは

2 電子カルテシステムの機能

1. カルテに関わる法規定
2. 電子カルテシステムの法的要件
3. 電子カルテシステムに必要な機能
4. 看護支援システムと看護に関連するシステム

3 電子カルテシステムの今後の方向性

4 本章のまとめ

1 電子カルテシステムの成り立ち

1-1.カルテとは

(1) カルテとは

カルテとは、医師が患者ごとに作成する診療記録のことである。

カルテは日本独自の呼び方で、英語では「クリニカルレコード」もしくは「メディカルレコード」という。カルテはドイツ語でカードを意味するが、日本が明治時代に主にドイツから医学を学んだ影響で、日本ではカルテといえば診療録、診療簿のことを指すようになった。

日本で使用されているカルテには1号用紙、2号用紙、3号用紙、と3種類の様式がある(**図1**)。外来で使用するカルテを外来診療録、入院で使用するカルテを入院診療録という。また、入院患者の看護の記録を看護記録という。

紙のカルテのまとめ方は病院や診療所によって異なり、患者ごとに外来で一冊、入院で一冊と分けている場合もあれば、入院と外来で一冊にまとめている場合もあり、また診療科ごとに分けている場合もある。コンピュータが普及するまでは、当然ながら、診療記録は紙に記載してファイルやフォルダに綴じるしか選択肢がなかった。

図1 カルテの様式と記載内容

1号用紙

2号用紙

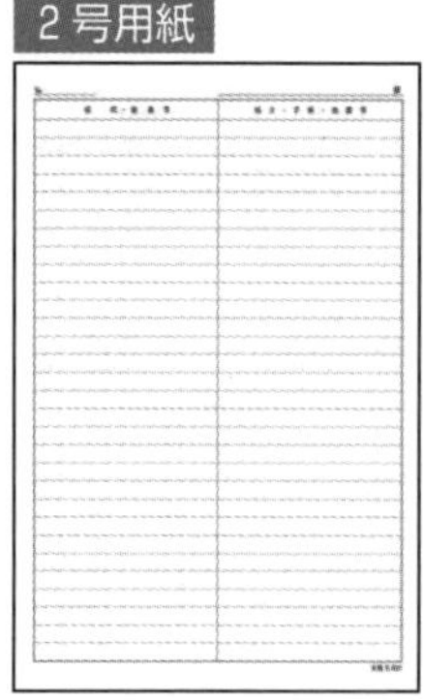

検体検査伝票

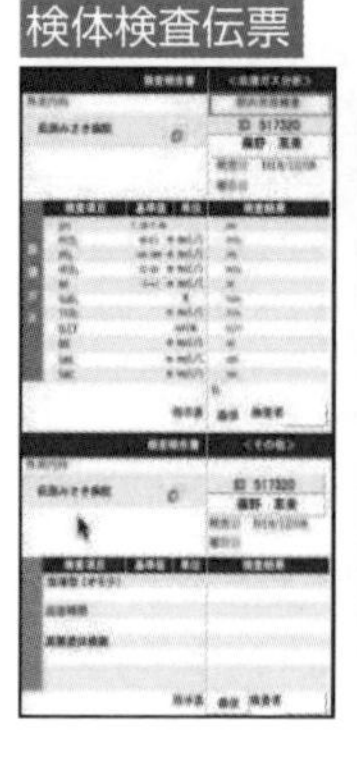

超音波結果

眼底カメラ結果

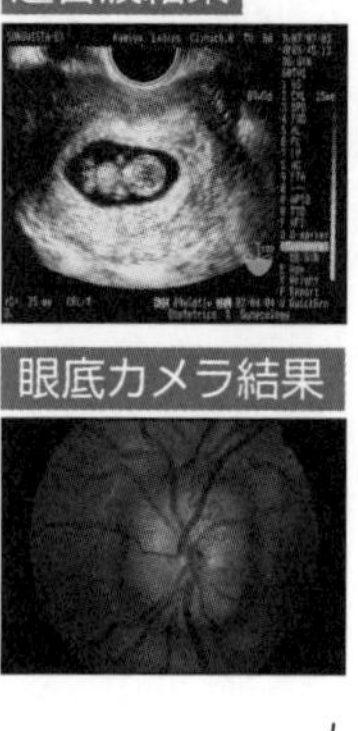

3号用紙

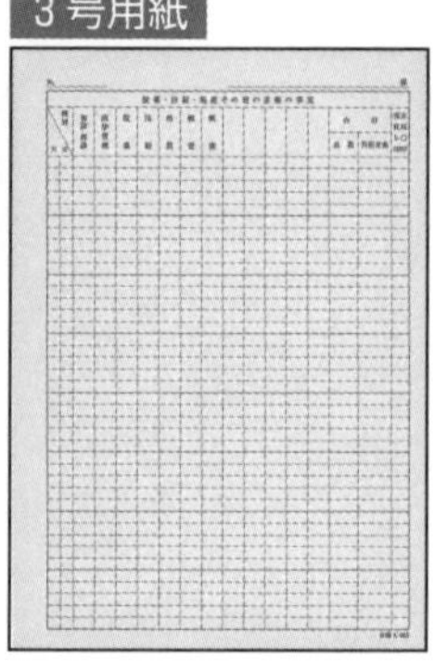

診療録の表紙
- 個人情報
- 保険情報
- 病名情報

診療内容の記載
- 患者の症状
- 所見情報
- 治療計画
- 検査結果
- 治療内容

検査依頼、結果等については2号用紙に貼付けます。

会計欄
- 診療点数等の種別
- 月日
- 負担額等

⑵ ファイルに含まれる書類等

カルテとは診療記録であり、その内容は、医師が診察をした結果どう感じたか・どのような判断をしたか・どのようなプランを立てたか、といったことの経時的な記録が中心である※。ただし、それに付随して患者ごとに保存しておくべき情報はたくさんある。**図2**は、カルテのファイルに含まれる書類の一例であり、これ以外にもさまざまな情報が存在する。

※各種法令により規定されているカルテの記載内容等については80頁参照。

①「箋」は伝票のイメージ

処方箋・注射箋・食事箋などの「箋」という言葉は、伝票のようなイメージである。たとえば食事箋であれば、食事に関する医師の指示を必要な部門に伝えるための、いわば情報伝達のツールである。

②レポートは報告書

たとえばレントゲン写真を撮影する場合であれば、その写真から専門家が読み取った結果をまとめたものがレポートである。病理診断であれば、細胞を調べた結果がレポートとして返ってくる。

紙のカルテは、書類が多くなるとボリュームが増えてかさばるだけでなく、手書きであるため記載内容が不明瞭になることがしばしばある。こうしたことがカルテ電子化への流れの一因となっている。

図2■カルテファイルの中身の一例

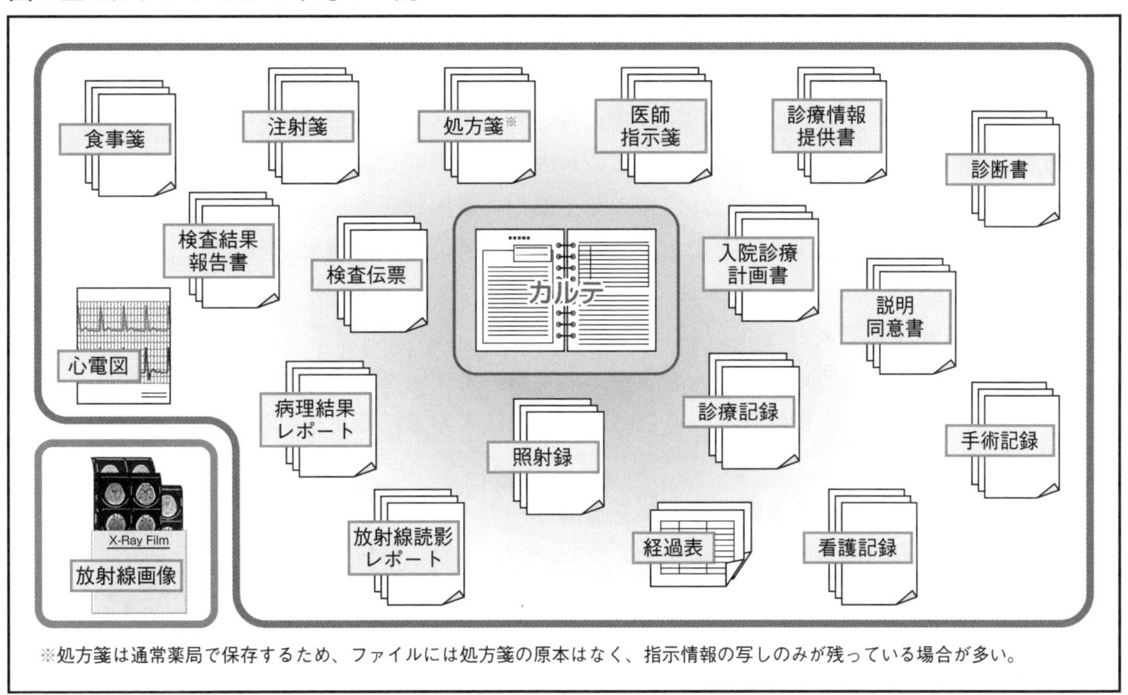

※処方箋は通常薬局で保存するため、ファイルには処方箋の原本はなく、指示情報の写しのみが残っている場合が多い。

1-2.オーダエントリシステムとは

⑴ 伝票を電子化するシステム(図3)

電子カルテの成り立ちを見ていく前に、オーダエントリシステムについて説明する。

オーダエントリシステムとは、それまで医師が手書きしていた伝票や指示票をコンピュータに入力し、情報伝達を省力化、スピード化することによって、業務の効率化を図るシステムのことである。検査や処方のオーダ、画像、検体検査結果の参照など、比較的事務的色彩が強く、定型化が可能なものについてシステム化が行われた。

具体的な例をみてみよう。**図3**は、医師が処方箋を発行する場合の外来診察の流れである。オーダエントリシステムでは点線の中にあるように、処方箋やカルテの記入がコンピュータへの入力に、紙の搬送がコンピュータによるデータの伝送に置き換わっている。これにより、診療行為がいくらであったのかがすぐに会計計算され、また、薬についても薬剤師がすぐに調剤をすることができる。

⑵ オーダエントリシステムの特徴(図4)

オーダエントリシステムの特徴として、「発生源での入力」が挙げられる。それまで医師は、「この人にこの薬を出すように」といった指示を伝票あるいはカルテなどに書き、それを他の人が医事会計システムや部門システムのコンピュータに入力していた。つまり、指示をする人と入力する人が異なっていたのである。それがタイムロスや入力ミスなどの一因となっていた。

オーダエントリシステムを導入し、情報の発生源である医師が直接コンピュータに向かってそれを入力することで、そうした問題を解消し、業務を効率化することができる。

①各種オーダは発生源で入力

現場で医師が入力、あるいは代行入力者が入力する。各オーダ入力時に内容のチェック※が行われ、誤りがあった場合には、即時に入力者に修正指示を促すメッセージが表示される。

②入力されたオーダに従って各部門の業務が可能

各部門には従来の紙伝票の代わりにオーダ情報が伝送され、送付された伝票内容に従い、即座に各部門業務が開始できる。

③各部門の実施確認により、そのデータで医事会計が可能

各部門に伝送されたオーダ依頼情報を基に、各部門が業務を行い、その実施結果を入力することによって、医事会計で料金計算がされる※。オーダ種別によっては、オーダ入力即会計処理の場合もある(外来処方等)。

※オーダのチェック
たとえば、入力項目が足りない、処方の指示なのに用法が未記入など、必須の情報に関するもののほか、入力した薬品の用量や相互作用など、診療・医療安全に関するチェックも行われる。

※会計タイミング
伝票の発行時や受付時など病院の運用に合わせて会計が発生するタイミングは調整を行う。

図3 ■外来オーダの流れ（再掲）

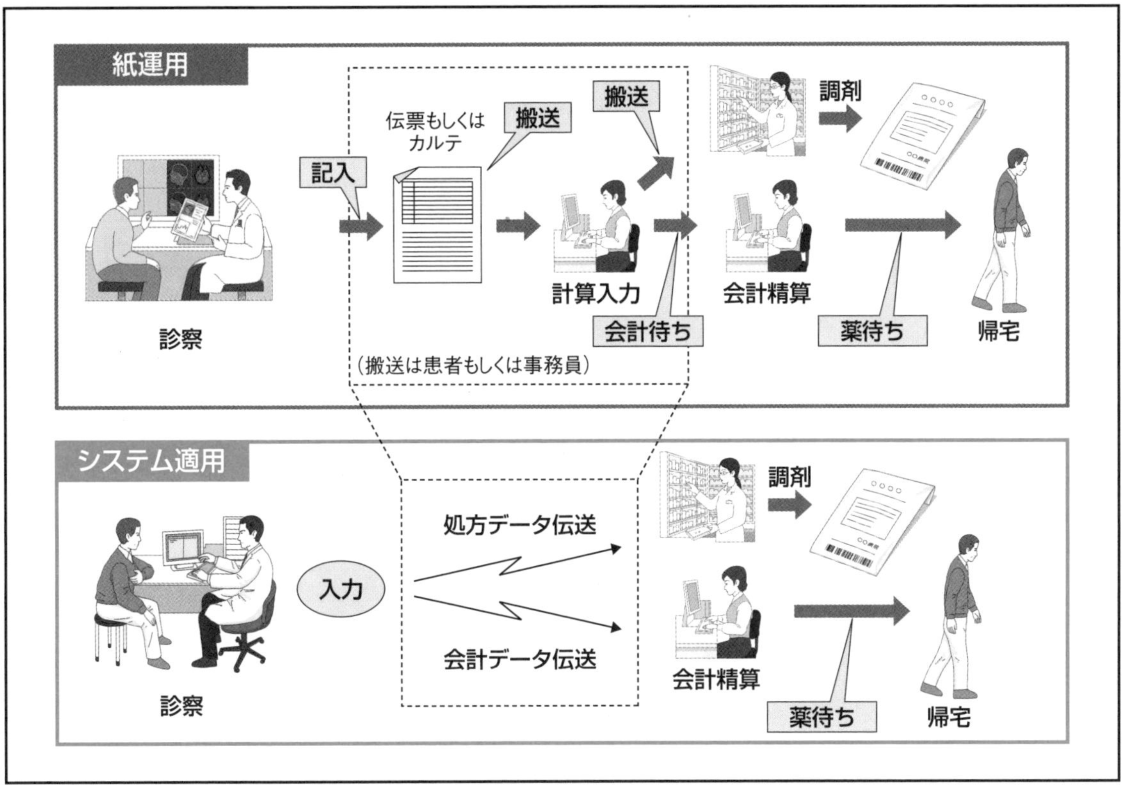

紙運用

診察

記入

伝票もしくは
カルテ

搬送

搬送

計算入力

会計待ち

（搬送は患者もしくは事務員）

調剤

会計精算

薬待ち

帰宅

システム適用

診察

入力

処方データ伝送

会計データ伝送

調剤

会計精算

薬待ち

帰宅

図4 ■オーダエントリシステムによる省力化・迅速化（再掲）

医師や看護師が手書きしていた伝票や指示票を発生源でコンピュータに入力し、情報伝達を省力化・スピード化することによって、業務の効率化を図るシステム。

診療部門

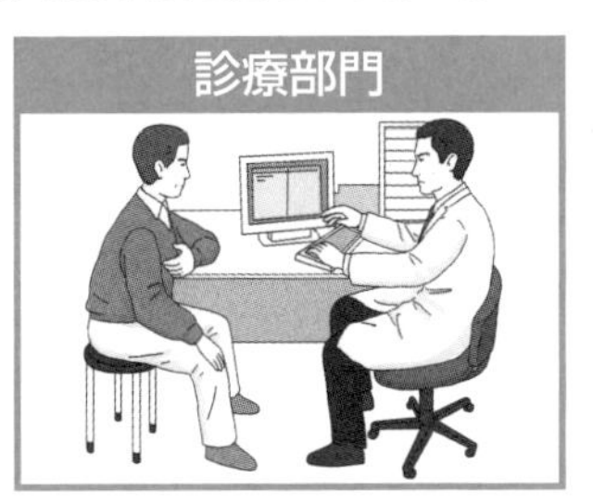

検査や処方のオーダ、画像結果や検体検査結果の参照等、比較的事務的色彩が強く定型化が可能な作業についてシステム化

診察室で発生したデータはコンピュータを通してすぐさま関連する部署に情報伝達される

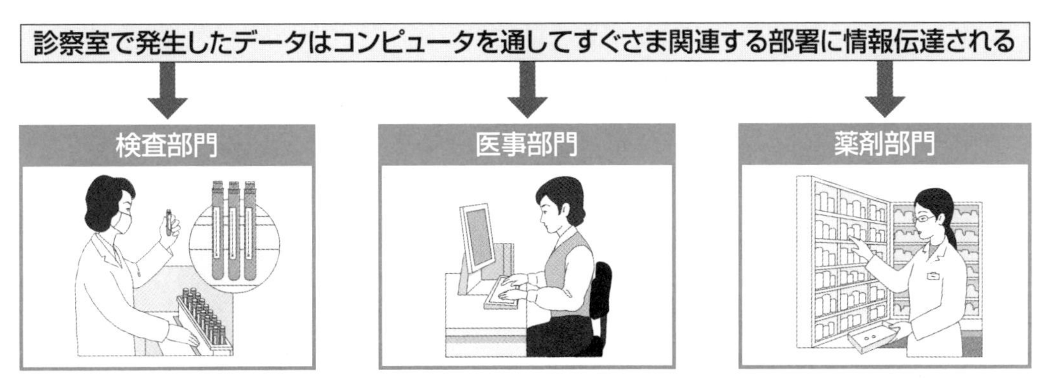

⑶ オーダエントリシステムの展開と全体像

既に述べたように、カルテにはさまざまな文書が入っているが、その中の指示箋、つまり処方箋・食事箋・注射箋などの「○○箋」といったものについて、オーダエントリシステムによりコンピュータに置き換えることができるようになった(**図５**)※。

※図５において放射線画像を別にくくっているが、放射線画像管理システムは電子カルテとは違った進化を遂げており、早期にコンピュータ化されていた。詳細については医用画像システムの章(194頁以降)を参照。

一方、診断書をはじめとする文書類や、数値を除く検査結果等は電子化されずに紙で残っている部分があった。そのため、紙を参照しながらコンピュータの中にある検査結果と見比べるという運用が、電子カルテシステムが導入される前、オーダエントリシステムの時代には行われていた。こうしたオーダエントリシステムの全体像を示したのが**図６**である※。

※この図は、電子カルテシステムが導入される前の段階を表している。つまり、処方や検査、予約といった指示情報はコンピュータ入力され、各関連部門のシステムへ伝送されるが、カルテは紙なので必要な場所へ随時搬送する必要があり、電子データと紙の搬送によって成り立つ形式となっている。以降のページで説明するように、電子カルテの導入により、これらの「紙の搬送」が電子化される。

オーダエントリシステム導入後は、たとえば次のような運用がなされている。

①医事課	診療報酬に関する計算や、受付を担当する部門である。 新患登録を行い、カルテの台紙を作成すると、診療部門へと情報、カルテを送る。
②外来診療科／スタッフ(ナース)ステーション	処方や注射など薬に関するオーダや、検査に関するオーダを入力する。検査については、採血検査のように、採血のオーダを出した後に数字だけが結果として返ってくるものもあれば、レポートで返ってくるものもある。また、予約・看護・病名などさまざまなオーダがあり、こういったオーダをコンピュータに入力するのがオーダエントリシステムの柱となる。
③薬剤部	処方オーダ・注射オーダを受けるだけでなく、機器と接続することで分包まで行う。また、オーダとして受け取った処方の情報に対して、薬の量や組み合わせに危険がないかなど、チェック(監査)を行うシステムなども稼働している。
④検査部	血液等を分析する装置が多数備えられており、その分析装置へと情報を送って、そこから出てきた検査結果を受け取り、診察室へと返すなどのシステムがある。
⑤放射線／生理部	放射線部門では、写真を撮って画像を確認し、最終的にはレポートを書いて診察室へと返すシステムなどがある。
⑥栄養科	指示されたとおりに調理を行うほか、栄養士が病棟をまわり栄養指導を実施したりスケジュールを立てたりといったシステムがある。

このほか、手術・リハビリなどたくさんのシステムが存在しており、こういったシステムとオーダエントリシステムが連携をとって病院の診療行為を成立させている。

図5 ■紙の伝票から電子伝票システムへ

オーダエントリシステム
食事オーダ
検査オーダ
処方オーダ
放射線オーダ
注射オーダ
指示オーダ 処置オーダ
検査結果報告書
入院診療計画書
診療情報提供書
診断書
心電図
紙カルテ
説明同意書
手術記録
病理結果レポート
放射線読影レポート
看護記録
経過表
診療記録
X-Ray Film
放射線画像

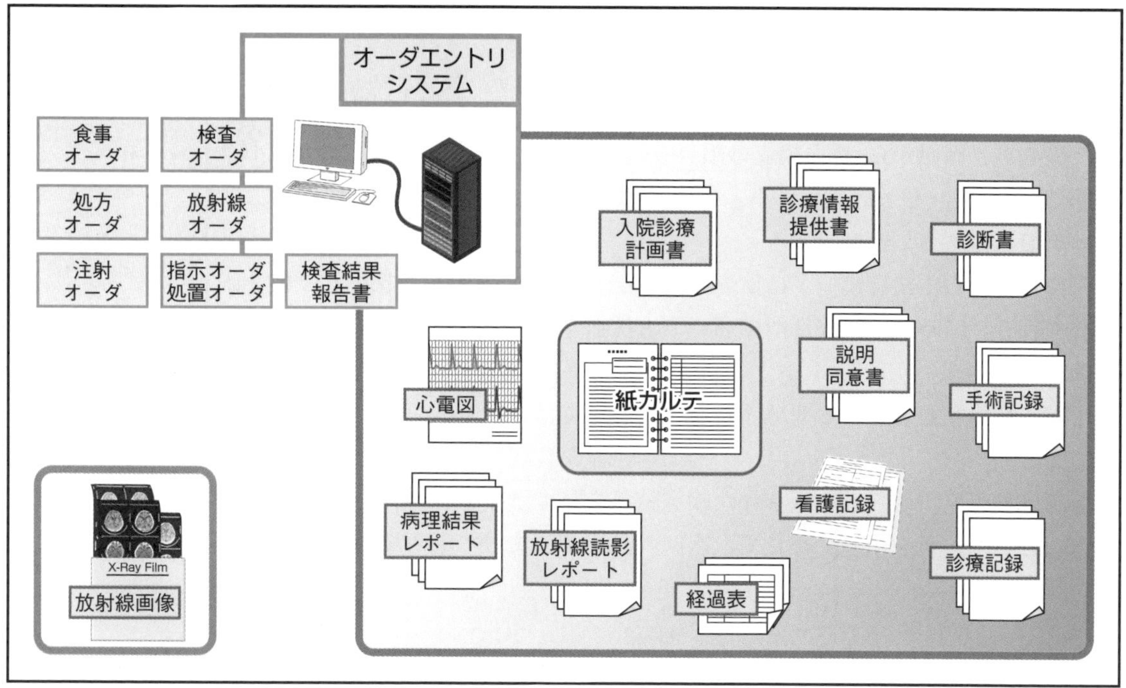

図6 ■オーダエントリシステムの全体像

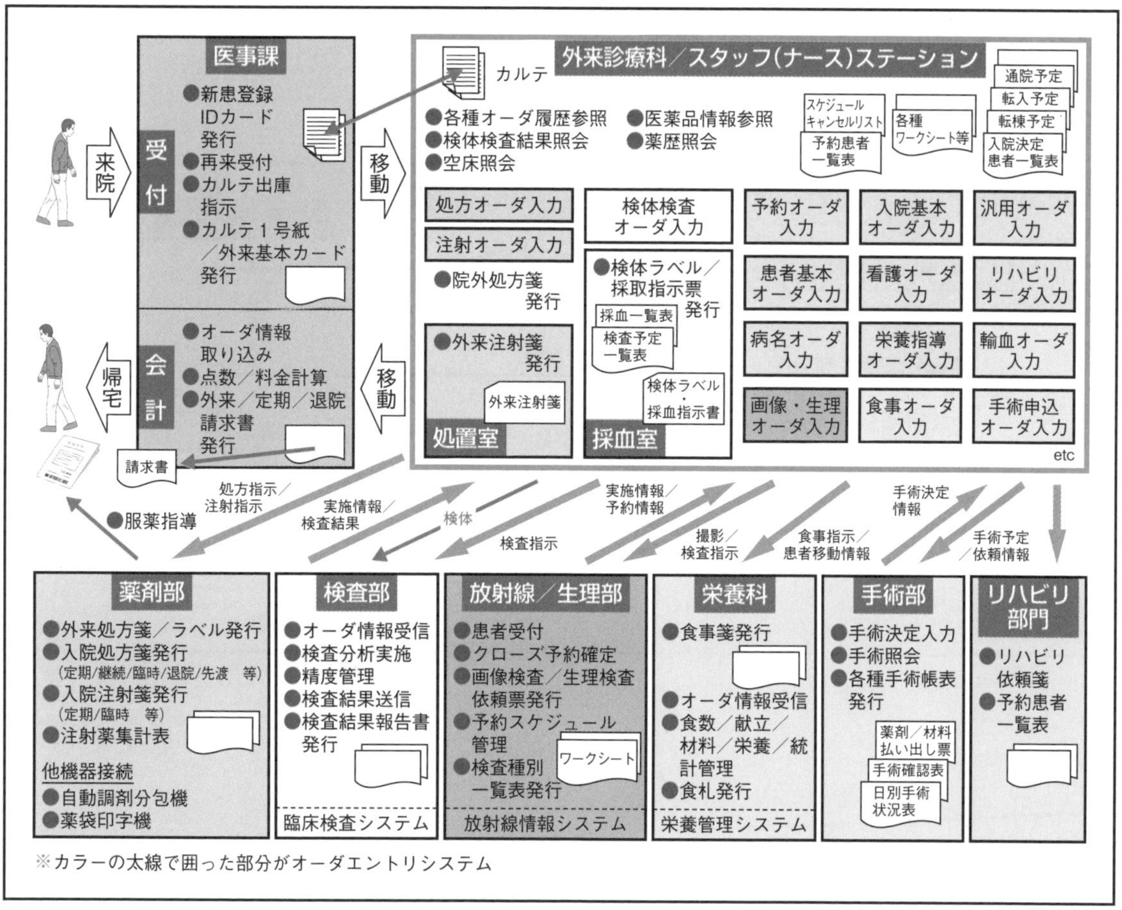

来院
帰宅
医事課
受付
●新患登録 IDカード発行
●再来受付
●カルテ出庫指示
●カルテ1号紙／外来基本カード発行
会計
●オーダ情報取り込み
●点数／料金計算
●外来／定期／退院請求書発行
請求書
移動
移動
カルテ
外来診療科／スタッフ(ナース)ステーション
●各種オーダ履歴参照
●検体検査結果照会
●空床照会
●医薬品情報参照
●薬歴照会
スケジュールキャンセルリスト
予約患者一覧表
各種ワークシート等
通院予定
転入予定
転棟予定
入院決定患者一覧表
処方オーダ入力
注射オーダ入力
●院外処方箋発行
●外来注射箋発行
外来注射箋
処置室
検体検査オーダ入力
●検体ラベル／採取指示票発行
採血一覧表
検査予定一覧表
検体ラベル・採血指示書
採血室
予約オーダ入力
入院基本オーダ入力
汎用オーダ入力
患者基本オーダ入力
看護オーダ入力
リハビリオーダ入力
病名オーダ入力
栄養指導オーダ入力
輸血オーダ入力
画像・生理オーダ入力
食事オーダ入力
手術申込オーダ入力
etc
●服薬指導
処方指示／注射指示
実施情報／検査結果
検体
検査指示
実施情報／予約情報
撮影／検査指示
食事指示／患者移動情報
手術決定情報
手術予定／依頼情報
薬剤部
●外来処方箋／ラベル発行
●入院処方箋発行 (定期/継続/臨時/退院/先渡 等)
●入院注射箋発行 (定期/臨時 等)
●注射薬集計表
他機器接続
●自動調剤分包機
●薬袋印字機
検査部
●オーダ情報受信
●検査分析実施
●精度管理
●検査結果送信
●検査結果報告書発行
臨床検査システム
放射線／生理部
●患者受付
●クローズ予約確定
●画像検査／生理検査依頼票発行
●予約スケジュール管理
●検査種別一覧表発行
ワークシート
放射線情報システム
栄養科
●食事箋発行
●オーダ情報受信
●食数／献立／材料／栄養／統計管理
●食札発行
栄養管理システム
手術部
●手術決定入力
●手術照会
●各種手術帳表発行
薬剤／材料払い出し票
手術確認表
日別手術状況表
リハビリ部門
●リハビリ依頼箋
●予約患者一覧表
※カラーの太線で囲った部分がオーダエントリシステム

⑷ 診療の流れとオーダエントリシステム(外来)

図7は、オーダエントリシステムを利用した外来診療の一般的な流れを示したものである。

たとえば採血検査を実施する場合、まず医師が端末で検体種類別に一覧になった検査項目画面から、採血検査の項目を選択する。定型的な項目については、「初診時セット」や「肝炎セット」のようにセットとして登録しておき、ワンタッチで入力することができる。

医師が入力した検査オーダは検査部門に伝わり、検査部門は指示どおり採血検査を行う。同時に、検査部門においても採血を行った旨を入力する。これを実施入力という。

また、細胞などを調べる病理診断などにおいては、診断結果のレポートが返ってくる。

医師は検査部門から送り返された検査結果を見て診断を行い、必要であれば処方などのオーダを出す。そして、次回の診察が決まっている場合は診察の予約を行う。

図7■オーダエントリシステム:基本的な診療の流れ(外来)

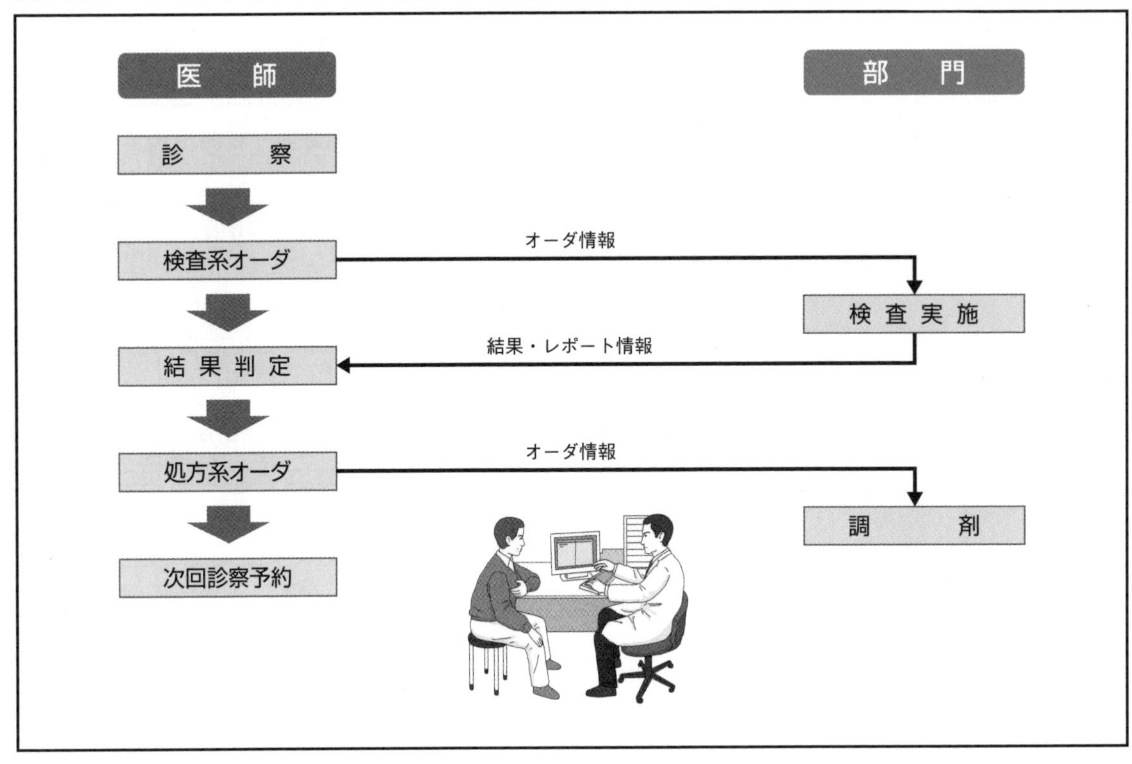

(5) 診療の流れとオーダエントリシステム（入院）

入院の一般的な診療の流れをみていく。

図8は入院におけるオーダエントリシステムの関わりを例示したものである。入院になると外来と比較して一段増え、看護師が大きく関わってくる。ここにある「一般指示」とは、入院患者に対してこの日は安静にしていてくださいとか、1日に3回熱を測ってくださいといった指示のことをいう。看護師はその指示を受けたら「指示受け」のサインを出し、安静度を保ったり、熱を測ったりする。

看護師側の端末には医師の出した指示を一覧として表示する「指示受け」画面があり、看護師は指示の内容を確認し、ケアの計画を立案する。看護師が行う独自のケアや患者に対して行う行為については計画を立てて実施されている※。

※看護部門の業務を支援する看護支援システムについては、92頁以降参照。

また、医師が出す処方系オーダは、患者に投薬を行う、注射を実施する、などといった看護師の業務に関係するため、薬剤部門だけでなく看護部門にも伝わるようになっている。

なお、本章の冒頭でも触れたように、看護師にも医師にとってのカルテと同様に「看護記録」というものがあり、医師はその記録を確認する。

図8■オーダエントリシステム：基本的な診療の流れ（入院）

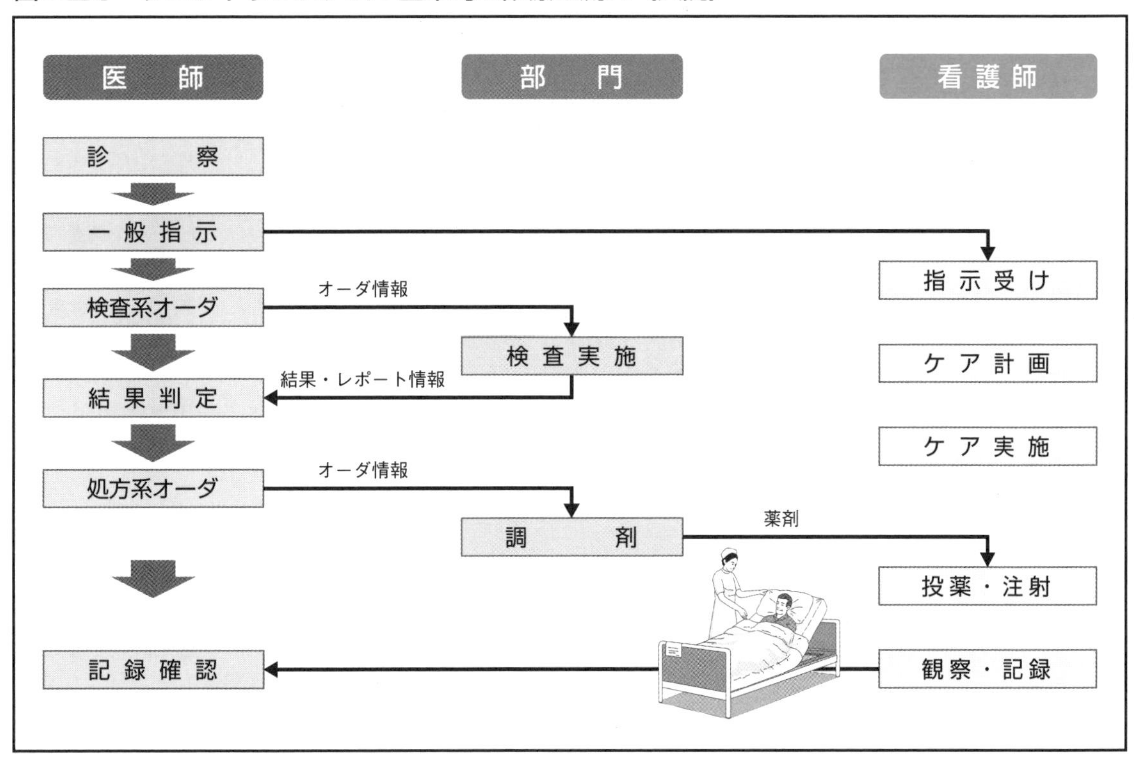

1-3.電子カルテシステムとは

(1) なぜ電子カルテシステムなのか

ここまでに述べてきたように、オーダエントリシステムや部門システムを導入することにより、各種伝票や検査結果等はシステム化されて便利になった。しかし、紙カルテ、看護記録、放射線画像などは依然さまざまな場所に分散して保存されており、患者のすべての診療情報を収集することは容易ではなかった。そのため、オーダエントリシステムと部門システムとのより密接な接続が求められていた。

そこで、それらを一元管理できるシステム、「電子カルテシステム」が構想された(**図9**)。Windowsの普及やサーバ処理能力・ネットワーク技術の飛躍的な発展などにより、マルチメディアデータを扱える可能性が高まってきたことを背景に、1990年代中頃から電子カルテシステムの開発が進められ、1990年代後半にはシステムを実現できる環境が整った※。

電子カルテシステムは、オーダエントリシステムを継承・発展させることで実現された(**図10**)。オーダエントリシステムは各種オーダの登録が主であり、扱う情報は、診療記録のSOAP※の考え方でいえば、「S」が医事からもらう患者基本情報、「O」が検査の結果(報告書)、「P」がオーダの指示内容だった。電子カルテシステムでは、それらを拡張し、より充実した情報を扱えるようになっている。

(2) 電子カルテシステムのメリット

電子カルテシステムのメリットをみていく。

①情報の統合・一元管理が可能になる

紙カルテの場合、情報はさまざまな場所・媒体に管理されており、一人の患者に関する全ての情報を収集するのは困難である。電子カルテ運用になると、診療に関わる情報はすべて電子カルテに統合して見ることができる。

②検索性・共有性が向上する

電子カルテシステムを導入することにより、検索性が向上し、複数箇所でのカルテ参照が可能となる。

③読みやすくなる

コンピュータに入力された情報であるため、文字が読みにくいということもなくなる。

④保管スペースやアリバイ(所在)管理が不要になる

紙運用時に必要だったカルテ庫が必要なくなる。カルテの分冊がなくなることで、管理するカルテや文書の量が減る。カルテのアリバイ管理・運搬も必要なくなり、省スペース・業務効率化につながる。

※医療情報システムの歴史(52頁)参照。

※SOAP
問題志向型の診療録(POMR)の一つ。POS※の考え方によって得られたデータを内容ごとに分類・整理した上で、下記の4項目に分けて考える分析手法。
■S(Subject):主観的データ。患者の話や病歴など。
■O(Object):客観的データ。身体診察・検査から得られた情報。
■A(Assessment):上記、SとOの情報の評価。アセスメント。
■P(Plan):上3者をもとにした治療方針。

※POS(Problem Oriented System)
問題志向型システム。患者のプロブレムに注目し、それを中心として医療を行うための記載方法とその考え方。

図9 オーダエントリシステムから電子カルテシステムへ(1)

オーダエントリシステムや部門システムを導入することにより、各種伝票や結果はシステム化され便利になったが、紙カルテ、看護記録、放射線画像などはさまざまな場所に分散されて保存されており、患者のすべての診療情報を収集することは容易ではなかった。そこで、一元管理できるシステム「電子カルテシステム」が求められるようになった。

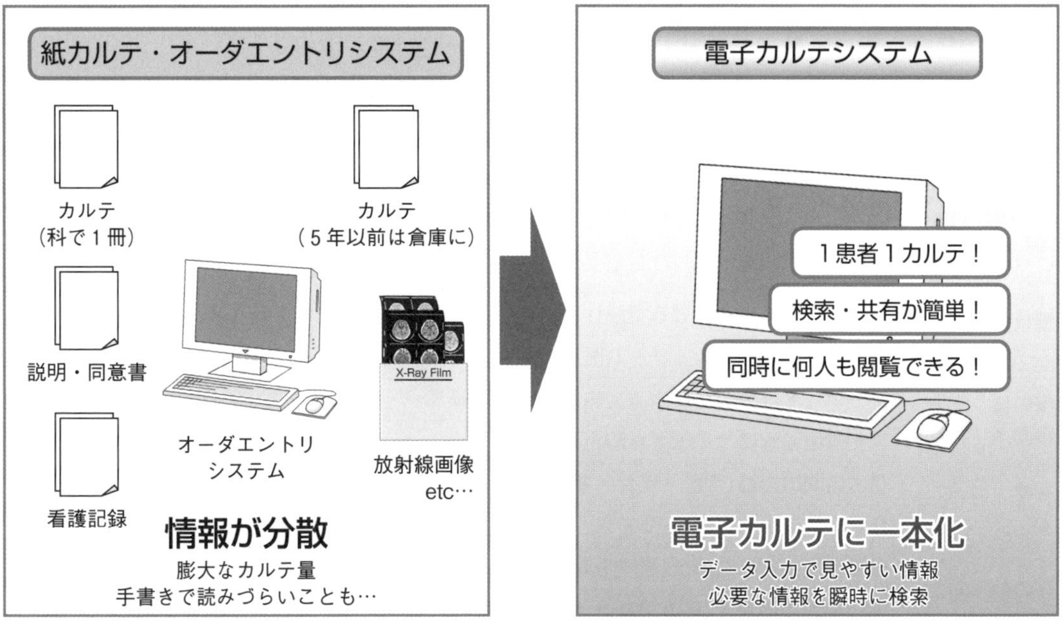

紙カルテ・オーダエントリシステム

カルテ
（科で1冊）

カルテ
（5年以前は倉庫に）

説明・同意書

X-Ray Film

オーダエントリ
システム

放射線画像
etc…

看護記録

情報が分散

膨大なカルテ量
手書きで読みづらいことも…

電子カルテシステム

1患者1カルテ！

検索・共有が簡単！

同時に何人も閲覧できる！

電子カルテに一本化

データ入力で見やすい情報
必要な情報を瞬時に検索

図10 オーダエントリシステムから電子カルテシステムへ(2)

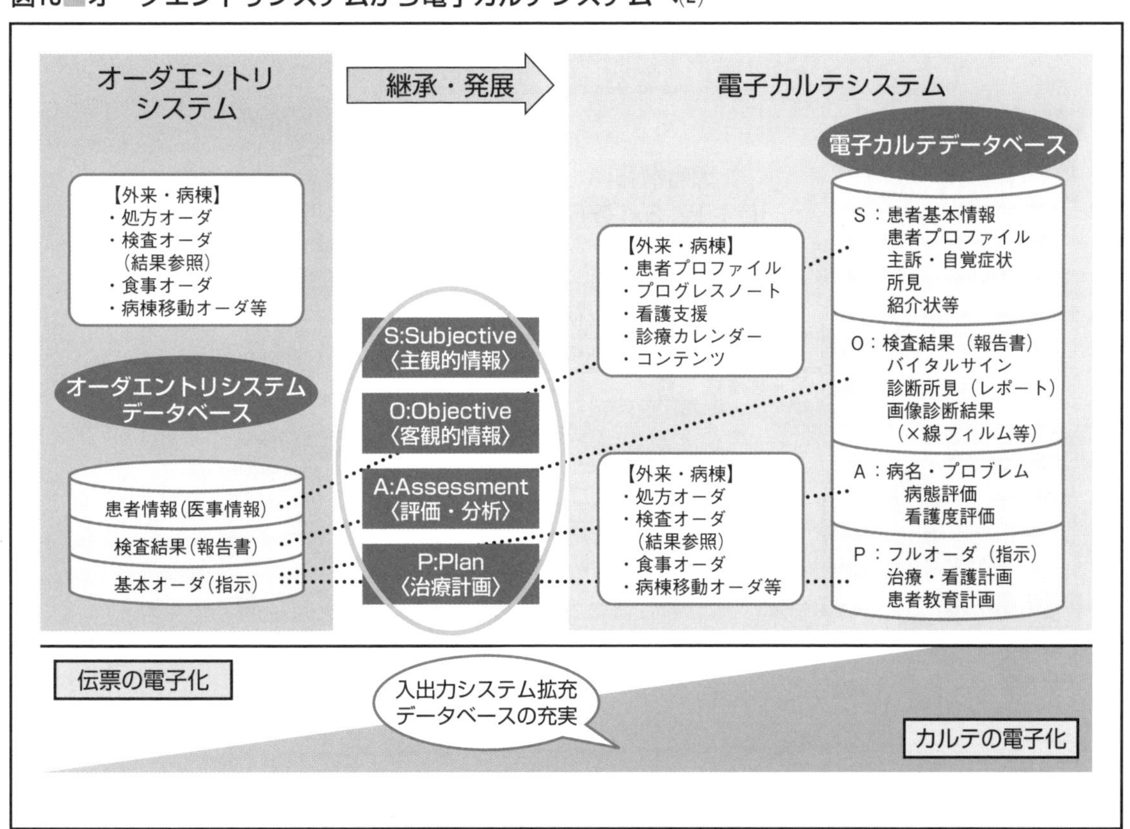

⑤患者中心の医療の実現

情報の一元管理、検索性・共有性の向上から情報共有が容易になり、電子カルテシステムを中心にした「患者中心の医療」が実現できるようになる(**図11**)。

⑥一覧表示により情報の時系列的な把握等が可能になる

図12は電子カルテシステムの画面例である。このように電子カルテシステムでは診察の経過、処方・検査や看護の指示・実施等を一覧で表示することができ、それらを時系列的に把握できるようになる。また、詳細な情報が見たい場合には、ドリルダウン※することで簡単に閲覧できる。

※ドリルダウン
より詳細な情報を見るために、情報の階層・粒度を下げること。たとえば、都道府県レベルの情報から、市町村レベルの情報に移ること。

その他、電子カルテシステム導入のメリットは枚挙に暇がないが、主なものをピックアップすると以下のとおりである。

診療情報の共有化	・1患者1カルテにおける継続性、概括性、指示の重複チェック
	・他職種共同記載によるチーム医療の促進
診療の質・安全性の向上	・バーコード読み取りによる実施前確認、記録
	・変更履歴管理による改ざん防止
患者サービスの向上	・待ち時間の短縮(会計・受付・薬など)
	・伝票搬送負担の軽減
業務の効率向上	・医事算定業務の効率化(請求もれ防止)
	・部門業務の効率化(患者情報の共有、受付業務の簡略化)

図11■電子カルテシステムのメリット(1)

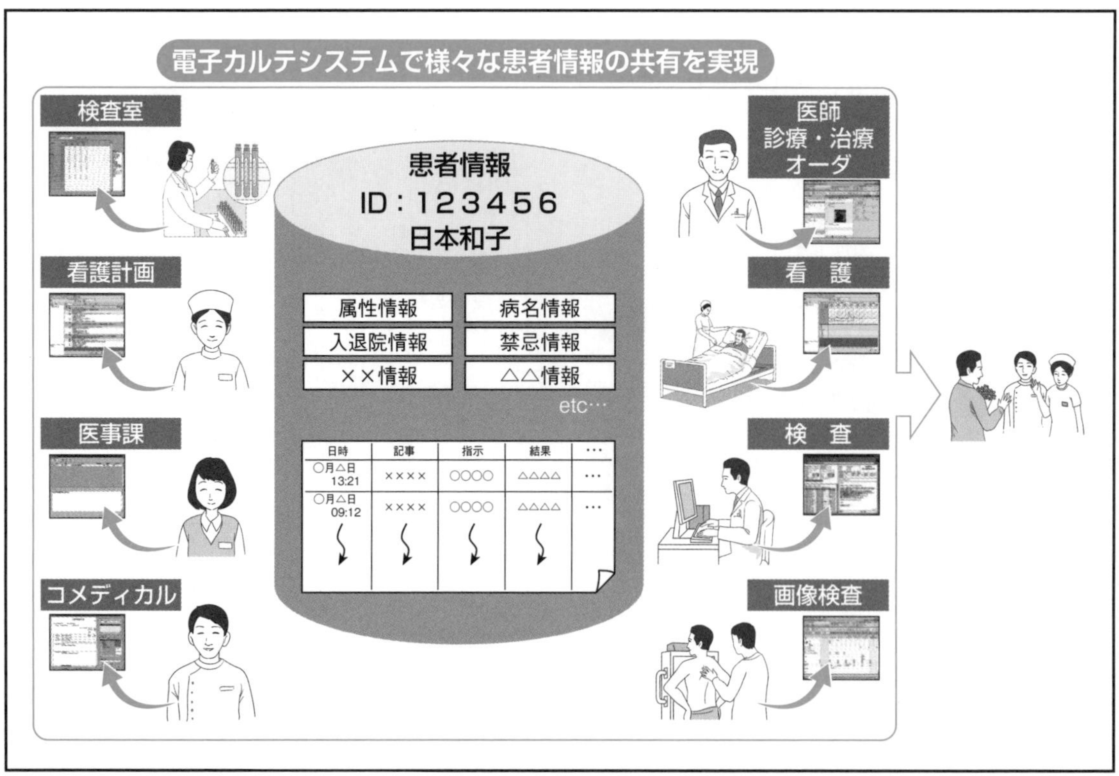

図12■電子カルテシステムのメリット(2)

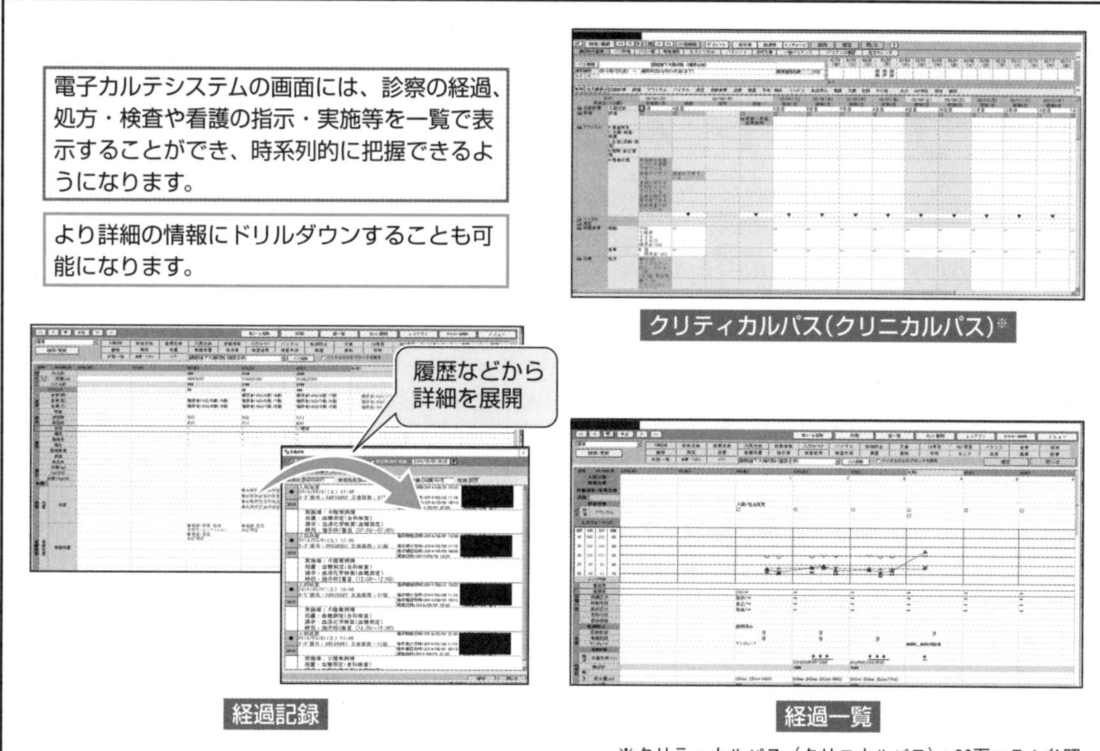

※クリティカルパス（クリニカルパス）：90頁コラム参照

(3) 電子カルテで実現困難なこと

このように見ていくと電子カルテはいいことずくめのように思えるが、一方で、紙カルテにも以下のようなメリットがある。

文字の強調	紙カルテに書かれた文字には記載した人間の意図を読み取れる場合がある。たとえば、強い字体で書かれていれば、大事な部分を意味している、など。電子カルテシステムでも太字にしたり赤字にしたりして文字を強調できるが、直筆には及ばない。
パラパラめくり	紙カルテはパラパラとめくり、斜め読みをすることができる。斜め読みで全体像を把握することは電子カルテシステムでは難しい。
コンピュータの故障などに影響されない	電子カルテシステムでは、端末が故障した場合などは、修理または交換されるまで使えないことがある。また、ネットワーク障害やサーバ障害があれば病院全体の業務が停止してしまうこともある。紙カルテならばこうした影響はうけない。

このように、紙カルテならではのメリットもあるのだが、電子カルテを導入した後、紙カルテの運用に戻したという例は耳にしない。紙カルテのメリット以上に、電子カルテのメリットが非常に大きいため、導入されている実態がある。

2 電子カルテシステムの機能

2-1.カルテに関わる法規定

電子カルテシステムの具体的な機能について説明する前に、電子カルテシステムを規定する法令やガイドラインとの関係について触れておきたい。

カルテを電子保存するシステムを実現するにあたり、以下の３つの原則が定められている。これは「電子保存の三原則※」と呼ばれる。

※「診療録等の電子媒体による保存について」(1999年(平成11年)厚生労働省 健政発第517号・医薬発第587号・保発第82号)

①保存義務のある情報の真正性が確保されていること。

・故意または過失による虚偽入力、書換え、消去及び混同を防止すること。
・作成の責任の所在を明確にすること。
　⇒「誰が記載したのかが明確で、改ざんできないシステムであること」

②保存義務のある情報の見読性が確保されていること。

・情報の内容を必要に応じて肉眼で見読可能な状態に容易にできること。
・情報の内容を必要に応じて直ちに書面に表示できること。
　⇒「誰が見てもわかるように表示すること」

③保存義務のある情報の保存性が確保されていること。

・法令に定める保存期間内、復元可能な状態で保存すること。
　⇒「法令で決められた保存期間を守ること」

この３点は必ず実現させる必要がある。上記③の保存性の原則に「法令に定める保存期間」とあるように、カルテはさまざまな法令によって記載と保存が義務付けられており、紙カルテ、電子カルテに関わらずそれらの法令を遵守しなくてはならない。以下、カルテに関係する法令について説明する。

(1) 法律上における診療録

現在、カルテに関わる法規定では、「診療録」とそれに付随する「その他の診療に関する諸記録」は別物として扱われている。

診療録	診療に関する経過を記録したもの
その他診療に関する諸記録	検査結果、手術所見、エックス線写真、看護記録等

(2) カルテを規定する各種法令

カルテに関わる法律は複数あるが、ここでは診療録の記載要綱や保存期間について規定している５つの法律、省令を紹介する。それぞれの観点から診療録の記載、保存について定めている。

医師法	医師の免許や試験、業務、医療の適切な選択を支援するために必要な事項や、医療安全の確保に必要な事項等を規定した法律
医療法	病院、診療所の開設・管理・整備方法を定める法律
医師法施行規則、 医療法施行規則※	それぞれ医師法、医療法の詳細を補完する省令
保険医療機関及び 保険医療養担当規則	保険診療を行う上で保険医療機関と保険医が遵守すべき事項として定められた省令

以下、これらの法令について詳しくみていく。

※施行規則
法令には、国会で制定された法律や、内閣が発する政令のほか、それらの記述を補完する、各省庁の大臣が発信する省令などがある。施行規則とはこの省令のことを指しており、医師法施行規則であれば医師法を補完する省令ということである。

(3) 医師法による規定

医師法は、カルテを規定した根本の法律だが、この中で「医師は、診療をしたときは、遅滞なく診療に関する事項を診療録に記載しなければならない」とされ、またそれを5年間保管しなければならないことが規定されている※。

医師法施行規則では、記載すべき内容が細かく規定されている。

※ただし、医療過誤による損害賠償債務に関わる民法の改正により、5年以上の保管を求められる場合がある。

診療録の遅滞なき記載と 5年間の保存 (医師法第24条)	・医師は、診療をしたときは、**遅滞なく診療に関する事項を診療録に記載**しなければならない。 ・前項の診療録であって、病院または診療所に勤務する医師のした診療に関するものは、その病院または診療所の管理者において、その他の診療に関するものは、その医師において、**5年間これを保存**しなければならない。
診療録の記載事項 (医師法施行規則第23条)	・**診療録の記載事項**は、左(以下)の通りである。 ①診療を受けた者の住所、氏名、性別および年齢 ②病名および主要症状 ③治療方法(処方および処置) ④診療の年月日

(4) 医療法による規定

医療法では、病院が備えておかなければならない記録として、「診療に関する諸記録」が規定されている。

医療法施行規則にはその「診療に関する諸記録」の内容と、それらを2年間保存しなければならないことが規定されている※。

※ただし、たとえば処方箋の保存期間は、薬剤師法や後述の療担規則では3年間と規定されている。処方箋に限らず、保存期間については複数の法律や規定が適用されるため、医療法だけでは決まらないことに注意が必要である。

医療法第21条(抜粋)	病院は、厚生労働省令の定めるところにより、次に掲げる人員および施設を有し、かつ、**記録を備えて置かなければならない。** ⑨診療に関する諸記録
医療法施行規則第20条 (抜粋)	法第21条第1項第二号から第六号まで、第八号、第九号(上記)および第十一号の規定による施設及び記録は、次の各号による。 ⑩診療に関する諸記録は、**過去2年間**の病院日誌、各科診療日誌、処方せん、手術記録、看護記録、検査所見記録、エックス線写真、入院患者および外来患者の数を明らかにする帳簿ならびに※入院診療計画書とする。

※地域医療支援病院(地域医療の確保に必要な要件に該当し都道府県知事の承認を得た病院)については、下線部は「紹介状、退院した患者に係る入院期間中の診療経過の要約および」となるほか、各実績に関する帳簿が規定されている(医療法施行規則第21条の5)。

⑸ 療担規則による規定

このほか、健康保険法等を根拠として規定されている、保険医療機関及び保険医療養担当規則(療担規則)という省令がある。これは、保険適用となる診療を担当する医療機関・医師等について規定したものであり、診療録の様式や記載事項などが記されている。

診療録の記載 (第22条)	保険医は、患者の診療を行った場合には、遅滞なく、様式第一号またはこれに準ずる様式の診療録に、当該診療に関し必要な事項を記載しなければならない。
診療録の記載及び整備 (第８条)	保険医療機関は、第22条の規定による診療録に療養の給付の担当に関し必要な事項を記載し、これを他の診療録と区別して整備しなければならない。
帳簿等の保存 (第９条)	保険医療機関は、療養の給付の担当に関する帳簿および書類その他の記録をその完結の日から**３年間保存**しなければならない。ただし、患者の診療録にあっては、その完結の日から**５年間**とする。

診療録の保存については「完結の日から」という文言が追加されており、医師法における保存期間とスタートラインが異なるので注意が必要である。

また、「様式第一号またはこれに準ずる様式」(診療録の様式)には、通称「カルテ１号紙」と「カルテ２号紙」があり、それぞれ下記の内容を記載することとされている(様式イメージは68頁参照)。

カルテ1号紙	◎患者を特定するための情報：カルテ番号(ID)、氏名、性別、年齢、生年月日、住所、連絡先、◎保険診療に必要な情報：医療保険と公費負担、◎傷病名：開始日、終了日と転帰、◎備考欄：法で定められた記載事項 例)麻薬使用、感染症法対象等
カルテ2号紙	①問診・診察・検査の記録、②間接的な情報についての扱い、③プロブレム・リスト、④判断と根拠、⑤インフォームド・コンセントの概要、⑥患者に施した医療行為、⑦医療行為の結果と評価、⑧上級医などの監査(Audit)、⑨要約(サマリー)、⑩情報開示の記録、⑪責任の所在(サイン)

column

電子媒体による保存を認める文書

電子化にあたっては以下のように各種法令に定義があるので、参考にしてほしい。

①医師法(昭和23年法律第201号)第24条に規定されている**診療録**
②歯科医師法(昭和23年法律第202号)第23条に規定されている**診療録**
③保健婦助産婦看護婦法(昭和23年法律第203号)第42条に規定されている**助産録**
④医療法(昭和23年法律第205号)第21条、第22条、第22条の２及び第22条の３に規定されている**診療に関する諸記録**及び同法第22条、第22条の２及び第22条の３に規定されている**病院の管理及び運営に関する諸記録**
⑤歯科技工士法(昭和30年法律第168号)第19条に規定されている**指示書**
⑥薬剤師法(昭和35年法律第146号)第28条に規定されている**調剤録**
⑦救急救命士法(平成３年法律第36号)第46条に規定されている**救急救命処置録**
⑧保険医療機関及び保険医療養担当規則(昭和32年厚生省令第15号)第９条に規定されている**診療録等**
⑨保険薬局及び保険薬剤師療養担当規則(昭和32年厚生省令第16号)第６条に規定されている**調剤録**
⑩歯科衛生士法施行規則(平成元年厚生省令第46号)第18条に規定されている**歯科衛生士の業務記録**

2-2.電子カルテシステムの法的要件

(1) 3省2ガイドライン

ここまでカルテの記載・保存を規定する法令をみてきたが、各省庁からはカルテの電子化に関するガイドラインも示されており、電子カルテはこれらのガイドラインも遵守する必要がある。

電子カルテに深く関わるガイドラインとして、厚生労働省の「医療情報システムの安全管理に関するガイドライン」と総務省・経済産業省の「医療情報を取り扱う情報システム･サービスの提供事業者における安全管理ガイドライン」がある。この2つのガイドラインを総称して「3省2ガイドライン」という。

①「医療情報システムの安全管理に関するガイドライン」

医療機関等における電子的な医療情報の取扱い責任者を対象として、医療情報の適切な管理について幅広く示されており、とくに医療情報の電子化という観点から安全な情報管理手法、管理者の責任や、診療記録を電子的に保存するための基準がまとめられている。個人情報の中でも厳重な保護が必要とされる医療情報を適切に管理するために厚生労働省が定めたガイドラインである。

②「医療情報を取り扱う情報システム・サービスの提供事業者における安全管理ガイドライン」

医療・介護情報を利用するシステムやサービス提供事業者を対象としたもので、医療情報の安全管理に関して、医療機関と対象事業者が、それぞれどういった範囲で義務・責任を負うのかが法令に基づいて整理されている。このガイドラインは、「クラウドサービス事業者が医療情報を取り扱う際の安全管理に関するガイドライン」(総務省)と「医療情報を受託管理する情報処理事業者における安全管理ガイドライン」(経済産業省)の2つのガイドラインが統合されたものである。

これらのガイドラインは、社会情勢や法令など周囲の状況の変化をうけて改定を行っている。①の「医療情報システムの安全管理に関するガイドライン」は2022年3月に改定された。以下では、電子カルテシステムのあり方を規定している①のガイドラインについて、整備の歴史や最近の改定内容を説明する。

(2)「医療情報システムの安全管理に関するガイドライン」整備の歴史

「医療情報システムの安全管理に関するガイドライン」の誕生から最近の改定までの経緯をまとめると**図13**のようになる。

まず、1999年4月に厚生省(当時)が通知「診療録等の電子媒体による保存について」を発出した。先ほど説明した「電子保存の三原則」はこの通知で示され、その後「医療情報システムの安全管理に関するガイドライン」に引き継がれた。

次いで2002年3月に、通知「診療録等の保存を行う場所について」が発出され、電子媒体による外部保存の条件が示された。

その後、国全体での電子署名法、e-文書法※、個人情報保護法などの法律の整備の流れに伴って、統合したガイドラインとして2005年３月に「医療情報システムの安全管理に関するガイドライン」が発表された※。初版が発表された後、数度の改定により、オンラインレセプトの認可における情報セキュリティ項目の追加や診療情報の保管場所についての条件の緩和、セキュリティ条項の見直しが行われ、医療機関外の保管が容認されたことで、医療情報システムのクラウド化が可能となった。

なお、クラウド化が可能といっても、仮に海外の事業者にデータ管理を委託する場合、個人情報保護法第28条の「外国にある第三者」に該当するか否かの確認が必要となり、事業者によっては個人情報の持ち主(患者)から取得する同意内容が変わることがある。そのため、このガイドラインだけでなく、個人情報の取り扱いに関しても十分に注意する必要がある。

※e-文書法
「民間事業者等が行う書面の保存等における情報通信の技術の利用に関する法律」等の総称。この法律に基づき各省では省令を制定し、電子化が可能な書面等を規定している。

※同時に「厚生労働省の所管する法令の規定に基づく民間事業者等が行う書面の保存等における情報通信の技術の利用に関する省令」が制定された。

(3)「医療情報システムの安全管理に関するガイドライン」直近の改定内容

上述のように、「医療情報システムの安全管理に関するガイドライン」はたびたび改定されている。システム的な観点からの改定に加えて、個人情報保護法など法令の改正による内容の見直しが行われており、直近では情報セキュリティの強化に関する改定が行われ、2021年の１月には第5.1版、2022年の３月に第5.2版が発表されている。ここでは、この２版の改定内容を説明する※。

※第5.2版の構成については86頁・図を参照。

図13 電子カルテシステムに関するガイドライン整備の歴史

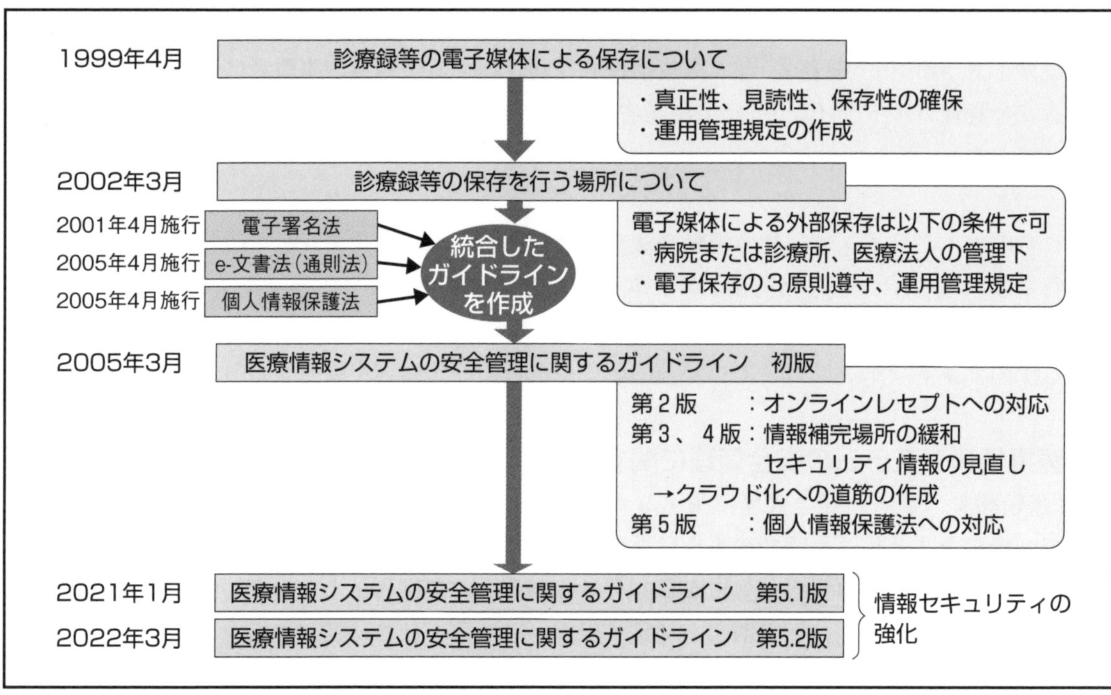

①第5.1版における主な改定項目

第5.1版においては、まず4章に電子的な医療情報を扱う責任のあり方についての規定が追記された。この章では、個人情報保護法の改正後における医療情報の第三者提供や、クラウド事業の多様化に伴う複数業者による情報管理について、何かが起きた時に誰が責任を持つのかが明記された。

6章では医療情報システムの基本的な安全管理について規定された。

6.2章では情報セキュリティマネジメントシステム(ISMS)※に従った情報システム、情報機器の管理について明記された。

6.5章では医療情報システム利用時の認証におけるパスワードの複雑さや多要素認証の必要性に関する記述を改定している。パスワードについては、「13文字以上の英数記号を混在させたパスワード」、「8文字以上のパスワードかつ2か月以内の定期的な変更」※、「多要素による認証」のいずれかを実現することを要件としている。また、二要素認証(→87頁)技術の端末等への実装を強く推し進めるため、2027(令和9)年度時点で稼働していることが想定される医療情報システムを、今後、導入または更新する場合、原則として二要素認証を採用することが求められている。

6.10章ではサイバー攻撃に対する対応が改定された。医療情報システムのクラウド化に伴い、オフラインのシステムからオンラインのシステムへの移行が始まっているが、オンラインにシステムを配置することでサイバー攻撃を受ける可能性が増大していることから記載条項の充足が行われた。

②第5.2版における主な改定項目

第5.2版では第5.1版で改定した情報セキュリティ項目の更なる充足が行われた。

6.2章ではシステムの全体構成図や責任者一覧を整備する旨が追加され、6.5章では外部アプリケーションとの連携における利用者の認証・認可に関する記述が追加されている。

6.9章では情報機器の持ち出しや外部からの利用時等においても、システムが安全に管理・利用できることを改めて示している。

6.10章ではランサムウェアに対する対策として、バックアップの保管方法などに言及している。

6.11章では外部ネットワーク利用時であっても安全に管理・利用できることを示している。

第5.2版においては、在宅勤務、訪問診療、オンライン資料等、従来は院内でのみ使用されていた医療情報システムがさまざまな場所で利用されることを受けて、どのようにして医療情報を安全に利用するかという点が主な改版点になっている。

以上が第5.2版の主な変更点であるが、その他にも細かい変更があるので、ぜひガイドライン本体を参照してほしい。ガイドラインは厚生労働省のホームページでダウンロードできる(→295頁)。

※情報セキュリティマネジメントシステム(ISMS)
企業・組織(企業、部、課など)における情報セキュリティを運用・管理するためのしくみのこと。ISMS(Information Security Management System)と呼ばれ、国際的な規格ISO/IEC27001として標準化されている。この認証を受けることで対外的な信頼を得ることができる。240頁参照。

※米国商務省の研究機関であるNIST(National Institute of Standards and Technology：国立標準技術研究所)は、パスワードの定期的な変更について、本ガイドラインにおける「類推されやすいパスワードを使用しない」という要件を満たさないことに繋がるリスクを指摘しているが、本ガイドラインでは、「政府機関等の対策基準策定のためのガイドライン」(内閣官房・内閣サイバーセキュリティーセンター)を踏まえ、二要素認証を採用しておらず、13文字以上の十分に長いパスワードを設定できない旧式の情報システムを用いている場合等には、従来どおりパスワードの定期的な変更が必要であるとしている。

図14は第5.2版の目次である。第5.2版から本編と別冊に分かれており、医療機関において実施すべき内容は本編に、考え方や具体的な対応例は別冊に記載されている。

全体を把握するには本編を、詳細を確認するには別冊を確認するとよい。

図14 医療情報システムの安全管理に関するガイドライン(第5.2版)

医療情報システムの安全管理に関するガイドライン第5.2版より本編と別冊の2部構成となっており、以下の観点で記載しています。

本編：医療機関等において実施すべき内容

別冊：考え方や具体的な対応例

1. はじめに
2. 本ガイドラインの読み方
3. 本ガイドラインの対象システム及び対象情報
4. 電子的な医療情報を扱う際の責任のあり方
5. 情報の相互運用性と標準化について
6. 医療情報システムの基本的な安全管理
7. 電子保存の要求事項について
8. 診療録及び診療諸記録を外部に保存する際の基準
9. 診療録等をスキャナ等により電子化して保存する場合について
10. 運用管理について

column

電子カルテの運用管理規程の策定

電子カルテを利用する上では、情報を正しく入力して保存するために、一貫した考え方に基づいて運用ルールを定め、すべての利用者がそれを厳守することが重要となる。適切な利用について守るべきルールを示したものがシステム運用管理規程である。

【運用ルールの例】
電子保存する診療録・診療記録範囲／診察の流れとシステム利用範囲／入力ミス・訂正時の対応・報告方法／個人情報の取り扱い／システムの管理体制／システム不具合発生時の対応　等

システム運用管理規程の策定に関しては、準拠すべきガイドライン・規程があり、各医療施設はそれぞれのポリシーに基づいてシステム運用管理規程を作成する。内部監査や厚生局の監査時には規程が効果的に運用されているか確認・改善検討が行われる。また、システム運用管理規程は第三者評価(ISMS(前頁注参照)やPマーク)などを取得する場合にも利用する。

【運用管理規程の策定に関するガイドライン】
・医療・介護関係事業者における個人情報の適切な取扱いのためのガイダンス
・医療情報システムの安全管理に関するガイドライン

2-3.電子カルテシステムに必要な機能

(1) 電子カルテの三原則を実現するための技術

ここからは電子カルテシステムの実際の機能について説明する。まず、本節の冒頭で触れた電子保存の三原則について、電子カルテシステムがどのような技術により実現しているのかを以下にみていく。それぞれの技術は単独で、または複数を組み合わせてシステムに実装されている。

■真正性実現のための技術

①認証(ID、パスワード管理)

操作者にIDとパスワードを付与する。ログオン時にパスワードを暗号化する。これにより誰が操作したかを明確にでき、責任の所在を明らかにすることができる。また、二要素認証※の採用が求められている。

②アクセスログ管理

誰がどの患者に対しどこの端末で何を行ったかを管理し、カルテの不正閲覧や改ざんを抑止する。また、確定された法的に保存義務のあるデータは削除、修正操作によっても物理的には削除、変更されないようにする。

■見読性実現のための技術

①バックアップサーバ

システムが停止した場合でも、バックアップサーバと汎用的なブラウザ等を用いて、日常診療に必要な最低限の診療録等を見読できるようにする。

②見読性確保のための外部出力

システムが停止した場合でも患者の一連の診療録等を汎用のブラウザなどで見読できるように見読性を確保した形式で外部ファイルへ出力する。

③遠隔地のデータバックアップを使用した見読機能

大規模火災等の災害対策として、遠隔地に電子保存記録をバックアップし、そのバックアップデータと汎用的なブラウザ等を用いて、日常診療に必要な最低限の診療録等を見読できるようにする。

■保存性実現のための技術(運用を含む)

①ウイルスや不適切なソフトウェア等による情報の破壊及び混同等の防止

ウイルス対策ソフトの採用やセキュアなネットワークの構築を徹底する。

②不適切な保管・取扱いによる情報の滅失や破壊の防止

使用する記録媒体や記録機器の環境条件を把握し、サーバ室等の温度、湿度等の環境を適切に保持する。サーバ室等への入室は、許可された者以外が行うことができないようにする。万一、情報が失われるような場合に備えて、定期的に診療録等の情報のバックアップを作成し、そのバックアップを履歴とともに管理し、復元できる仕組みを備える。

③障害等によるデータ保存時の不整合の防止

データ形式及び転送プロトコル※のバージョン管理と継続性の確保を行う。ネットワークや外部保存を受託する機関の設備の劣化対策を行う。

※二要素認証
「医療情報システムの安全管理に関するガイドライン」では、認証の方法として下記3パターンを挙げている。
・ID・パスワード
・生体計測(バイオメトリクス。指紋や虹彩等)
・物理媒体(セキュリティ・デバイス(ICカード等))
同ガイドラインでは、二要素認証とは上記のうち2つ以上を組み合わせた認証方法。

※転送プロトコル
ネットワーク上でのファイルの送受信手順や方法等を定めた規約。

⑵ 電子カルテシステムの基本機能（ペーパレス化）

つぎに、紙のカルテをどのように電子化しているか説明する。カルテを電子化するためには、オーダエントリシステムで実現した「指示」の電子化のほかに、「医療文書」、「診療記録」、「看護関係の記録」についても電子化する必要があった（**図15**）。それらについては、下表のさまざまな機能・システムにより実現している。以下、詳しくみていく。

機能	機能概要
オーダエントリシステム	オーダエントリシステムによる各関連部署へのデータ転送 各種オーダチェックによるミス防止
セキュリティ	三原則（真正性、見読性、保存性）を確保した電子保存 **『医療情報システムの安全管理に関するガイドライン』**に準拠した内容とする
診療記録	経過記録（別呼称：カルテ２号紙情報、プログレスノート）、所見情報などのフリー入力、テンプレート入力・編集　スキーマ（シェーマ）、画像などのカルテへの貼付
クリティカルパス（クリニカルパス）	診療プロセスの標準化による診療の質の向上／効率化を目的とする 検温表情報など日々の患者情報を一画面に集約し情報共有を支援 クリティカルパス（クリニカルパス）の作成・編集
文書作成システム	病院内の各種文書類（紹介状、診断書など）の電子化をサポート（レイアウト設計、自動転記など）
検査結果・レポート参照	検査結果、放射線・内視鏡・超音波画像、部門レポートの参照
看護支援システム	医師の指示の下に行う医療行為やケアの実施、看護独自の記録など看護業務全般を支援するためのシステム

図15■電子カルテシステムに必要な機能（ペーパレス化）

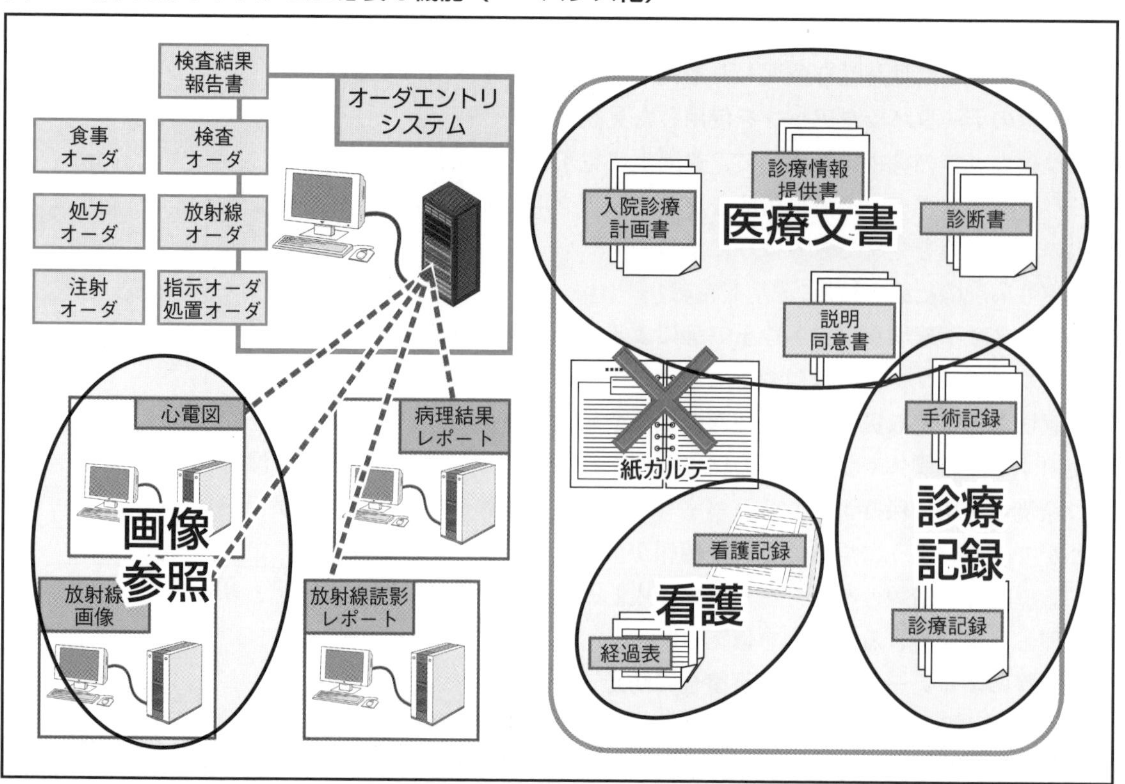

①診療記録

医師の診療内容を記録するもので、SOAP※の分類毎に自由に記載したり、スキーマを貼り付けたりして作成する。カルテに記載する図のことを「スキーマ(英語)」もしくは「シェーマ(ドイツ語)」と呼ぶ。図を活用することで文字だけの記録よりも詳細な記録が残せる。

※SOAP
→76頁・注参照。

また、「代行入力」機能について触れておきたい。コンピュータが普及してきたといっても扱いに不慣れな人は存在する。診察中にコンピュータの入力に時間がかかるせいで医師が診察に集中できなくなっては本末転倒である。また、医師が離席中に緊急で指示を出したい場合、近くにコンピュータがなくては指示を入力することができない。そのような場合に備えて電子カルテには「代行入力」という機能がある。医師の指示の元で看護師やクラークが診療録を入力する。医師のコンピュータ入力業務の軽減にも繋がる、業務分散に活用できる機能である。

もちろん、診療録は記載の責任者や内容の確実性が担保される必要があることは先の三原則や法令の話で触れたとおりである。そのため、代行入力を使用する場合に遵守しなくてはならない事項がガイドラインにより定められている※。

※代行入力の留意事項を「医療情報システムの安全管理に関するガイドライン」より以下に抜粋する。「代行入力者はIDの貸与ではなく自身のIDを保有する必要がある。」「代行入力を許可する範囲は運用管理規定にて定めること。」「誰の代行が誰によって入力されたのか都度記録されること。」「代行入力によって記録された診療録等は速やかに確定者により確定操作(承認)が行われること。」「内容の確認をせずに確定操作を行ってはならない。」。

②クリティカルパス(クリニカルパス)

治療や検査の標準的な計画をスケジュール表のようにまとめた入院診療計画書等をシステム化したものである。時系列で診療内容を整理し表現することができる(→次頁からのコラム参照)。

③文書作成システム

文書作成システムは、定型の文書を作成する機能である。あらかじめ用意した各種文書に患者情報を自動的に取り込むことで記載を簡単にするしくみになっている。各種テンプレートを用い、診療文書を作成することができる。出力して患者に渡した文書は電子カルテシステムに保存する。

④検査結果・レポート参照

検査結果や画像を確認するための機能である。依頼した検査に基づく検査結果や画像診断のレポートを呼び出すことができる。画像管理のシステムを導入している場合であれば、電子カルテシステムの画面より、同一患者のPACS(医用画像システム)の画像を呼び出すこともできる。

⑤看護支援システム

看護業務を支援するシステムである。この看護支援システムについては次に詳しく説明する。

column

クリティカルパス（クリニカルパス）とは

電子カルテシステムを理解するための基礎知識として、クリティカルパス（Critical Path）を紹介する。クリティカルパスとは、元来は1950年代にアメリカの工業界で導入されはじめた考え方で、1990年代に日本の医療機関においても広まってきた。

医療においては、良質な医療を効率的、かつ安全・適正に提供するために開発された診療計画表のことをいい、多職種に及ぶ診療・ケアの計画を二次元構造で示している。縦軸（行）はケアの領域を示し、横軸（列）は時間を表す。縦軸を構成するケア領域は、「アウトカム（ケア領域でのゴール）」、「観察」、「検査」、「治療（処方、注射、処置、手術など）」、「食事」、「活動」、「教育指導」などであるが、基本的にはすべての臨床的行為をカバーするものと考えてよい。

同様の意味を表す言葉として、最近はクリニカルパス（Clinical Path）が使用されることも多く、また、ケア・マップ（Care Map）、ケア・パスウェイ（Care Pathway）も同趣旨に用いられている。

■クリティカルパスのイメージ（図）

クリティカルパスでは、ある疾患や手術について、医療内容の標準化を通して評価・改善に取り組み、その質の向上を図ることを目的としている。たとえばある手術について、入院日・手術前日・手術日・術後１日目・術後２日目といった時間軸に対応し、アウトカムをどうするか、どういう観察・検査・治療を行うのかを、標準的な診療計画としてまとめる。

最近はこうした二次元だけではなくて、「ユニットパス」や「日めくりパス」といったパスの考え方も出てきているが、基本的な考え方としては二次元の表として時間軸とケア領域をベースに、ある疾患や手術に着目して標準的な診療計画を作り、それに基づき診療行為を実践していく形である。

図■クリティカルパスのイメージ

時　間 →

ケア領域 ↓

日　付	×月×日	×月×日	×月×日	×月×日	×月×日
イベント	入院日	手術前日	手術日	術後１日	術後２日
アウトカム					
観　察					
検　査					
治　療					
食　事					
活　動					
教育指導					

■地域連携クリティカルパス

脳梗塞の患者などに対し、急性期病院から回復期病院など複数の医療機関により診療を行う場合に作成するパスが、地域連携クリティカルパスである。早期に在宅復帰できるような診療計画を作成し、治療を行うすべての医療機関で共有して用いる。

診療にあたる医療機関が役割分担を決め、次の医療機関でどのような診療を受けるのかをあらかじめ患者に提示・説明することにより、患者が安心して医療を受けることができる。

また、医療機関ごとの診療内容と治療経過、アウトカム等が診療計画に明示されており、リハビリテーション施設など回復期の医療機関においては患者がどのような状態で転院してくるかを事前に把握できるため、改めて状態を観察することなく、転院早々からリハビリテーションを開始できる。

このようにして、医療連携体制に基づく地域完結型医療が具体的に実現される。

■クリティカルパスの効果

クリティカルパスは、医療の計画・実施にあたり、プロセスの標準化と可視化(あるいはマッピング)を通じて、医療の質の保証と向上、効率化(時間と医療資源の節減)を図るものである。その効果として、次に具体例をあげる。

①医療の質の保証と向上(根拠に基づく医療(EBM※)の実施など)

※EBM：Evidence Based Medicine

②プロセスの効率化や在院日数の短縮

③(情報の共有による)チーム医療の促進

④ベストプラクティスとの比較やガイドライン導入の検討

⑤医師・看護師その他の医療職および学生の教育やシミュレーション

⑥系統的なデータ収集と評価指標算出の支援

⑦医事会計、原価計算・分析への支援

⑧患者・家族への説明(インフォームド・コンセント)への支援

⑨医療の継続性の確保

⑩全組織的な質改善(TQM※)活動の促進

※TQM：Total Quality Management

■ばらつきの意味と対処

クリティカルパスは、ある疾患に着目した標準的な治療の計画であり、必ずしも全患者に問題なく適用し実践していけるものではない。標準計画からはずれる場合は、その意味合いを踏まえておく必要がある。診療プロセスのばらつきには、必然性があるものもあれば、不要なものもあるためである。

クリティカルパスを実践できない理由(ばらつき)には、①患者によるもの(臨床的要因、社会的要因)、②医療者によるもの(医師、看護師など)、③システムによるもの(組織内・組織外)がある。このばらつきを、クリティカルパスにおいてはバリアンス(Variance)とよんでいる。

こうしたバリアンスが発生したときに、バリアンスを収集し分析することによって、クリティカルパスを改定して、よりよいものに仕上げていくことが、クリティカルパスを発展させていく手法の一つである。

2-4.看護支援システムと看護に関連するシステム

⑴ 看護に関連するシステムと全体像（図16）

オーダエントリシステム、電子カルテシステムとともに、いわゆる基幹システムを構築する看護支援システムや、看護に関連するシステムを紹介する。

スタッフ（ナース）ステーションにも電子カルテシステムは備わっており、ここでカルテの閲覧等が行える。連携する情報が多岐にわたることもあり、最近では看護支援システムと電子カルテシステムが一体化していることが多い。

病室にはナースコールシステムがあり、患者がボタンを押せば看護師に呼び出しが伝わる。オーダエントリシステムとの連携により、患者の入院の指示があるとナースコールシステムに入院患者の情報が伝達され、どのベッドに誰が入院しているかなどの情報がすぐにわかるようになっている。看護支援システムでは、ケアの実施、バイタル、観察内容などの記録が行われる※。

※病室においてはモバイル端末、スマートフォン、タブレットなどが、こうした情報入力・情報参照に使われている。

薬剤については、病棟薬剤室で調剤が行われるが、実際に投与するのは看護師であることが多いため、薬剤に関するシステムも活用されている。

重症の患者の管理を行うICU※では、患者は生体情報モニタとして、血圧や脈拍、血中酸素濃度など、さまざまな生体情報を自動的に測定する装置を体中につけている。そういったデータを管理するシステムがあり、スタッフ（ナース）ステーションからICUにいる患者の状態をモニタリングすることも可能である。

※ICU（Intensive Care Unit）
→135頁

図16 部署・部屋ごとにみる看護に関連するシステム

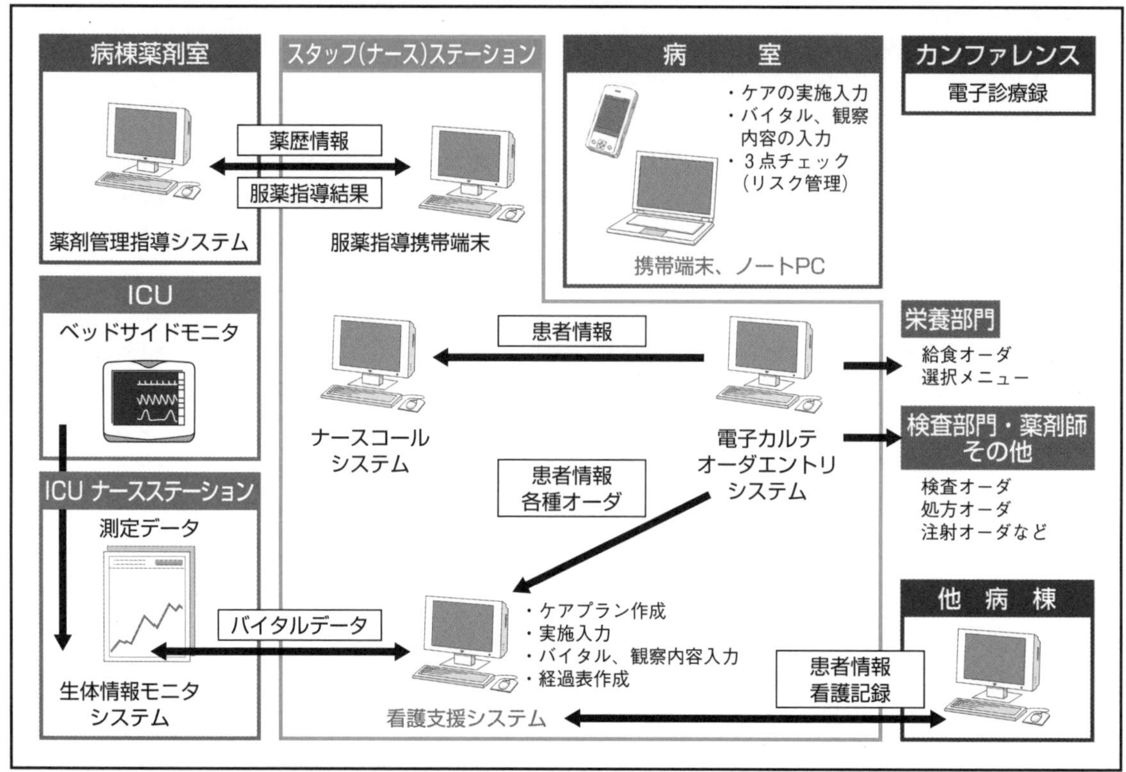

(2) 看護業務の流れとITの活用(図17)

看護業務は、いわゆるPDCAサイクルに沿って行われる。最初に看護診断・看護計画として、患者の健康状態に関する情報を分析し計画を立案する段階があり、以下看護実践→看護評価→改善と進む。この時点で入院が継続していれば看護計画を修正するなどの改善を行い、サイクルを回していく。このサイクルの中で、さまざまな記録を取っていくことになる。以下、このサイクルについて詳しく紹介する。

図17 看護業務の流れ(看護過程)

看護業務
- ●療養上の世話…看護師が看護支援システム上で計画立案して実施する業務
- ●診療の補助…バイタル等の各種記録、医師のオーダに基づいて実施する業務

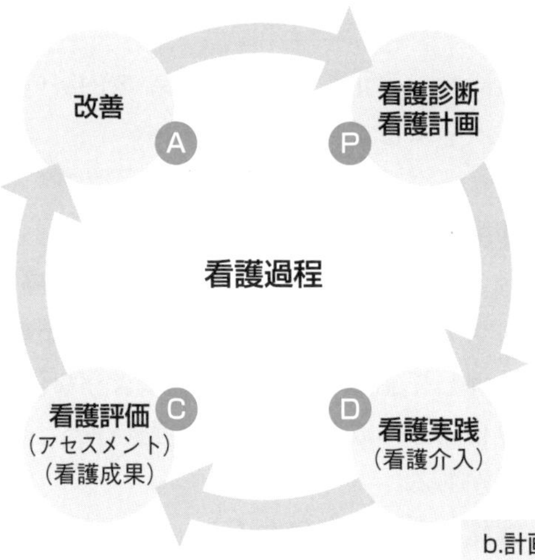

看護過程

P 看護診断 看護計画
a.収集された情報を分析し問題点を明確にする。問題点解決に向けた目標を設定する
- ・ゴードンの11の健康機能パターン
- ・ヘンダーソンの14の構成要素
- ・ロイの4つの適応様式
- ・NANDA※13領域などの概念に沿ってアナムネ※情報を分析
- ・看護診断
- ・標準看護計画
- ・NANDA看護診断

D 看護実践(看護介入)
b.計画された看護行為を行なう段階
- ・オーダ実施入力(ケア・処置・注射など)
- ・NIC※

C 看護評価(アセスメント)(看護成果)
c.看護目標と患者の反応を比較し、目標にどの程度到達したかを明確にする
- ・看護記録
- ・経過表(TPR, BP・IN/OUT)※
- ・POS(SOAP)※
- ・フォーカスチャーティング(FDAR)※
- ・ADL※
- ・看護必要度※
- ・NOC※
- ・クリニカルパス

A 改善
d.評価に基づく改善
- ・看護計画内容の修正
- ・クリニカルパス内容の検討

※NANDA(ナンダ)
North American Nursing Diagnosis Association(北米看護診断協会)の略。同協会が提唱する看護診断を指す。NANDA 看護診断を使って看護診断し、NOC で看護結果を決定し、NIC で看護介入するというように、リンケージしているため、『NANDA-NOC-NIC』というように看護診断の一つのプロセスとして定着しつつある。

※アナムネ
ドイツ語のAnamnese(既往歴)の略。初診患者等に対して診察前に行う問診のこと。実際には、既往歴に留まらず、主訴や家族歴、嗜好など質問内容は多岐にわたる。

※NIC(ニック)
Nursing Intervention Classification(看護介入分類)の略。看護介入を体系化したもの。看護診断が確定すれば関連する看護介入の中からその診断を解決するために適した介入を選択できる仕組みになっている。

※TPR, BP, IN/OUT
バイタルサイン(生体情報)の代表的な項目。Temperature=体温、Pulse=心拍数、Respiration=呼吸数、Blood Pressure=血圧、IN/OUT=水分量のバランス記録(飲水量+補液量−尿量−ドレーン量)

※POS(SOAP)→76頁

※フォーカスチャーティング(FDAR)
患者に起こった事実に焦点(フォーカス)を当てた系統的な経過記録。叙述的な記録内容や目的を明確にするために、独立したフォーカス欄を設けて記載。
Data「情報」主観的、客観的情報や出来事が起こった時など
Action「行為」医療、看護介入のための計画や実際に行った看護行為、治療、処置
Response「反応」看護行為、治療の結果、患者の経緯

※ADL
患者の状態について自立/一部介助/全介助のいずれかを評価すること。Activities of Daily Livingの略語。

※看護必要度
看護のマンパワーがどの程度必要かを評価したもの。現在の診療報酬では、看護師を配置した数に応じて診療報酬点数が決まるが、その結果看護師の取り合いになり、必要な患者に必要量のケアが行えなくなっている現状を改善するために取り入れられた。

※NOC(ノック)
Nursing Outcomes Classification(看護成果分類)の略。看護目標分類と訳されることもある。看護診断を行い、看護介入で患者がどんな結果を得られるかを表現(=NOC)し、実際に行う観察やケアの内容を記述(=NIC)する。

入院した患者に対しては、まずアナムネ(既往歴)を取る(病歴聴取)。これは看護師による問診のようなものであり、主観的・客観的な患者の情報収集を行い、システムに登録する。

そして登録された情報や医師の診断などを踏まえ看護診断(看護師目線による診断)を行う。診断においては、ゴードン、ヘンダーソン、ロイ、NANDAといった概念枠組みに沿ってアナムネ情報を分析する。

看護診断を行ったら、次は実際にどういったケアを行ったらよいかという看護計画を立てる。このなかで看護目標を立て、目標達成に向け看護師がどのように介入していくか、プランを立てる。

その後、実際に看護実践(看護介入)として実践しつつ、計画以外にも医師から指示があれば実践していく。

最後に、看護評価(アセスメント・看護成果)が行われる。ここでは看護目標と患者の反応を比較し、目標にどの程度到達したかを明確にする。評価には看護記録などが使用される※。

※看護記録はカルテと違い法令の規制が少なく、病院により付け方がまちまちであり、経過表1つをとっても温度板・体温表・フローチャート・熱計表など言葉が統一されていない。看護支援システムはこういったことに対応できるよう作成する必要がある。

この看護評価に基づき、看護計画の修正やクリニカルパス内容の検討といった改善を行い、PDCAのサイクルを回していく。

(3) 看護支援業務と看護管理業務

看護部門では、受け入れ患者ごとに、情報収集・計画作成・実施入力・評価を行う。このそれぞれのフェーズで、血圧や脈拍などのバイタル情報に加えて、患者の状態を数値化・レベル分けして記録していく。このような治療・ケアに直接関わる業務のほかに、管理日誌を作成したり、看護勤務表を作成したりといった各種の「看護管理業務」がある。

これらの業務を、システム機能に分けて整理すると、以下のとおりである。

看護支援業務	看護管理業務
・アナムネ、ADL、看護必要度情報の登録・変更 ・看護診断や看護計画による計画立案 ・ケア指示の発行、変更 ・Dr指示の指示受け管理 ・ワークシート情報の参照と印刷 ・経過表(温度板、体温表等)の参照と印刷 ・各種指示の実施(結果)入力 ・バーコード(RFID※)利用による3点チェック ・看護師の経過記録(POS・SOAP・フォーカスチャーティング) ・各種条件指定による患者一覧 ・退院、転棟、転科等のサマリー作成	・管理日誌作成 (看護管理・病棟管理・外来管理・手術管理・当直管理) ・職員情報管理 ・勤務表作成 ・勤務管理 ・人事管理 (クリニカルラダー※、キャリアパス)

※クリニカルラダー
能力開発及び評価のしくみ。

※RFID(Radio Frequency Identification)
微小な無線チップにより人や物を識別・管理するしくみ。ICタグなどとして用いられる。

(4) システムの導入効果／目的（図18）

看護支援システム導入の目的や期待できる効果は、**図18**のとおりである。

病院の中で一番人数が多い職種が看護師であるため、看護師の業務をシステム化することは、病院情報システムにおいてはとても重要なことである。

①作業量の減少による直接看護時間の増量とケア業務の質の向上

一冊しかないカルテや看護記録での運用の場合、カルテから必要な情報を書き写すクリップボードを持って各病室をまわり、その記録を看護記録に写すなど、看護師の業務は転記の山であったが、システム化により看護師の事務作業が軽減されて、本来業務に時間を割けるようになる。また、ケアパターンやチェック項目・観点をシステムに登録し利用することで、ベストプラクティスを共有することができる。

②人為ミスの低減と医療安全の向上

ITの得意分野を利用することで、人為ミスの低減を図り、医療安全向上を支援する。人は必ずミスをする以上、医師も看護師も例外ではない。

個人個人に非常に高い安全性を求められる業務を、いかにサポートし安全・安心をもたらすか、ITの非常に重要な役割である。

③データの経営改善への活用

発生源で看護の実施情報を登録することで、その収集データを経営改善に活かせる。看護師が情報を入力することにより、診療に関わる大部分の情報が収集でき、これを分析することにより物品管理などの業務の効率化につなげることができる。

④標準手法・マスターの適用拡大

標準的な看護手法やマスターの利用が進み、看護の質の向上につながる。

図18 看護支援システムの導入効果/目的

(1)間接業務の作業量減少 →直接看護時間の増量 →看護の質向上	事務作業の軽減	●情報連携による転記作業からの解放 ●自動集計による計算集計業務からの解放　等 （指示ワークシート、経過表、各種管理日誌）
	ケアの質の向上	●システム登録されたベストプラクティスの活用 ●患者に対する直接看護業務時間の増大　等
(2)ITを利用したチェックによる人為ミスの低減 →医療安全向上	リスクの低減	●実施時チェックによる、人為的な医療ミスの低減 （3点チェック、患者認証チェックで、読み間違い、思い込み等の排除） ●指示変更の迅速・円滑な受け取りによる事故リスクの低減　等
(3)発生源で実施情報を登録 →収集データ分析による経営改善への活用	発生源データ収集	●現場のリアルデータ（破損や廃棄など、患者への請求外の情報含む）収集により、効果的な物品管理業務を支援 ●実施時間含めた情報収集・分析で看護業務の改善を支援　等
(4)システム搭載機能利用による標準手法・マスターの適用拡大	NANDA - NOC - NIC、看護実践用語標準マスター、ICNP（看護実践国際分類）、FIM、標準看護計画、標準看護度分類、標準看護アセスメント等の活用による標準手法・マスターの適用拡大	

(5) 3点チェックによる人為ミスの低減(図19)

「ITを利用したチェックによる人為ミスの低減」の一例として、バーコードを使った3点認証によるリスク管理がある。ここでは点滴を実施する場合を例に紹介する。**図19**のように患者のリストバンド、看護師の名札、輸液パックのラベルの3つに印刷されたバーコードが医師からのオーダと一致するかを照合する。これにより患者の取り違えを防止し、最新のオーダが用意した輸液パックとあっているかをチェックでき、人為的な誤りを防止することができる。

図19■ 3点チェックによる人為ミスの低減

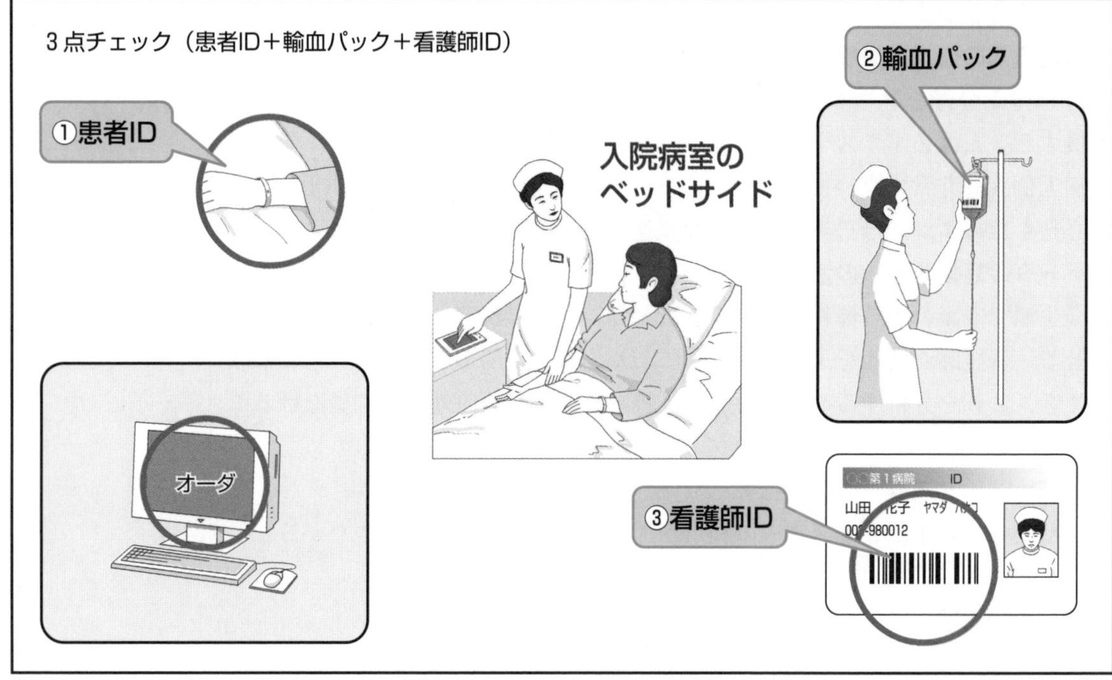

3
電子カルテシステムの今後の方向性

⑴ 電子カルテシステムの目的と課題（図20）

ここまでの説明の中で、電子カルテシステム導入の目的として、診療情報の共有化、業務の効率化などがあることは述べた。大規模な施設では既に大半が電子カルテを導入しており、導入という当初の目的はほぼ達成されているといえる。そこで次の段階として、日々の診療の中で蓄積したデータをいかに活用してよりよい医療をおこなっていくかが課題となる。

第１章で説明したように、データの活用に関しては、医療機関や医療システムベンダーだけでなく国でもさまざまな検討がなされており、2022年６月に閣議決定された「経済財政運営と改革の基本方針2022」（いわゆる「骨太方針」）等にも、今後の医療分野におけるデータ活用の方向性が記載されている。また、「データヘルス改革」の進展に伴い、医療機関間での情報共有や介護・医療間の情報共有を目的とした医療システムの標準化についても順次進められている。

⑵ 次世代健康医療情報の共通プラットフォームNeXEHRS（図21）

ここではさらに踏み込んで、医療者や学会、ベンダーなどが一体となって検討している、次世代健康医療情報の共通プラットフォームNeXEHRS（ネクサーズ）について触れてみたい。

現状では、医療情報は医療機関単位で管理されているため、医療機関を超えてひとりの患者情報を横断的に利用することや、患者自身が自分のデータを管理することはできず、また、研究などの二次利用にも十分活用できていないと

図20　電子カルテシステムの目的と課題

電子カルテシステムに蓄積されたデータをいかに活用していくかが今後の課題となる。

1. 各施設におけるIT化

2. 施設間の情報連携・共有

3. 蓄積データの管理・分析・提供

さらなる活用策
- ・蓄積されたデータの後利用：
  診療、研究、教育への支援、経営支援
- ・他施設との情報共有：
  地域医療連携推進、疾患ネットワーク、災害時の情報共有

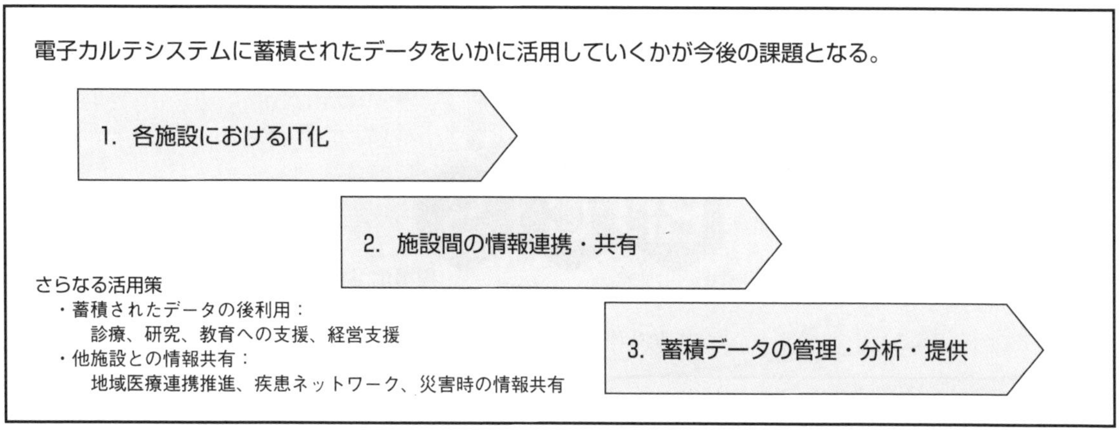

いう課題がある。NeXEHRSは、そうした課題を解決するために、「本人主体管理」「本人・医療提供者間での情報共用」「自他共栄」の3つを基本コンセプトとした次世代健康医療記録システムの実現を目指している(**図21**)。NeXEHRSの共通プラットフォーム構築指針はNeXEHRSコンソーシアムのホームページにて公開されている。

NeXEHRSでは、医療情報の連携としてHL7 FHIR※(→264・285・294頁)というフレームワークの活用を検討している。諸外国では、インセンティブを設けるなど国家主導でFHIR採用による医療情報の標準化が推し進められており、たとえばアメリカでは「Blue Button※」というしくみが広まり、国民の半数以上が自身の医療データにアクセスできるようになっている。

通常、データの標準化には時間がかかることが多いものだが、FHIRは使用頻度が高いものから優先的に採用する80%ルールといわれる考え方を用い、実装面を重視してスピーディーに公開される点が大きな特徴となっている。

現在、日本でも、FHIRの活用方法や仕様(プロファイル)を検討し始めた段階で、今後の急速な発展が大いに期待されている。

※HL7(Health Level Seven)
アメリカを起源とする保健医療情報交換のための標準規格の名称。また、その策定団体の名称。FHIRはFast Healthcare Interoperability Resourceの略。HL7の一連の標準規格の優れた機能等を踏まえ、最新のWeb技術を活用し、実装性に重点を置いて策定された。診療記録等のデータのほか、医療関連の管理業務、公衆衛生および研究に関連するデータも含め、医療関連情報の交換を可能にするように設計されている。

※Blue Button
2010年オバマ政権時に創設。医療機関等のポータルから自身の健康情報データをダウンロードできるしくみ。トランプ政権の政策の一環で開発された「Blue Button 2.0」にHL7 FHIRが採用された。

図21 次世代健康医療記録システム共通プラットフォーム(NeXEHRS)

NeXEHRS(次世代健康医療記録システム)のコンセプト

3つの基本コンセプト

本人主体管理	個人に基づく健康医療情報を医療提供機関単位ではなく、本人(患者等)単位で1記録とし、そのバックアップコピーを本人主体で管理する。
本人・医療提供者間での情報共用	本人と医療提供者は、本人が明示的に拒否する場合を除き、医療時に医療情報を共用する。
自他共栄	より良い医療を開発して他の患者への診療にも将来貢献するため、仮名化した医療情報を安全に二次利用する。

5つの実現方針 PAi-BiCS

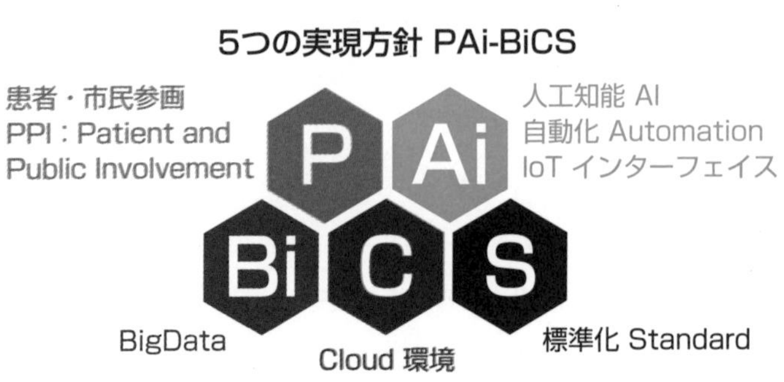

患者・市民参画
PPI : Patient and Public Involvement
P
Ai
人工知能 AI
自動化 Automation
IoT インターフェイス
Bi
C
S
BigData
Cloud 環境
標準化 Standard

※NeXEHRSコンソーシアム　ホームページより　https://www.nexehrs-cpc.jp/

4 本章のまとめ

オーダエントリシステムと電子カルテシステムの違いについては、以下のようにまとめることができる。

オーダエントリシステム	「依頼」から始まる「電子伝票システム」 ※依頼伝票からアプローチ。報告・記録の参照は付随機能。
電子カルテシステム	「診療を記録」するための「診療記録システム」 ※診療の記録からアプローチ。依頼・指示は記録のための入力。

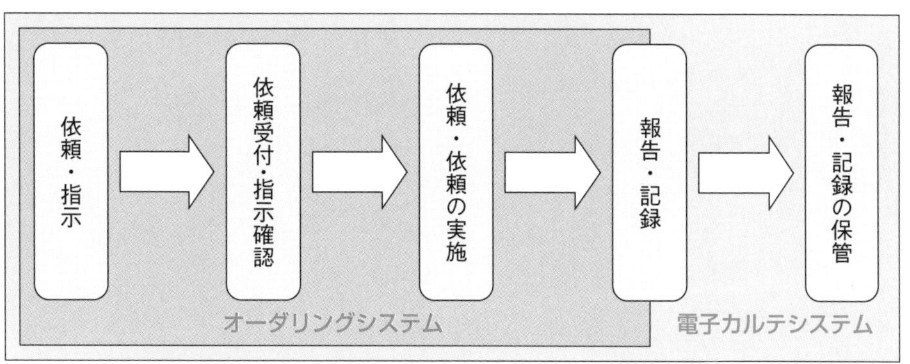

ここから、電子カルテシステムの概念とは、「従来診療の経過を記入していた紙のカルテを電子的なシステムに置き換え、電子情報として編集・管理するしくみ」であるということができるかもしれない。

しかし、それだけでは足りない。

オーダエントリシステムは医師がオーダを発し、それに対してレスポンスを受ける、計算を行うなど、まず発端があってはじまるシステムである。それに対し、病院情報システムや電子カルテシステムには、発端がない。すべてが有機的につながって全体のシステムができあがっている。

単純に紙カルテを置き換えただけではシステム導入としては成功とは言えず、こうした有機的なシステムを活かして、紙カルテでは行えなかった「電子カルテ診療」という新しい診療のあり方を提供することが、システムの真の目的であるといえよう。

現在ではこうした有機的なつながりがさらに広がり、個々の病院という「点」が、地域の病院とつながって「線」になっていく。国家プロジェクトとしてもこうした動きを加速させており、システムやデータを活用したより有効で有益な診療のあり方が求められている。

第4章

医事会計システム

1 診療報酬制度

1. 診療報酬制度と点数表
2. 医療保険制度と患者負担
3. 診療報酬の請求と支払い

2 医事会計システム

1. 診療の流れとシステム
2. 医事会計システムの効果

3 レセプト電算処理システムとオンライン請求

1. レセプト電算処理システムの概要と歩み・現状
2. 電子レセプト
3. オンライン請求
4. 審査支払機関におけるチェック

4 DPC制度(急性期入院医療の定額払い方式)

1. DPC制度の特徴
2. DPC制度における診療報酬
3. DPCデータの提出と利活用

5 診療報酬改定への対応

1. 診療報酬の改定と医事会計システムの変更
2. その他のシステムの変更要因

1 診療報酬制度

1-1.診療報酬制度と点数表

医事会計システムの内容を理解するためには、前提として密接に関係する制度や用語を把握する必要がある。

(1) 診療報酬

診療報酬とは、保険診療を行った際、その行為に対して支払われる報酬※のことをいう。医療機関にとっては最大の収入源である。

それでは保険診療とは何か。これは保険医療機関において保険医が行う診療のことをいう。病院や診療所は、健康保険法の規定に従って、保険医療機関の指定を受ける。また、医師は、同じく健康保険法の規定に従って、保険医の登録を受ける。指定や登録は、日常業務ではほとんど意識されないが、新規開院では手続が必要となり、医師を採用する場合には確認事項となる。

※診療報酬と医療費
「医療費」とは、医療に要する費用のことだが、「費用」は支払う側が用いる言葉であり、これを受け取る側(医療機関)から見れば「診療報酬」となる。なお、診療報酬には薬局が受け取る医療費も含まれる。

(2) 保険給付の方法

保険診療を行う相手、つまり患者は医療保険の加入者※である。患者から見て、保険診療を受けるということは、加入している医療保険(保険者※)から給付を受けるということになる。その受け方については、次の２つの方式があるが、②の現物給付方式がほとんどである。

①**償還払い方式**　受診後、診療報酬の全額を患者が医療機関に支払い、その後に患者が保険者に申請して、給付率に応じ給付金を受ける方法である。一時的にせよ、患者は多額の現金を準備しなければならない。

②**現物給付方式**　前者の欠点を補うもので、受診後、患者は医療機関に一部負担金(１割～３割)を支払うだけで済む。診療報酬の残りの部分は医療機関が保険者に請求し、支払いを受ける。患者にとっては医療そのものが給付されるわけである。

※保険者と医療保険の加入者(被保険者、被扶養者)
多くの人から保険料を徴収し、これを財源として一定の事故に遭った人を救済する事業を営む機関のことを「保険者」という。公的医療保険を運営する機関は会社ではないため「保険会社」とはいわない。
保険によって保障を受ける権利を有する人のことを「被保険者」といい、一定の保障をすることを「保険給付」という。被保険者に扶養されている人のことを被扶養者という。厳密には、被保険者に関する保険給付を「療養の給付」といい、被扶養者に関する保険給付を「家族療養費の支給」というが、詳細の説明は省略する。

(3) 診療報酬の請求方法

以上の(1)(2)を踏まえ、医療機関での診療報酬に関連する事務作業を整理すると、次のようになる。

①患者に提供した保険診療の内容に応じて、診療報酬を計算

②患者から自己負担金を徴収

③ひと月分の全患者の診療報酬(患者から徴収した負担金を除く)を審査支払機

関経由で保険者に請求

④審査支払機関経由で保険者より患者から徴収した負担金を除いた額が支払われるので受け取る

審査支払機関とは、保険医療機関と保険者を仲立ちする組織で、社会保険診療報酬支払基金と国民健康保険団体連合会がある。

(4) 診療報酬点数表

診療報酬を算定するためのルールを国(厚生労働大臣)が定めており、それをまとめたものが診療報酬点数表※とよばれている。これは医科・歯科に分類されており、点数が示されている。1点＝10円で換算され、たとえば初診料は288点(2022年10月現在)なので、2,880円となる。

※調剤の場合は調剤報酬点数表とよばれている。

診療報酬点数表は非常に分厚く※、難解なものとされている。それは、書かれている点数をそのまま累計して請求できるのならば非常に簡単だが、診療行為の複雑さに伴い、「まるめ」「包括」「背反」などのルール※が生まれ、解釈をいっそう難しいものにしているからである。

※たとえば、社会保険研究所から発行される「医科点数表の解釈」は2,000頁を超える分量がある。

※診療報酬点数表のルール→114頁

(5) 診療報酬の支払い方式

診療報酬の支払い方式としては、次の2つの方式がある。

①**出来高払い方式**　患者に対して提供した個々の診療行為の点数を個々に積み上げていき、その合計点数で支払額を決める方法

②**定額払い方式**　一定の要件(疾病別・日数・件数等)に対して一定の支払額をあらかじめ決めておく方法

出来高払い方式は、いわゆる過剰・濃厚診療を誘発する可能性がある、との指摘がある。また、医療の質や効率性の向上についての評価が不十分といえる。一方、定額払い方式では逆に、粗診粗療を招くおそれがある。

現行の診療報酬点数表は、出来高払い方式を中心としつつ、部分的に定額払い方式が組み込まれたものといえる※。診療報酬の請求例は以下のとおり。

※これとは別に、急性期医療における定額払いのしくみ(DPC)がある。125頁参照。

事　例	診　療　内　容	点数(2022年10月現在)
成人 初診即入院 7日間入院 ※の項は、各診療行為を合算した点数である。	初診料 地域一般入院料2 初期加算 検査※ 画像診断※ 投薬※ 注射※ 処置※ 手術※ 麻酔※	288点 1,153×7＝8,071点 450×7＝3,150点 X,XXX点 X,XXX点 XXX点 X,XXX点 XXX点 X,XXX点 XXX点
	合計	XX,XXX点
	食事療養 入院時食事療養費(Ⅰ)(11回食事)	640円×11回＝7,040円

1-2.医療保険制度と患者負担

(1) 医療保険制度等の一覧(図1)

医療保険には、職場に勤める人を対象とした職域保険、自営業の人を対象とした国民健康保険がある。

75歳以上の人や、65歳以上で一定以上の障害のある人は「後期高齢者医療制度(長寿医療制度)」による医療を受ける。

医療保険制度は国の医療保障制度の主柱といえるが、そのほか、もう一つの柱として公費負担医療制度がある。これは公衆衛生関係のものと社会福祉関係のものに分かれる。

図1 医療保険制度等の一覧

医療保険	職場に勤める人を対象とする被用者保険(職域保険)	●健康保険	全国健康保険協会管掌健康保険/組合管掌健康保険/日雇特例被保険者の保険
		●船員保険	
		●共済組合等	国家公務員共済組合/地方公務員等共済組合/私立学校教職員共済
	自営業等を対象とする地域保険	●国民健康保険	
	サラリーマンOBとその家族を対象	●退職者医療制度(国民健康保険)※	
後期高齢者医療	75歳以上の加入者および65歳以上の一定以上の障害のある人を対象	●後期高齢者医療制度	
公費負担医療	公衆衛生関係	●精神保健福祉法 ●感染症予防・医療法 ●公害健康被害補償法 ●難病法 等	
	社会福祉関係	●生活保護法 ●障害者総合支援法 ●身体障害者福祉法 ●児童福祉法 ●戦傷病者特別援護法 ●原爆被爆者援護法 ●母子保健法 等	
労災保険等	業務上・公務上・通勤途上のけが・病気を対象	●労働者災害補償保険法 ●国家公務員災害補償法 等	
介護保険	要介護・要支援に認定された人が給付の対象	●介護保険法	

※退職者医療制度は2008年4月から原則廃止(2015年3月31日まで65歳未満の退職者を対象として経過措置)。

(2) 患者の負担金

患者の負担金は以下のようになっている(**図2**)。

■70歳未満

患者が医療機関で受診すると、負担金が発生する。70歳未満の場合は基本的に一律3割だが、義務教育就学前は2割になる。義務教育就学前とは、満6歳に達する日(誕生日の前日)以降の最初の3月31日までのことである。

2割や3割の負担でも患者負担が著しく高額となる場合がある。この場合は患者がいったん負担金を全額支払い、あとで保険者から所定額が高額療養費として払い戻される(償還払い)のが原則的な規定である。ただし、患者が保険者から発行された限度額適用認定証を医療機関に提出した場合は、次頁の表にある限度額までを医療機関に支払えば、それ以上の負担は不要となっている(高額療養費の現物給付化)。

また、高額の医療費が継続される場合の負担軽減のため、多数回該当の限度額が設けられている。これは、直近1年間において4回以上高額療養費に該当する場合の、4回目以降の自己負担額(月額)の上限を定めたものである。

図2■医療費の患者負担

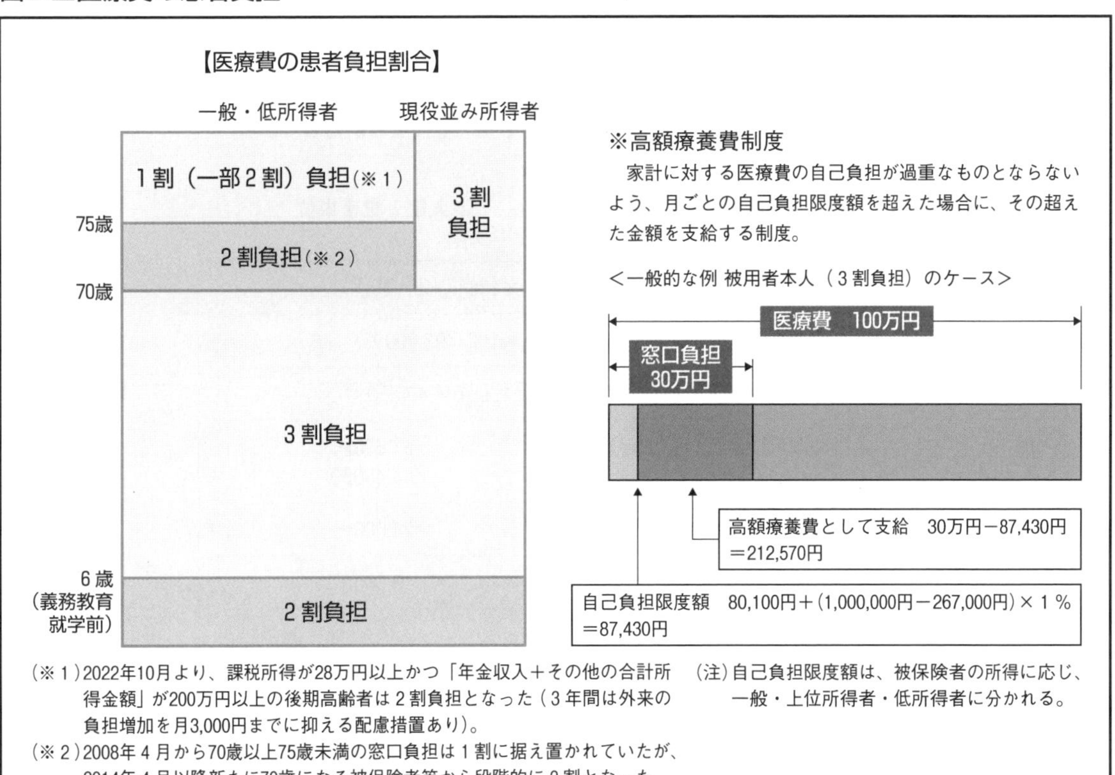

(※1)2022年10月より、課税所得が28万円以上かつ「年金収入+その他の合計所得金額」が200万円以上の後期高齢者は2割負担となった(3年間は外来の負担増加を月3,000円までに抑える配慮措置あり)。

(※2)2008年4月から70歳以上75歳未満の窓口負担は1割に据え置かれていたが、2014年4月以降新たに70歳になる被保険者等から段階的に2割となった。

(注)自己負担限度額は、被保険者の所得に応じ、一般・上位所得者・低所得者に分かれる。

70歳未満			
①義務教育就学前は医療費の２割			
②義務教育就学以後70歳未満の人は、医療費の３割			
③高額療養費	所得区分（健保の場合※）	自己負担限度額（月額）	多数回該当
	標準報酬月額※83万円以上	252,600円+（医療費－842,000円）×1%	140,100円
	同53万～79万円	167,400円+（医療費－558,000円）×1%	93,000円
	同28万～50万円	80,100円+（医療費－267,000円）×1%	44,400円
	同26万円以下	57,600円	44,400円
	低所得者（市区町村民税の非課税者等）	35,400円	24,600円

※国保では「旧ただし書き所得」の額により５段階の区分が行われる。

※標準報酬月額
被保険者の月給に相当する額として決められた額。

■70歳以上

70歳以上75歳未満の前期高齢者の場合は通常は２割、75歳以上の後期高齢者の場合は通常は１割・一定以上の所得者は２割※となり、現役並み所得者の場合はともに３割となる。高額療養費については、「個人単位・外来」と「入院・世帯単位」の２種類の限度額が設定されている。

※2022年10月より。前ページ図２（※１）参照。

70歳以上				
①70歳以上75歳未満の前期高齢者は医療費の２割（現役並み所得者：３割）				
②75歳以上の後期高齢者は医療費の１割（一定以上所得者：２割　現役並み所得者：３割）				
③高額療養費	所得区分	課税所得	個人単位（外来）	入院・世帯単位
	現役並み所得者	690万円以上	252,600円＋（医療費－842,000円）×1%〈140,100円〉	
		380万円以上	167,400円＋（医療費－558,000円）×1%〈93,000円〉	
		145万円以上	80,100円＋（医療費－267,000円）×1%〈44,400円〉	
	一般		18,000円（年間144,000円上限）	57,600円〈44,400円〉
	低所得Ⅱ		8,000円	24,600円
	低所得Ⅰ		8,000円	15,000円

〈　〉は多数回該当

■保険外診療

①自由診療(自費)

被保険者の資格がない、給付期限が切れている、などの場合、保険給付を受けられず、全額が患者負担となる。

また、療養の給付と直接関係のないもの(文書料、おむつ代、インフルエンザ等の予防接種の費用、健康診断の費用など)も、この対象となる。

②保険外併用療養費制度

基本的医療部分は保険診療で受け、それ以外の部分は自費で支払う、という保険と自費とを併用できる制度であり、以下の3類型がある。

・選定療養※

厚生労働大臣が定める療養を患者の選定により受けた療養、たとえば特別室(いわゆる差額ベッド)など特別の療養環境における療養や、診療報酬の算定方法に規定する制限回数を超えて受けた診療などが、これにあたる。

・評価療養※

先進医療、治験のような、厚生労働大臣が定める高度な医療技術などを用いており、将来保険給付の対象とすべきか評価を行っているような療養を受けた場合などが、これにあたる。

※選定療養、評価療養の実施にあたっては次の取扱いが定められている。①医療機関内の患者の見やすい場所に内容と料金を掲示すること。②内容・費用について患者に説明し、同意を得ること。③領収書を発行すること。

・患者申出療養

患者の申出に基づいて行われる、厚生労働大臣が定める高度の医療技術を用いた療養(国内未承認の医薬品の使用等)などが、これにあたる。

■入院時の食費等の負担

入院時の食費については、1食460円※を患者が負担する(食事療養標準負担額)。医療保険で定めた1食の費用(入院時食事療養費)は640円であり、医療機関は差額の180円を審査支払機関に請求することになる。

※低所得者については、下表のように減額される。

なお、療養病床に入院している高齢者(65歳以上)については、食費のほか、療養にかかる光熱水費相当額も負担する(生活療養標準負担額)。

入院時の食費等の負担			
1食につき460円(1日3食を限度・以下同じ)			
低所得者の軽減措置	70歳未満の低所得者 70歳以上の低所得Ⅱ	過去1年の入院期間が90日以下の患者	1食210円
		過去1年の入院期間が90日超の患者	1食160円
	70歳以上の低所得Ⅰ		1食100円
療養病床に入院する65歳以上の高齢者(生活療養標準負担額): 1日につき370円+1食につき460円(3食を限度)の合計額			

注)入院時食事(生活)療養費および標準負担額は、食事の提供体制や患者の状態・年齢・収入等によってさらに細分化(軽減)されている

(3) 公費負担医療制度の負担割合

医療保険だけであれば、大多数の患者が３割負担７割給付となるので、点数を積み重ねて、３割を患者に、残りの７割を保険(審査支払機関)に請求する、という簡単な構図になる。しかし、公費負担医療が関係してくると、①患者が負担する部分､②保険者が負担する部分、そして③国や地方自治体が負担する公費の部分とが出てくる。さらに公費負担医療の種類によって考え方や負担割合が変わってくる。医事会計システムの中でも非常に難しい部分である。

■費用負担の３パターン(図３)

公費負担医療は、①保険が負担した残り部分を公費が給付するもの、②診療費の全額を公費が給付するもの、③保険が負担した残り部分を患者が一部負担し、その残りの部分を公費が給付するもの、に大別される。

たとえば結核医療は、患者負担が５％で済むことになっているが、医療保険の給付を優先させる規定となっている。そこで、医療保険は通常どおりの給付割合(７割・８割・９割)となり、公費負担分はそれから５％を差し引いた割合(25％・15％・５％)となる。

生活保護(生保)の場合は、生保と医療保険を併用していれば、７割(８割)は医療保険、残りが公費となる。生保単独であれば全額公費となる。また、公費各々の特性から、条件により一部負担を設けている。

さらに複数の公費が絡んでくる場合もある。たとえば結核の場合、医療保険と結核の公費、そして患者の代わりに生保が５％を請け負うケースもある。このような場合の窓口計算、次に述べるレセプト等の印字は請求の単位(期間)が異なるため複雑になる(計算結果を１円単位で印字・四捨五入して10円単位で印字、等)。法令の改定が行われた場合には、医事会計システムのプログラム対応も非常に難しくなる。

図３■公費負担医療制度の負担例

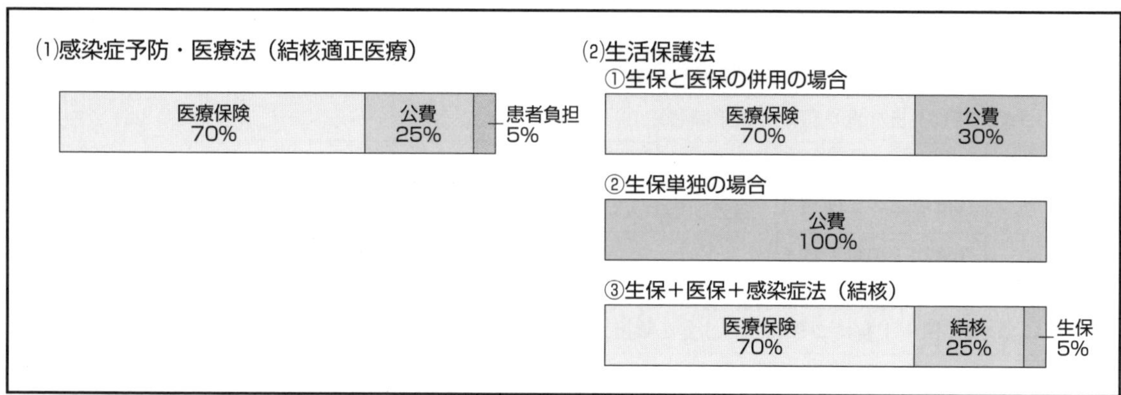

1-3.診療報酬の請求と支払い

(1) 請求書・明細書(レセプト)の提出先

患者の医療保険によって請求書・明細書(レセプト)の提出先が変わってくる。原則として被用者保険(社保)は社会保険診療報酬支払基金(支払基金)、国民健康保険および後期高齢者医療は国民健康保険団体連合会(国保連合会)が提出先となる※。なお、支払基金は各都道府県に審査事務センター・分室が置かれ、国保連合会は都道府県ごとに設置されているので、医療機関は所在地の支払基金や国保連合会にレセプト等を提出する。

※この区分けは現在法令上に規定されているものではなく、保険者は審査の委託先を支払基金と国保連合会で選択・変更することも可能である。また、調剤報酬では、健康保険組合においては合意した薬局に係るレセプトの直接審査が可能とされているため、注意が必要である。

(2) 診療報酬制度の流れ(図4)

ここで診療報酬制度の大きな流れを確認する。①被保険者が月々保険料を支払い(会社員の場合は給料天引き)、いざ病気・けがとなれば②診療を受けたあとに③一部負担金等を支払う。医療機関は、残りの保険者に請求する部分の請求書を準備し、④翌月の10日までに審査支払機関に提出する。審査支払機関で請求内容が確認され、さらに⑤保険者に渡ってチェックされ、最終的に⑦支払いが行われるのは、診療の翌々月となる。

したがって、診療を行った分の7割ほどは翌々月以降の収入になる。請求を正しく行わないと、返戻(へんれい)となり、再提出こそできるものの入金はさらに遅れる。キャッシュフローが苦しくなるので、医療機関としては1回で正しく請求する、という点が重要になる。

図4 診療報酬制度の流れ

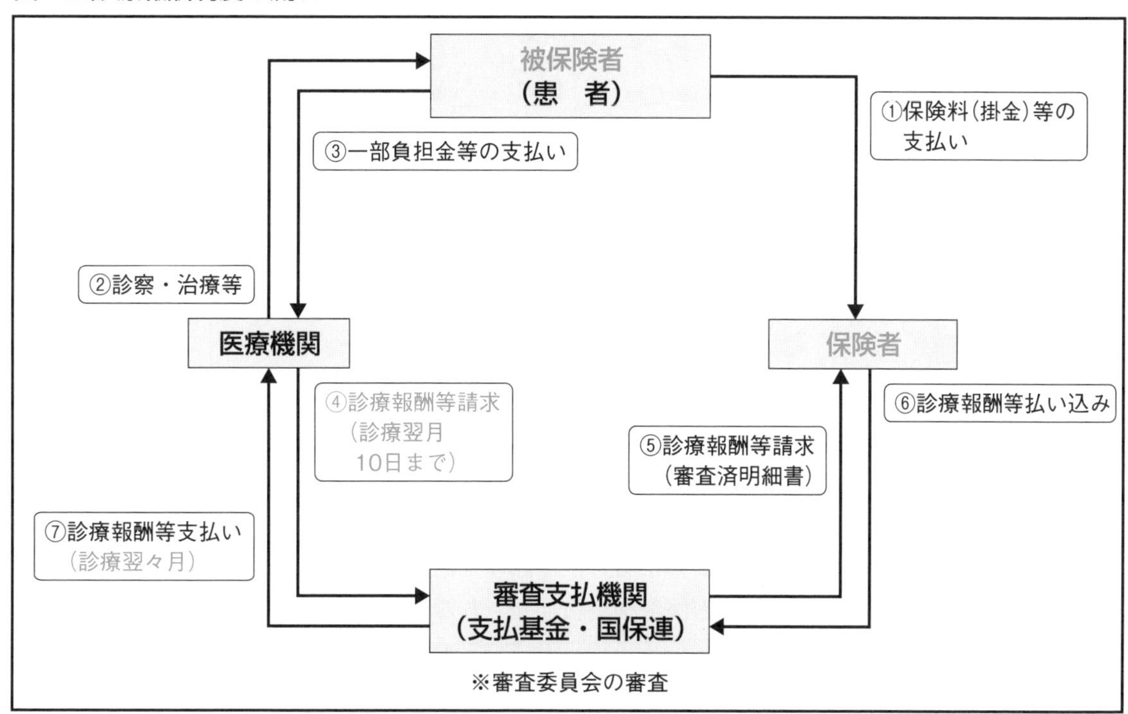

⑶ 請求書・明細書の様式と電子媒体またはオンラインによる請求

保険診療や保険調剤、公費負担医療を行った医療機関・薬局が作成する請求書・明細書には下表の様式※がある。国民健康保険および後期高齢者医療の請求書に関しては標準的な様式はあるが、各県ごとに分かれた様式が存在する。

※様式は厚生労働大臣が定める。なお、訪問看護ステーションが行う訪問看護療養費や、介護保険事業所が行う介護サービスの請求書等様式は別途定められている。

明細書（レセプト）は、下表のように医科・歯科・調剤という形で分かれている。医科に関してはさらに入院・入院外・DPCの３種類に分類されている。レセプトには、各患者の詳しい診療内容が記されており、これに全患者についてまとめた請求書を添付して審査支払機関に提出する。

以前は紙に打ち出して提出していたが、現在は、電子媒体（CD等）で提出するか、あるいはインターネット等を用いたオンライン請求※が原則となっている（電子レセプト）。

※オンライン請求については116頁以降参照。

<table>
<tr><th colspan="4">区　　分</th><th>様式番号</th></tr>
<tr><td rowspan="7">請求書</td><td colspan="4">①国保・後期高齢者以外</td></tr>
<tr><td colspan="3">診療報酬請求書（医科・歯科、入院・入院外併用）
〃　　（医科、入院外）
〃　　（歯科、入院外）</td><td>様式第１（１）
様式第１（２）
様式第１（３）</td></tr>
<tr><td colspan="3">調剤報酬請求書</td><td>様式第４</td></tr>
<tr><td colspan="4">②国保・後期高齢者（各保険者ごとに作成する）</td></tr>
<tr><td colspan="3">診療報酬請求書（医科・歯科　国保）
〃　　（医科・歯科　後期高齢者）</td><td>様式第６
様式第８</td></tr>
<tr><td colspan="3">調剤報酬請求書（国保）
〃　　（後期高齢者）</td><td>様式第７
様式第９</td></tr>
<tr><td colspan="4"></td></tr>
<tr><td rowspan="3">明細書</td><td>医科</td><td>診療報酬明細書</td><td>入院
入院外
DPC</td><td>様式第２（１）
様式第２（２）
様式第10</td></tr>
<tr><td>歯科</td><td>診療報酬明細書</td><td>－</td><td>様式第３</td></tr>
<tr><td>調剤</td><td>調剤報酬明細書</td><td>－</td><td>様式第５</td></tr>
</table>

判型はすべてＡ４判

⑷ 増減点・返戻

請求に誤りがあった場合は、①増減点連絡書により通知されるか、②記載不備であるとして返戻される。これを受けて医療機関は、異議申し立ての申請を行ったり、翌月以降に再度提出するなどの措置を講じることになる。なお保険者サイドの点検により疑義が生じたレセプトについては、審査支払機関に再審査が申し出される。審査支払機関が認めた場合、次回に医療機関に支払う診療報酬からその額が控除され、その旨が医療機関に通知される。

2 医事会計システム

2-1.診療の流れとシステム

医事会計システムは、患者の負担金の計算や、レセプトの作成を自動化するコンピュータ(レセプトコンピュータ；レセコン)から発達した。現在では、統計資料の作成や調査データの作成等に機能を拡張し、病院経営に欠かせないシステムとなっている。

医事会計システムの基本的な機能を理解するために、代表的な①患者受付、②会計窓口、③レセプト作成の３つの場面でどのようなことが行われているのかを見ていく。

(1) 患者受付(図５)

初診患者の場合はまず受給資格を確認する。これは患者に対して保険証やマイナンバーカード※などの提示を求め、どの医療保険に加入しているかを確認する事務作業である。その後、システムに新患登録を行い、診療録(カルテ)を作成し、診察券を発行する。

再来患者の場合は、診察券の提示、あるいは自動再来受付を通じて、受付を行う。ここでの情報とレセプトコンピュータや各システムとが連携して各患者のカルテが抽出される。電子カルテならば直接受付情報が伝達される。

※13・18頁等で触れたように、2021年10月からオンライン資格確認の運用が始まっている。オンライン資格確認では、マイナンバーカードのICチップまたは健康保険証の記号番号等により、オンラインで資格情報の確認ができる。

図５ 受付業務と医事会計システム

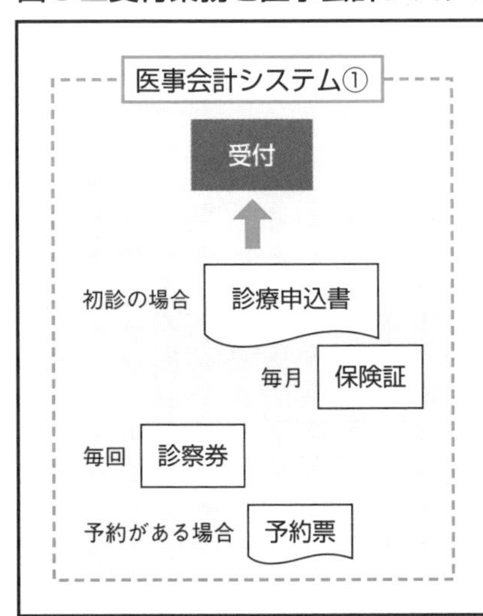

初診時

保険証（電子資格確認）、診療申込書をもとに、
・医事会計システムに患者さんの基本情報を登録
・診察券等を発行

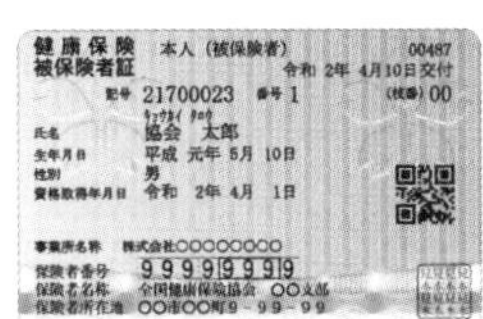

・加入保険は？
・保険証の有効期間は？
・氏名、性別、生年月日は？

入力誤りなく、簡単に入力できるような工夫あり

再診時

保険証をもとに、
・医事会計システムの患者さんの基本情報を確認

確認したことを確認可能にする工夫あり

再来患者で特に注意が必要なのは、受給資格の確認である。毎月最初の来院時に、保険証の確認を行う。保険の異動等に伴い保険証の有効期間が切れていることを気づかずに請求し、返戻されてしまうことを防ぐためである。なお、オンライン資格確認の導入により、そうした課題の多くは解消される。

⑵ 会計窓口（図６）

会計業務としては患者の負担金の有無によって多少の違いはあるが、基本的にまずは診療報酬のルールに基づき算定する。現状のシステムではほとんどの場合、行った診療の情報をレセプトコンピュータに入力すれば、自動的に計算される。出力された請求書により患者に対して請求を行い、負担金を受領する。

負担金を受領したら、「医療費の内容がわかる領収証」と「診療明細書」を患者に交付する。

図６■会計業務と医事会計システム

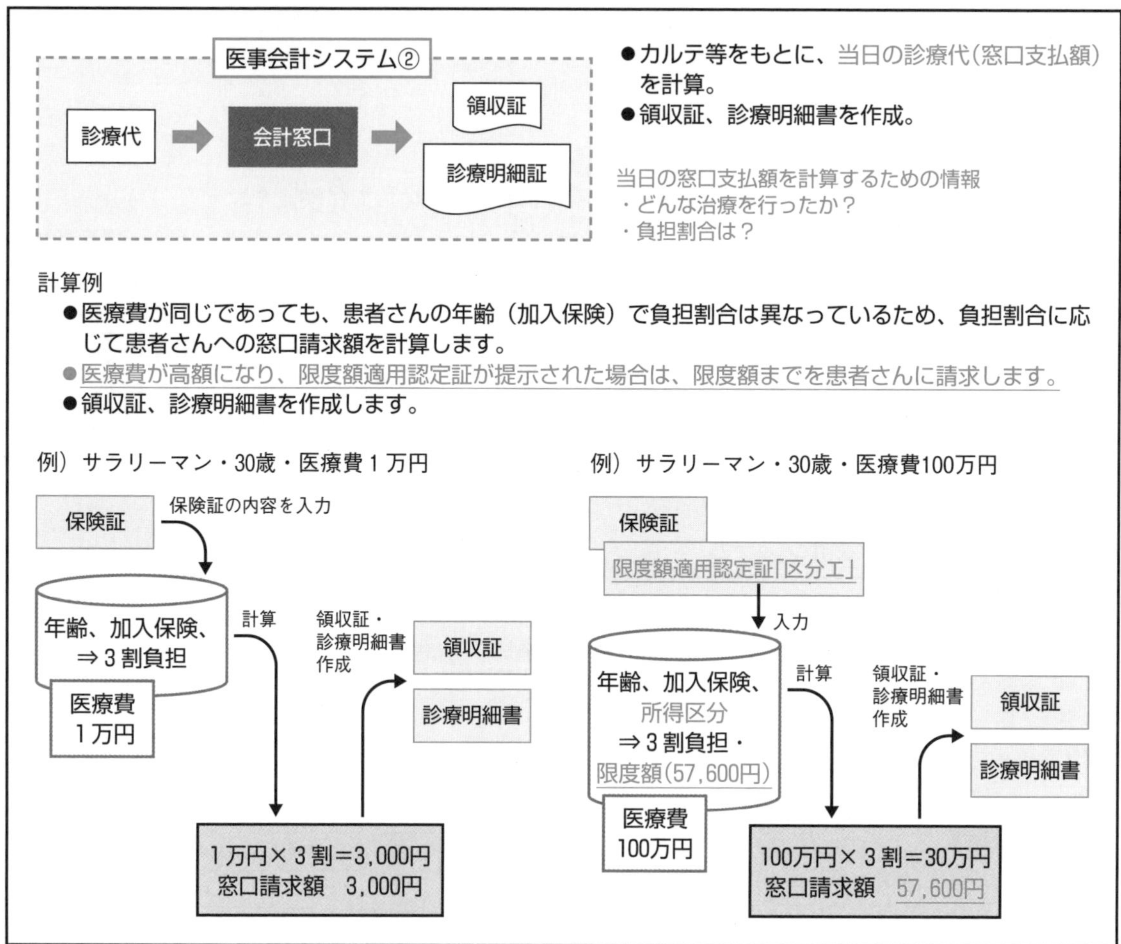

(3) レセプト作成（図７）

受付・会計業務は日々の業務だが、レセプト（診療報酬明細書）作成は月単位で発生する業務である。患者単位で１ヵ月の診療内容を定められたルール（記載要領）にしたがって記載し、保険者に請求する額を診療報酬明細書にまとめる。さらに個々の診療報酬明細書を総括して診療報酬請求書を作成する。

この過程で、請求内容が正確なものとなるよう、さまざまなチェックをかけていく（院内点検）が、これも医事会計システムの重要な役割である。

図７ レセプト作成と医事会計システム

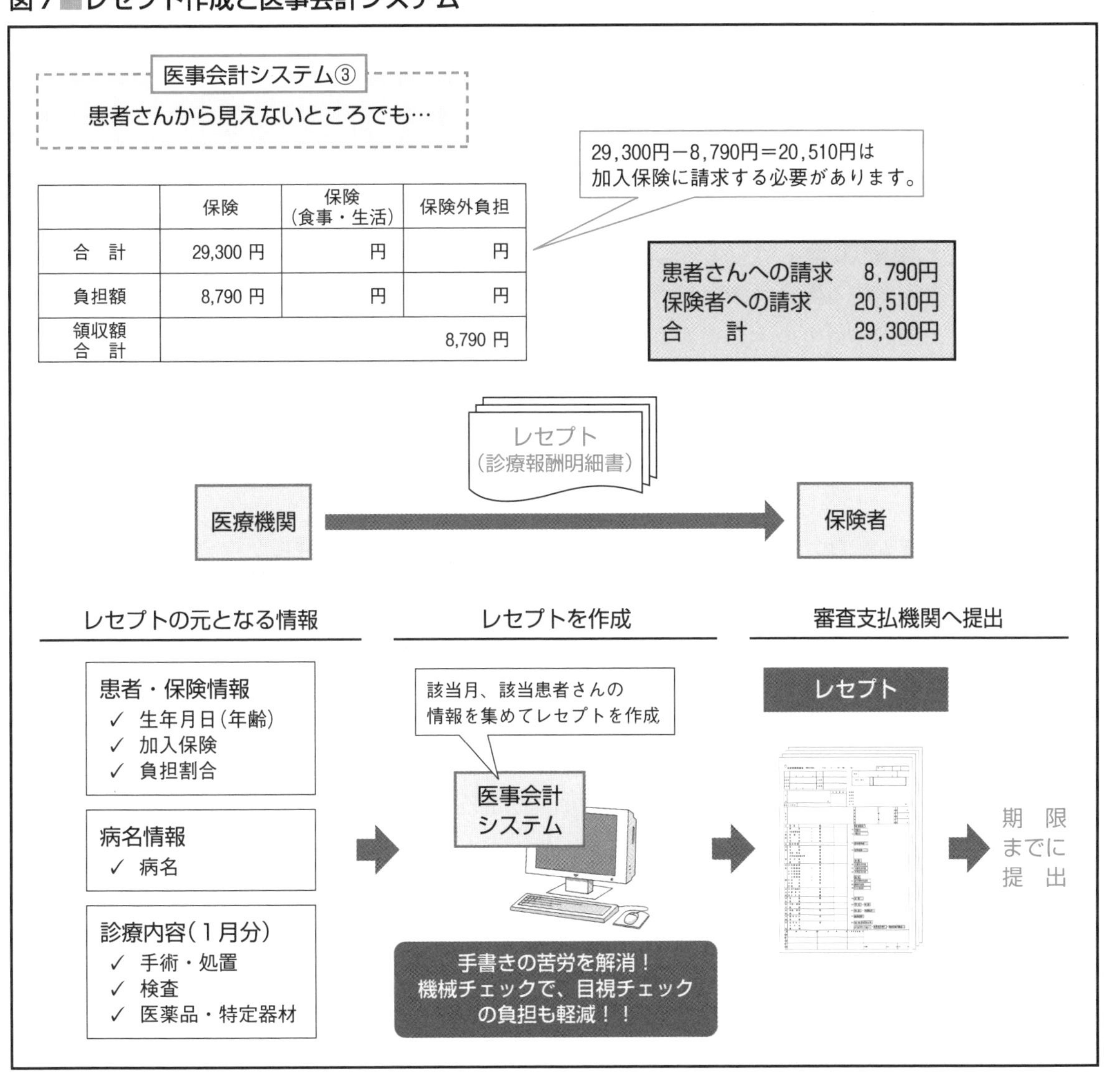

2-2.医事会計システムの効果

⑴ 診療報酬とコード入力

医事会計システムの効果、すなわち特徴の一つはコードを駆使して診療報酬を算定することである。繰り返しになるが、保険医療は点数で評価される。医事会計システムの各メーカーは、この診療報酬に関するマスターを開発し、保持している。

しかし、医療機関では、自分たちが使いやすいように独自のコードをつける、セット化をする（薬や診療行為の一つひとつにコードをつけると手間がかかるので、検査・薬をひとまとめのコードにし、コードを一つ入力すればすべてのデータが入ってくる）などの要望が出てくるため、実際の医事会計システムはこれに対応するしくみとなっている。

⑵ 自動算定・自動加算

診療行為等を入力する際、カルテに書かれている内容をそのままコードにして入力するが、実際にはカルテに書かれていない内容でも算定できるものがある。たとえば投薬の場合、薬剤名や投薬量・服用方法しかカルテには書かれていないが、薬剤料以外にも技術料として、処方料・調剤料が算定できる。なおかつ麻薬・向精神薬などを投薬する場合や、乳幼児への投薬の場合などは、さらに加算がある。

医事会計システムでは、このような技術料や加算に関しては逐一入力しなくても、薬剤名の入力で自動的に加算するしくみを備えている。すなわち、医療機関の作業負荷を軽減し、記入もれ・算定もれを回避でき、さらに処理のスピードアップを可能にする、というメリットがある。

⑶ 複雑な算定基準への対応

診療報酬のベースは出来高払い方式であるが、部分部分では包括、あるいはそれに準ずるような算定基準がある。

■まるめ

「まるめ」と俗称される規定がある。これはたとえば、検査項目ごとに点数が設定されている血液化学検査において、患者から１回に採取した血液を用いて５項目以上を検査した場合は個々の点数を積み上げるのではなく、７項目以下は93点、９項目以下は99点、10項目以上は106点といった計算を行うルールである。医事会計システムを用いると、何項目検査したから何点という「まるめ」を意識することなく、検査のコードを入力するだけで自動的に規定された点数を算定できる。

■包括

包括とは、Ａという診療行為を行った場合※、他のＢやＣの項目もＡの点数に含まれ,ＢやＣは点数算定できない、というものである。医事会計システムで

※実際に行った診療行為とは関係なく概念的なものも含む。たとえば、救命救急入院料には、一定の検査や注射等が評価されているので、これらの個別の点数を算定することができない。

は、A、B、Cを３つとも入力しても、点数はAのみを算定する、といった仕組みになる。

■減額措置

効率の低い診療が漫然と続けられることを防ぐ策として、減額措置が設けられている診療項目がある。たとえば薬剤料※について、７種類以上の内服薬を１回に処方すると「多剤投与」とみなされ、所定点数の100分の90で算定しなければならない。このような減額措置には例外や他のルール※が加わることがめずらしくなく、注意が必要である。医事会計システムを活用することで、減額措置が適切かつ自動的に点数に反映される。

※薬剤料
医薬品の公定価格（薬価）を点数化したもの。薬価が15円以下である場合は１点。15円超は10円またはその端数を増すごとに１点を加算。

※たとえば内服薬の多剤投与の場合、薬の数が７種類以上あれば減額されるというわけではなく、１剤１日分の薬価が205円以下であれば、何種類の医薬品でも１種類と数えるといった、薬を数える行為自体に前提となるルールがある。

■その他

この他にも１月単位・複数月にまたがっての判断、つまり同じ診療行為を行っても初回は算定できるが２回目は算定できない、１ヵ月に１回しか算定できない、数ヵ月に１回しか算定できない、などのルールもある。

このようなルールを組み合わせて点数を計算するので、結局コンピュータがないと算定の判断が難しい。医事会計システムを活用することで、取りすぎも取りもれもない点数算定が可能になるといえよう。

⑷ 負担金の計算

点数計算が終わると、患者の負担金の計算を行わなくてはならない。これもまた複雑である。患者は３割負担、残りは保険、などと一律にはいかない。入院の場合は食事療養が入ってくるので、その部分は定率ではなく、定額の処理となる。

さらに公費負担医療が加わると、負担金の計算は複雑になる。ときには公費が２つ３つとかかわってくる場合もある。

また、公費がかかわらなくても、保険の中の高額療養費制度により、患者の自己負担限度額が設定されたりする。計算した金額そのままではなく、限度額と比較し低いほうの額を患者に請求する。

これらを合わせ、負担金を算出するには非常に複雑な手順を踏む必要が出てくる。ここでも点数計算と同様、医事会計システムの必要性が理解できる。

3 レセプト電算処理システムとオンライン請求

3-1.レセプト電算処理システムの概要と歩み・現状

レセプト電算処理システムとは、診療報酬の請求を紙のレセプトに代えて、電子レセプトとしてオンラインまたは電子媒体(光ディスク等)にて提出できるしくみを整備したものである。

医療機関、審査支払機関および保険者を通じて一貫した整合性のあるシステムを構築し、業務量の軽減と事務処理の迅速化を実現することを目的としている。

2001年から自由参加方式として進められたが、2006年より大規模な病院から順次、電子レセプトによる請求が義務化されてきた。2015年4月からは原則、オンラインか電子媒体での請求となり、免除届を提出した場合に例外的に紙レセプトによる提出が認められている。

現在の普及状況をみると、2022年2月診療分※では、医科レセプト約4,992万件のうち、オンラインによる請求が83.8%、電子媒体による請求が14.6%、紙レセプトによる請求が1.6%となっている。医療機関の規模が大きくなるほどオンライン化が進み、400床以上の病院では件数ベースでのオンラインによる請求が97.7%までに達している。一方、診療所においてはオンラインによる請求が79.6%にとどまり、電子媒体が18.9%、紙レセプトが1.6%である。

※以下の数値は社会保険診療報酬支払基金ホームページより引用。

column

書面による請求(紙レセプト)が例外的に認められる場合

現在では、レセプトの提出はオンラインまたは電子媒体によることとされており、レセプトコンピュータを使用した書面による請求(紙レセプト請求)は例外的な場合にのみ認められる。それは次の場合である。

①常勤の医師・歯科医師・薬剤師がすべて高齢者(65歳以上)の診療所・薬局(電子レセプトによる請求が可能な診療所・薬局を除く)は、オンラインまたは電子媒体による請求への移行を免除されている。

②オンラインまたは電子媒体による請求を行うことが困難な個別の事情がある医療機関等について、例外的に書面による請求が認められている。

※リース等の要件該当による電子レセプト請求移行の猶予措置は、2015年3月31日に終了

3-2.電子レセプト

(1) 電子レセプトとその構成

レセプト電算処理システムにおけるレセプトを電子レセプトと呼び、紙のレセプトと区別する。

電子レセプトは、「厚生労働省が定める事項および方式(**記録条件仕様**)に基づき、**基本マスター**を使って、CSV形式のテキストで電子的に記録されたレセプト」と定義される※。

※電子レセプトはコンピュータで扱われるフォーマットであり、保険医療機関、保険薬局、審査支払機関および保険者で共通仕様となっている。

■電子レセプトの作成

電子レセプトの作成方法は、点数表(医科・DPC・歯科・調剤)ごとに異なる。「**電子レセプトの作成手引き**※」を参考に、**標準仕様**および**記録条件仕様**に沿って、**基本マスター**を使用して作成する。

※電子レセプトの作成手引きは、社会保険診療報酬支払基金のホームページに掲載されている。このほか、電子レセプトについては、「診療報酬情報提供サービス」のサイトにも掲載されている。

記録条件仕様	請求省令の規定に基づき、電子レセプトに記録する情報(医療機関情報、保険者情報、診療行為情報、医薬品情報、特定器材情報など)の記録方法を定めたフォーマット
標準仕様	保険医療機関から審査支払機関に電子レセプトを請求するにあたって、医療機関において事前に点検が必要な事項を定めた仕様
電子レセプトの作成手引き	審査支払機関に提出する電子レセプトの記録方法を事例として示したもの
基本マスター	電子レセプト請求のための統一コードに、価格や点数、算定条件等の各種情報を付加したマスターファイル

■基本マスター

基本マスターには表のような種類があるが、これは医科に使用するものである。このほか、歯科診療行為マスターや、調剤行為マスターが用意されている。

マスターの種類	概　要	主な記録項目	件数
医科診療行為マスター	医科診療行為名称、点数等を記録	診療行為名称・コード、点数、点数計算情報	約9,800件
傷病名マスター※	傷病名に関する情報を記録	傷病名・コード、ICD分類コード	約27,000件
修飾語マスター	傷病名に係る部位等を表す修飾語を記録	修飾語・コード	約2,300件
医薬品マスター	薬価基準に基づく医薬品、薬価等の情報を記録	医薬品名・コード、薬価、単位	約21,500件
特定器材マスター	特定保険医療材料名称、属性、価格等の情報を記録	特定器材名称・コード、規格、価格	約1,300件
コメントマスター	レセプト摘要欄記載情報を記録	コメント文、コード	約3,100件

※医科で使用するマスターを記載　　(令和5年2月時点)

■電子レセプト記録のイメージ(図8)

電子レセプトはCSV記録仕様となっており、医療機関情報(IR)・レセプト共通情報(RE)・保険者情報(HO)・傷病名情報(SY)・診療行為情報(SI)などごとに識別情報を分けて記録されている。

図8のような数字・文字・カンマの羅列であるから、人間がこのままの形で内容を確認するのは難しい。そこで、医療機関や審査支払機関が用いるシステムの画面では、前述の紙レセプトの形に翻訳・変換し、そのうえで院内点検や審査を行うことになる(検算や単純なチェックはコンピュータが、高度なチェックは人間が行う形となる)。

(2) 電子レセプトのメリット

電子レセプトのメリットは、正確でスピーディな請求業務が実現するという点にある。具体的には、以下の点をあげることができよう。

チェック機能の充実(正確なレセプト請求)	●標準仕様チェック ●記録条件仕様チェック
レセプト作成作業量の低減	●省令様式のレセプト印刷不要　●編綴作業不要 ●付箋・続紙の切り貼り不要　●搬送労力の軽減
レセプト消耗品費用の削減	●レセプト用紙が不要　●プリンタ消耗品の大幅削減

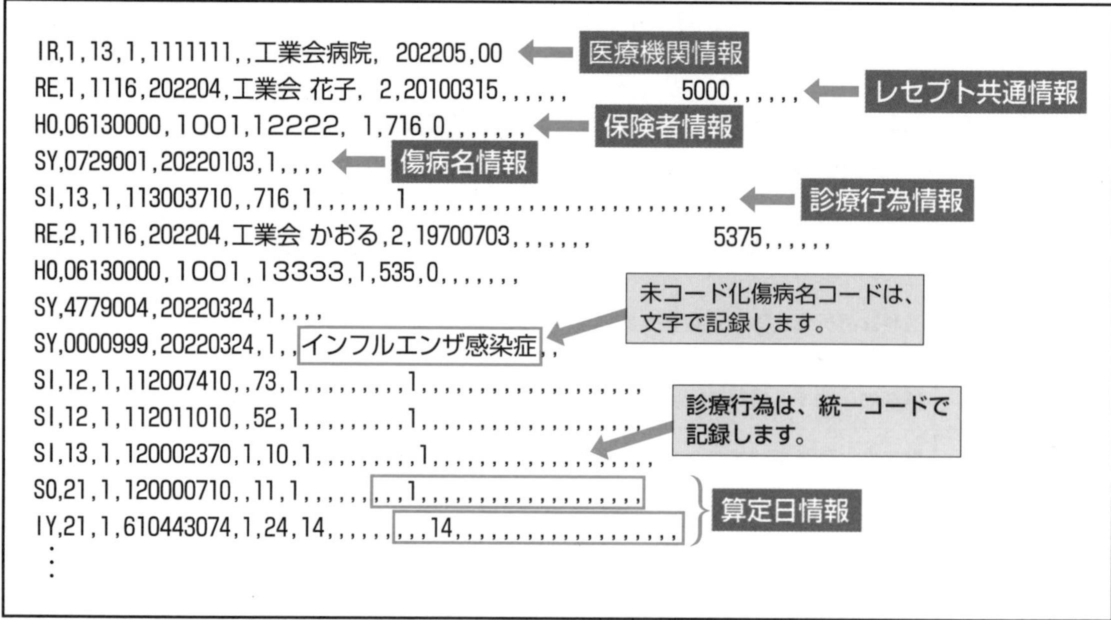

図8■電子レセプト記録のイメージ

3-3.オンライン請求

オンライン請求システムは、保険医療機関・保険薬局と審査支払機関、審査支払機関と保険者等を、全国規模のネットワーク回線で結び、レセプト電算処理システムにおける診療報酬等の請求データ(電子レセプト)をオンラインで受け渡すしくみを整備したシステムである(図9)。

レセプトコンピュータから媒体を用いて、通信用のパソコンにデータを移動させ、ISDN、IP-VPNという閉域IP網の中で通信を行う、というのがオンライン請求の基本的な流れである。また、一定レベルの暗号化機能等の装備を要件として、オープンなネットワーク(インターネット)においても、接続・通信が認められる。これはIPsec※とIKE※を組み合わせたインターネット接続である。

請求の前に、受付・事務点検というASP※があり、ここで事前チェックが行われる。不備があれば訂正のうえ再送信ができる。

※IPsec
IETF(Internet Engineering Task Force)において標準とされた、IP(Internet Protocol)レベルの暗号化機能。認証や暗号のプロトコル、鍵交換のプロトコル、ヘッダー構造など複数のプロトコルの総称。

※IKE:Internet Key Exchange
IPsecで用いるインターネット標準の鍵交換プロトコル。

※ASP
アプリケーション サービス プロバイダ(Application Service Provider)。インターネットを通じて、アプリケーションプログラムをレンタルする事業者のことをいう。顧客(ユーザー)は、Webブラウザなどを通じて、ASPがサーバに保有するアプリケーションプログラムを利用する。

図9■レセプトオンライン請求のしくみ

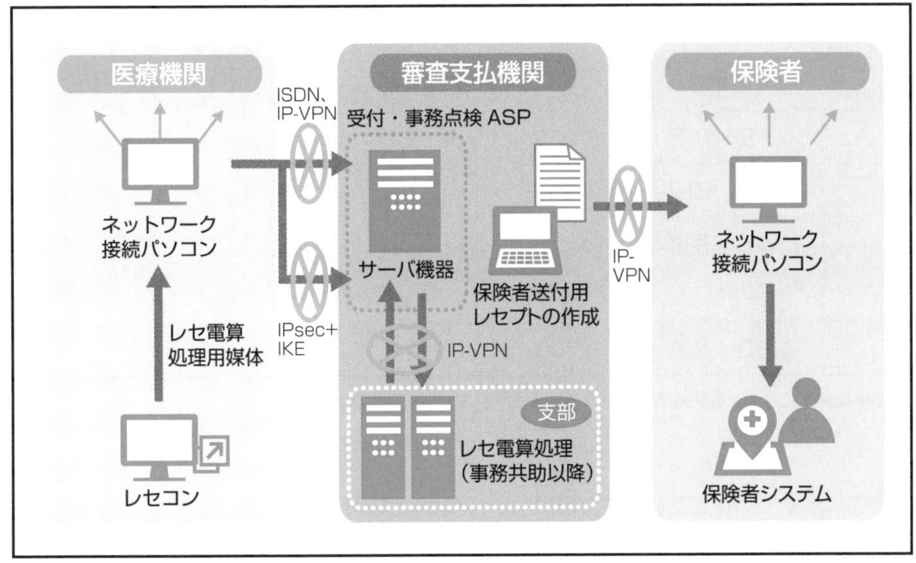

概要

①医療機関の担当者は、レセコンでレセプトデータ(レセ電算処理用)を作成する。

②医療機関の担当者は、ネットワーク接続パソコンからレセプトデータをWebサイトへ送信する。

③医療機関の担当者はデータ送信の際に、審査支払機関があらかじめ配布した電子証明書等を用いて認証および暗号化を行い、セキュリティを確保する。

④医療機関の担当者は、レセプトデータに対して受付・事務点検(ASP)を実施し、返ってきた結果を確認・訂正する。

⑤審査支払機関は、請求確定後、チェック済みのレセプトデータをレセプト電算処理システムに接続する。

＊通信回線は、厚生労働省からの通知により、「ISDN回線を利用したダイアルアップ接続」「閉域IP網を利用したIP-VPN」「オープンなネットワークにおいてはIpsecとIKEを組み合わせた接続」を、利用者の責任において選択可能。

■オンライン請求のメリット

オンライン請求を導入すると、医療機関や審査支払機関では、次のようなメリットがある。

医療機関側のメリット	媒体の送付が不要になる ※オンライン請求では請求書の提出が不要になる
	受付・事務点検ASPの利用により、レセプトデータを事前にチェックすることができる これにより、返戻・査定が減少する
	振込額情報、増減点連絡書情報等、これまで郵送されていた情報を、事前に電子データとしてダウンロードすることが可能となる ※振込額情報は支払基金のみのサービス
審査支払機関側のメリット	医療機関からの請求データの品質が向上するため、審査支払機関において審査の効率化が図れる

■オンライン請求のサポート期間

オンライン請求では、日程的な余裕も生まれる。受付締切日は紙レセプトや媒体と同じく毎月10日だが、郵送による日にちのロスを考慮しなくてよい。また、オンライン請求の場合は、12日まで訂正可能期間が設けられている。

項　目	運用日	運用時間
請求可能期間	5日～10日	8：00～21：00 (8日～10日は24時まで利用可能)
訂正可能期間	5日～12日	
請求状況確認可能期間	5日～月末	
再審査等請求期間		
確認試験可能期間	5日～月末	8：00～21：00

※毎月の運用期間。社会保険診療報酬支払基金、国民健康保険団体連合会とも上記期間での運用

column

労災レセプト電算処理システム

医療保険制度等の一覧(104頁参照)でも触れたように、業務上のけが・病気を対象とした制度として労災保険がある。労災の診療を担当したときに支払われる労災診療費についても、請求書およびレセプトをオンラインまたは電子媒体で受付、審査等を行うシステムがある(労災レセプト電算処理システム)。

2014年2月請求分から、労災レセプトについても、電子レセプト請求(オンラインまたは電子媒体)が可能となっている。ただ、義務化されていないこともあり、参加医療機関数は少ない。今後の普及が課題である。

また、労災電子レセプトについては、一部地域での紙レセプトにおけるローカルルールも明らかになってきており、JAHISとして、関係機関(厚生労働省)に対して記録条件仕様に準拠した仕様統一に向けた働きかけを行っている。

3-4.審査支払機関におけるチェック

(1)さまざまな観点からレセプトをチェック

レセプトの提出先となる審査支払機関は大きく分けて2つある(109頁参照)。被用者保険(社保)を担当する支払基金と、国民健康保険や後期高齢者医療を担当する国保連合会である。審査支払機関はその名のとおり、レセプトを審査して診療報酬を医療機関に支払うことを業務とする組織である。

審査支払機関における審査においても、システムが活用されている。その具体的な内容をみてみる。

■レセプトチェックの具体的内容

1件のレセプトは**図10**に示すように、多方面からチェックされる。それぞれの詳細を以下に説明する。

①「算定回数」や「背反」・「包括」に関する適合性の点検

「同一月に1回に限り算定可能」と規定されている項目がレセプト上で2回以上算定されていれば、当然チェック対象となる。

「背反」とは、「Aは、Bを算定している患者については算定しない」という規定、「包括」とは、「Aに係る費用は、Bの所定点数に含まれる」という規定である。このような場合に、AとBが両方とも算定されているレセプトは、算定ルールから逸脱していることになる。

図10■レセプトチェックのイメージ

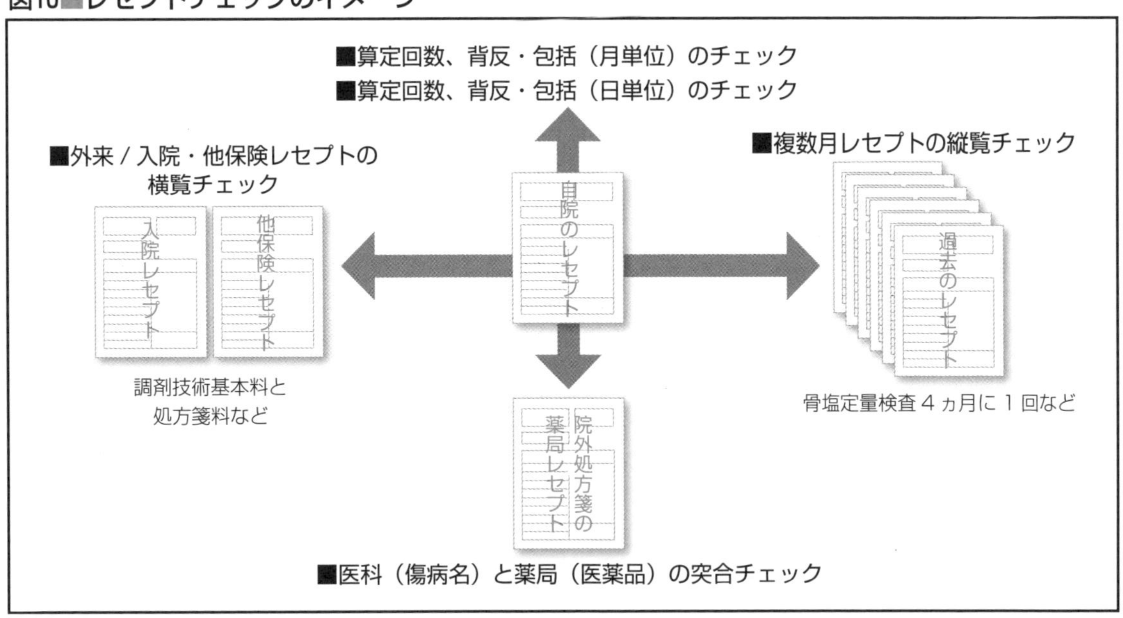

②**医薬品の投与日数チェック**

医薬品の中には、傷病により投与日数が制限されているものがある。この制限を超えていないかどうか、チェックが行われる。

例　医薬品の投与日数が制限を超えているケース

傷病名　　　　　　　　　　　5月分レセプト医薬品

十二指腸潰瘍　　　　タケプロンカプセル30　30mg×28

　　　　　　　　　　　　　　6月分レセプト医薬品

十二指腸潰瘍　　　　タケプロンカプセル30　30mg×28

タケプロンカプセル30　30mgの用法・用量の規定では、十二指腸潰瘍に対しては6週間までの投与となっている。したがって、6月分レセプトについては、減点が行われる。

③**「医科・歯科レセプト」と「調剤レセプト」の突合チェック**

処方箋を発行した医療機関に係る医科・歯科レセプトと、調剤を実施した薬局に係る調剤レセプトとを患者単位で照合する審査である。

例　特定疾患処方管理加算を長期投薬加算と誤って算定したケース

医科レセプト　　　　　調剤レセプト

胃潰瘍(主)　　ガスター錠10mg1回1錠×14日分

特定疾患処方管理加算2

調剤レセプトを見ると処方期間が14日で28日未満である。28日以上の処方が要件である特定疾患処方管理加算2(66点)は算定できず、特定疾患処方管理加算1(18点)に減点される。

④**「当月請求分レセプト」と「過去複数月請求分レセプト」の縦覧チェック**

同一の医療機関・患者単位で、複数月のレセプトを照合する審査である。

例　定められた期間以内に実施された検査のケース

5月分医科レセプト　2月分医科レセプト

骨塩定量検査×1　　骨塩定量検査×1

骨塩定量検査は4ヵ月に1回に限り算定とされているため、5月分は減点される。

⑤**「外来レセプト」と「入院レセプト」の横覧チェック**

外来レセプトと入院レセプトを照合する審査である。

例　月1回のみ算定可のケース

5月分外来レセプト　5月分入院レセプト

調剤技術基本料×1　調剤技術基本料×1

調剤技術基本料を算定すべき投薬を2回以上行った場合、調剤技術基本料は月1回に限り算定するとされているため、外来分が減点される。

■正しい請求のために

以上のようなチェック項目をみると、診療報酬の算定ルールを正しく理解することが、正しい請求につながっていくことがわかる。算定ルールは告示や通知といった文章で示されるので、それを読み解いたうえで、医事会計システムにチェック機能や警告表示機能を組み込み、正しい請求をフォローすることが必要である。

(2)チェックにおける電子点数表の活用(図11)

現在、縦覧チェック・横覧チェックにおいては、電子点数表が利用されている。

電子点数表は、①審査支払機関のレセプト電算処理システムや医療機関の医事会計システム等で診療報酬点数表のロジカルな算定ルールについて十分なチェックを行うこと、②会計窓口における領収証や明細書の発行等での活用、を目的としている。

この目的を達成するために、電子点数表構築における基本方針として、以下の情報を収載するものとしている。

①算定ルール個々にプログラム判定している背反や包括に係るチェックを容易にするための情報
②日付情報を用いた「日」「週」といった算定単位と算定回数の上下限値
③その他、電子点数表の構築過程で必要と認められた情報

こういった情報は、従来は各レセコンベンダーが、文章による点数表や診療

図11■電子点数表の構成

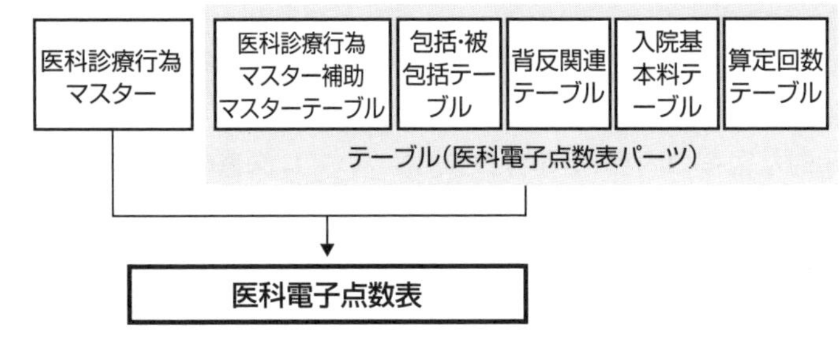

項番	種別		内容補足
1	医科診療行為マスター		診療行為基本漢字名称を追加している。
2	各種テーブル	ア 医科診療行為マスター補助マスターテーブル	診療行為コードと包括·被包括テーブル、背反関連テーブル、入院基本料テーブル及び算定回数テーブルとの連結テーブルであり、収載項目により各テーブルとの関連を識別するためのテーブル。
3		イ 包括·被包括テーブル	他の診療行為に包括される診療行為を表す。
4		ウ 背反関連テーブル	他の診療行為との併算定ができない診療行為を表す。
5		エ 入院基本料テーブル	入院基本料と入院基本料加算の加算算定可否の相関関係を表す。
6		オ 算定回数テーブル	当該診療行為の算定単位ごとの算定回数を表す。

※医科電子点数表の活用手引き(2020年4月社会保険診療報酬支払基金)より抜粋

行為マスターなどをもとに独自に作成していたものである。IT化の進展を受け、複雑な文章による点数表からプログラム可能な要素を抜き出したものを電子点数表として作成しようという機運が高まり、厚生労働省等関係団体による検討を経て、支払基金が作成、公表している。

(3) コンピュータチェック対象事例の公開

審査支払機関で実施されているコンピュータチェックについてはそれぞれのホームページ上でチェックの対象となる事例が公開されている。医科、歯科、調剤、医薬品および特定保険医療材料に係るコンピュータチェック対象事例がひとつのファイルにまとめられており、それらのチェック内容、チェック根拠を閲覧できる。支払基金では、医薬品適応関連マスターファイルも公開している。

column

レセプトデータの利活用

(1)レセプト情報・特定健診等情報データベース（NDB）

レセプトデータが電子化され、さらにオンライン化が進むと、紙のレセプトでは不可能だったレセプトデータの全国規模での収集、データベース化が可能となる。レセプト情報・特定健診等情報データベース（NDB＝National Database）は、厚生労働省が保有（維持管理は外部委託）している、レセプトデータおよび特定健診・保健指導データを収集したデータベースである。医療費を適正化するために行われる調査や分析等に利用されている。

(2)病床機能報告制度とレセプト

病床機能報告制度は、一般病床・療養病床を有する病院・診療所が、病床において担っている医療機能の現状と今後の方向について、病棟単位で、「高度急性期機能」「急性期機能」「回復期機能」「慢性期機能」の４区分から１つを選択し、その他の具体的な報告事項とあわせて、都道府県に報告するしくみである。都道府県は報告を受けて、地域医療構想（ビジョン）を策定し、さらなる機能分化を推進する。

報告事項のうち、具体的な医療の内容（手術件数等）については医療機関の負担軽減のため、厚生労働省がNDBを集計して、医療機関に確認を行う方式となっている。2016年度からは、電子レセプトに入院している病棟の情報が付加され、病棟単位で病棟の機能（４区分から選択）とその病棟の具体的な医療の内容について集計が可能となった。病床機能報告制度のデータは厚生労働省で集計され、都道府県に提供される。

本来は診療報酬の請求に使われるレセプトであるが、今後は診療報酬以外のところでも活用されていく一例を示したものといえる。

(3)外来機能報告制度

外来機能報告制度は、紹介患者への外来を基本とする医療機関（紹介受診重点医療機関）を明確化するため、医療機関が都道府県に外来医療の実施状況や紹介・逆紹介の状況等を報告するしくみである。報告を踏まえ、協議が整った医療機関を都道府県が公表する。

制度創設の背景として以下のような課題があった。すなわち、①患者の医療機関の選択にあたり外来機能の情報が十分得られず、また、いわゆる大病院志向がある中で、一部の医療機関に外来患者が集中し、患者の待ち時間や勤務医の外来負担等の課題が生じていたこと、②人口減少や高齢化、外来医療の高度化等が進む中、かかりつけ医機能の強化とともに外来機能の明確化・連携を進めていく必要があったこと、といった課題である。

4 DPC制度(急性期入院医療の定額払い方式)

4-1.DPC制度の特徴

(1)診断群分類とDPC制度

傷病名の診断とその治療等の組み合わせを診断群分類といい、わが国独自の診断群分類「DPC」を利用した「急性期入院医療の診断群分類に基づく1日当たりの包括評価制度」をDPC制度(DPC/PDPS)※という。DPC制度は、医科点数表による出来高払い方式のデメリット※を補うために2003年より導入され、一定の基準をクリアした急性期病院(病院の参加申請を経て厚生労働大臣が指定)の一般病棟に入院する患者の診療報酬算定に用いられている。

※DPC/PDPS
Diagnosis Procedure Combination/Per-Diem Payment System

※出来高払い方式のデメリット
出来高払い方式には、①検査・投薬等の量的拡大へのインセンティブが働く、②医療の質・効率性の向上についての評価が不十分、③医療技術の評価・医療機関の運営コスト等の適切な反映が不十分、といった問題点が指摘されている。

(2)出来高払い方式とDPC制度の違い

出来高払い方式では「何をしたか」で診療報酬が決まるのに対し、DPC制度では「病名(診断群分類)」と「手術・処置」の組み合わせで診療報酬が決まる。たとえば患者が盲腸炎で入院した場合、従来の出来高払い制度では、盲腸炎の手術以外に投薬・検査・注射を実施すると、それぞれの診療行為に対し報酬請求が可能である。これに対してDPC制度では、投薬等は「包括評価部分」とされ、何回実施しても個別の報酬請求はできず、診断群分類ごとに定められた1日当たりの報酬が支払われる。これにより医療機関は必要以上の診療行為を避けることとなる。

(3)対象医療機関と対象患者

DPC制度は、1998年の日本版DRG/PPS※の試行を端緒として、2003年4月に82病院で導入された。対象医療機関※は段階的に拡大され、2022年4月時点で1,764病院・約48万床となり、一般病床の約54%を占めるに至っている。

DPC制度の対象患者は、DPC制度対象病院の一般病棟に入院している患者のうち、傷病名等が診断群分類(2022年4月時点で4,726)に該当する患者である。ただし、入院後24時間以内に死亡した患者等は除かれる。

※DRG/PPS
Diagnosis Related Group/Prospective Payment System。米国における診断群分類ごとの包括支払方式。日本版の試行は国立病院等10病院で行われた。

※対象医療機関
当初は特定機能病院。2004年から一般病院でも可能となった。

4-2.DPC制度における診療報酬

(1) 診断群分類の決定

DPC対象患者に対する診療の内容や診療報酬は診断群分類に基づいて決まるため、患者がどの診断群分類に属するかは非常に重要である。

診断群分類の決定は主治医が行う。まずは入院時に入院の契機となった傷病名により診断群分類を登録し、退院時、医療資源を最も多く投入した傷病名や実際に行った診療行為、副傷病名等により診断群分類を決定する。複数月入院の場合は月末に診断群分類が見直される。また、診断群分類の見直しによって既に患者に請求した前月の負担額が変わることがあり、月ごとに合算・調整が行われる。

傷病名や診療行為等に基づき細分化された診断群分類を系統立てて示したものがツリー図(図12)である。ツリー図の末端には14桁の診断群分類番号が示されている。ツリー図における分岐の基準となる定義テーブル※は、診断群分類の決定において必要な診療行為等のすべてについて定義されている。

※ツリー図や定義テーブルは診療報酬改定時に厚生労働省の通知で示される。

図12■ツリー図と定義テーブル

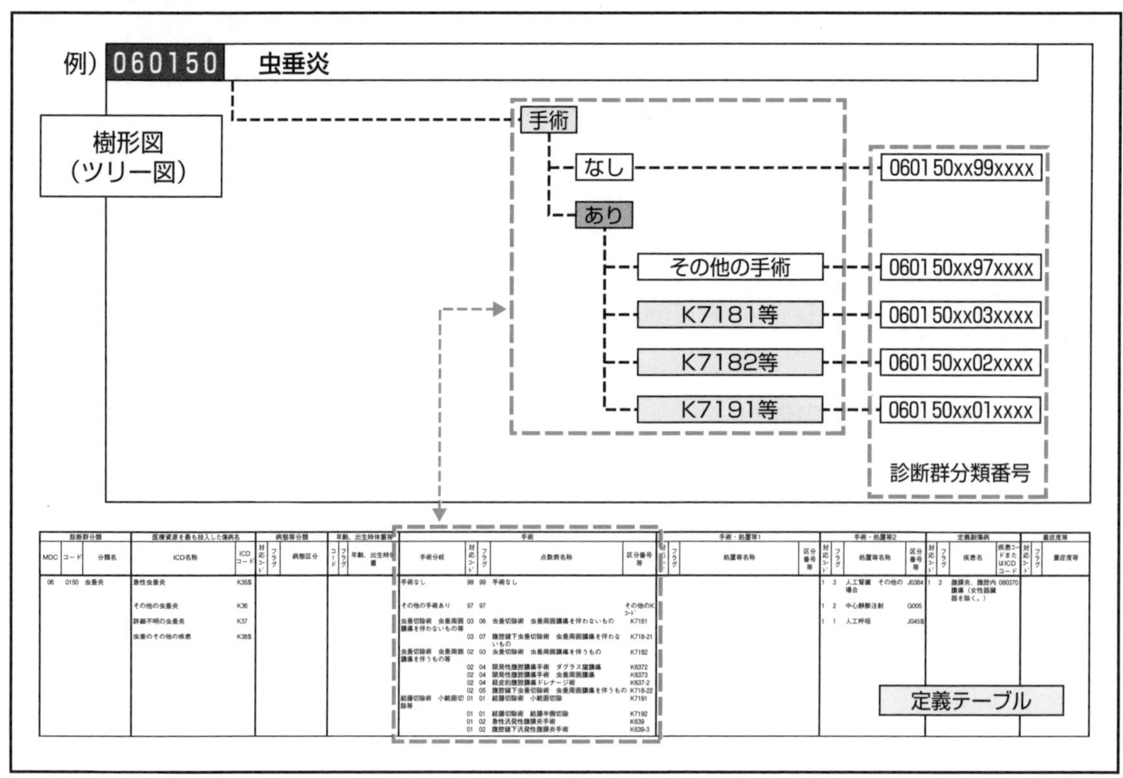

診断群分類 MDC	コード	分類名	医療資源を最も投入した傷病名 ICD名称	ICDコード	病態等分類 対応コード	フラグ	病態区分	年齢、出生時体重等 コード	フラグ	年齢、出生時体重	手術 手術分岐	対応コード	フラグ	点数表名称	区分番号等	手術・処置等1 対応コード	フラグ	処置等名称	区分番号等	手術・処置等2 対応コード	フラグ	処置等名称	区分番号等	定義副傷病 対応コード	フラグ	疾患名	疾患コードまたはICDコード	重症度等 対応コード	フラグ	重症度等
06	0150	虫垂炎	急性虫垂炎	K35$							手術なし	99	99	手術なし						1	3	人工腎臓　その他の場合	J0384	1	3	腹膜炎、腹腔内膿瘍（女性器臓器を除く。）	060370			
			その他の虫垂炎	K36							その他の手術あり	97	97		その他のKコード					1	2	中心静脈注射	G005							
			詳細不明の虫垂炎	K37							虫垂切除術　虫垂周囲膿瘍を伴わないもの等	03	06	虫垂切除術　虫垂周囲膿瘍を伴わないもの	K7181					1	1	人工呼吸	J045$							
			虫垂のその他の疾患	K38$								03	07	腹腔鏡下虫垂切除術　虫垂周囲膿瘍を伴わないもの	K718-21															
											虫垂切除術　虫垂周囲膿瘍を伴うもの等	02	03	虫垂切除術　虫垂周囲膿瘍を伴うもの	K7182															
												02	04	限局性腹腔膿瘍手術　ダグラス窩膿瘍	K6372															
												02	04	限局性腹腔膿瘍手術　虫垂周囲膿瘍	K6373															
												02	04	経皮的腹腔膿瘍ドレナージ術	K637-2															
												02	05	腹腔鏡下虫垂切除術　虫垂周囲膿瘍を伴うもの	K718-22															
											結腸切除術　小範囲切除等	01	01	結腸切除術　小範囲切除	K7191															
												01	01	結腸切除術　結腸半側切除	K7192															
												01	02	急性汎発性腹膜炎手術	K639															
												01	02	腹腔鏡下汎発性腹膜炎手術	K639-3															

(2) 包括評価部分と出来高評価部分

DPC制度の診療報酬は、①診断群分類による包括評価部分（ホスピタルフィー的）と②医科点数表による出来高評価部分（ドクターフィー的）の合計額（**図13**）に、食事療養部分（従来通りの算定方法）を加えたものとなる。

包括評価部分は入院基本料や検査、投薬、注射、画像診断等である。これらは１日当たりの定額の点数に含まれるものとされ、個別に出来高で算定できない。また、包括評価部分は、診断群分類ごとの１日当たり点数（**図14**）に医療機関別係数と入院日数を乗じて求める（**図13**）。

図13 DPC制度の診療報酬

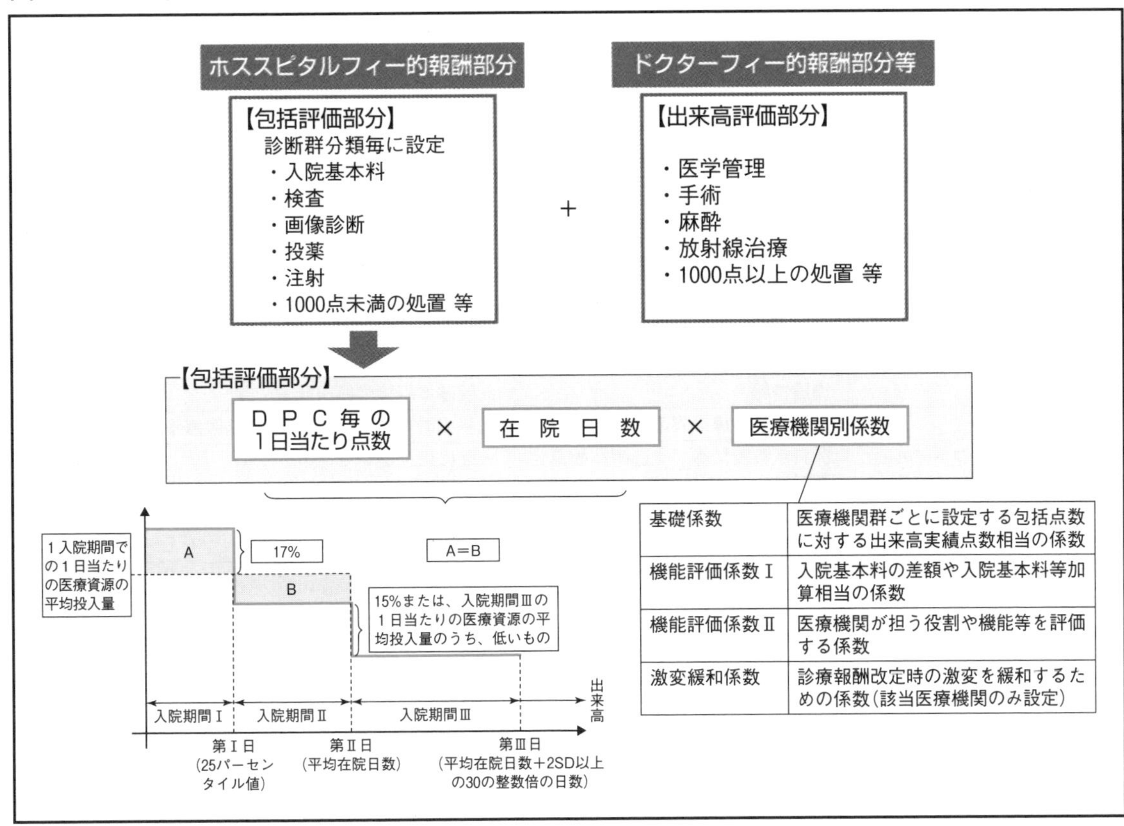

図14 診断群分類点数表の例

番号	診断群分類番号	傷病名	手術名	手術・処置等１	手術・処置等２	定義副傷病	重症度等	入院日（日）			点数（点）		
								Ⅰ	Ⅱ	Ⅲ	入院期間Ⅰ	入院期間Ⅱ	入院期間Ⅲ
2740	060150xx99xxxx	虫垂炎	なし					3	7	30	3172	2250	1913
2741	060150xx97xxxx	虫垂炎	その他の手術あり					5	10	30	3235	2295	1951
2742	060150xx03xxxx	虫垂炎	虫垂切除術　虫垂周囲膿瘍を伴わないもの等					3	5	30	3365	2387	1975
2743	060150xx02xxxx	虫垂炎	虫垂切除術　虫垂周囲膿瘍を伴うもの等					4	9	30	3354	2379	2022
2744	060150xx01xxxx	虫垂炎	結腸切除術　小範囲切除等					7	13	30	3351	2377	1953

（2022年10月現在）

4-3.DPCデータの提出と利活用

DPC対象病院は、厚生労働省が行う調査に参加し、診療に関するさまざまなデータを提出しなければならない(**図15**)。これらの調査結果・データは「DPC導入の影響評価に係る調査」として厚生労働省のホームページ上で公表される。そして診断群分類点数表や制度の改定の資料として活用される※。

※改定は2年に1度、タイミングは医科・歯科・調剤点数表と同じである。

DPC制度は比較的新しい制度であり、医療機関がコンピュータや医療情報システムを整備していることが前提となっている。また、全国共通の診断群分類を用いることで業務の標準化を進めやすくなると考えられる。たとえば、各病院の「在院日数の状況」「再入院の状況」等の各種データは上記調査のなかで公開されており、病院どうしを比較することが可能である。

医療の質や効率性の向上に、DPCデータが大いに利活用されることが期待されている。

図15■提出データの概要

様式名	内容	入力される内容
様式1	患者属性や病態等の情報	性別、生年月日、病名、病期分類など
様式3	施設情報	入院基本料等の届出状況
様式4	医科保険診療以外の診療情報	医科保険診療以外(公費、先進医療等)の実施状況
入院EF統合ファイル	医科点数表に基づく診療報酬算定情報	入院の出来高レセプト
外来EF統合ファイル	外来医科点数表に基づく診療報酬算定情報	外来の出来高レセプト
Dファイル	診断群分類点数表に基づく診療報酬算定情報	DPCレセプト
Hファイル	日ごとの患者情報	重症度、医療・看護必要度
Kファイル	3情報から生成した一次共通IDに関する情報	患者の生年月日、カナ氏名及び性別から生成した一次共通ID及び被保険者番号等

※上記の様式、ファイル作成方法は2022年度「DPC導入の影響評価に係る調査」実施説明資料を参照。

5 診療報酬改定への対応

5-1.診療報酬の改定と医事会計システムの変更

診療報酬は、中央社会保険医療協議会(中医協※)への諮問・答申を経て厚生労働大臣が定める。

各診療行為項目に規定されている点数は、難易度等、専門技術のバランスに応じてそれぞれ公定されたものである。したがって、物価・人件費の動向や医療を取り巻く環境の変化等に応じ、点数の見直しが必要となってくる。そこで、通例では2年に1度、診療報酬の改定が行われ、偶数年の4月1日から実施される。改定は保険請求ルールの変更であるから、その対応は日本全国の医療機関で一斉に行われることになる。

※中医協
診療報酬について、厚生労働大臣の諮問に応じて答申を行うほか、厚生労働大臣に意見を具申することができる。委員の構成は、①健康保険等の被保険者、事業主および保険者の代表7人(1号側委員・支払側委員)②医師、歯科医師、薬剤師の代表7人(2号側委員・診療担当者側委員)③公益の代表6人(公益委員)の三者構成。

■薬価基準の改定

保険で使える薬剤とその公定価格(薬価)を定めた薬価基準は、2021年度からは毎年、実勢価格の調査に基づき改定が行われている。これは薬価が変わるだけではなく、薬剤自体の品目も変わってくる。その中で経過措置品目※も出てくる。

また、薬価基準では随時新たに開発・製造・承認された新薬が追加収載される。年に2回程度、後発品の追加収載もある。

※経過措置品目
陳旧化した医薬品や製造を廃止した医薬品は薬価基準から削除されるが、医療機関等に在庫として残っている場合も考えられるため、一定期間は改定薬価で使用することが認められる。このような医薬品を経過措置品目という。

■診療報酬改定スケジュールとシステムの変更

診療報酬改定の一般的なスケジュールを例に示す(**図16**)。2022年4月改定の際は1月14日に厚生労働大臣が中医協に諮問を行った。その後、一定期間パブリックコメントを受けた後、2月9日に答申となった。この時点で初めて、個別項目の具体的な点数が明らかとなった。

官報に告示として公布されたのが3月4日、レセプトの記載要領通知※の発出は3月25日だった。

※記載要領通知
改定後のレセプト(診療報酬明細書)・請求書等の記載要領や注意事項を示す厚生労働省の通知。

4月の実施から逆算すると、2月に答申されて情報が出てくるというのは、システムの開発担当者としては非常に遅いと感じる。1月の諮問段階では概略しか出ておらずほとんど作業ができない状況といえる。

なおかつ、答申ですべてがわかるわけではない。不明な点は疑義を出し、その返事が返ってきてから随時プログラムを組み、ユーザーに配付する。それを全部含めて4月1日にシステムが無事に稼動できる、というのが理想なのだが、4月1日以降になってもまだ疑義が残っているのが通例で、後追いで情報を追加しプログラムを修正するため、ユーザーでの再入力も起こりうる。

診療報酬改定についてはもう少し余裕をもったスケジュール設定が望まれるところである(**図17**)。

5-2.その他のシステムの変更要因

２年に１回の診療報酬改定とは別に、毎年のように何かしらシステムの変更要因が生じている。公費負担医療が変わる、患者の負担割合が変わる、などである。

このように、結果的には２年に１回ではなくて、多いときには１年に何回も、医事会計システムの担当者・開発者は、改定対応を行っている。

図16　改定作業のスケジュール概要

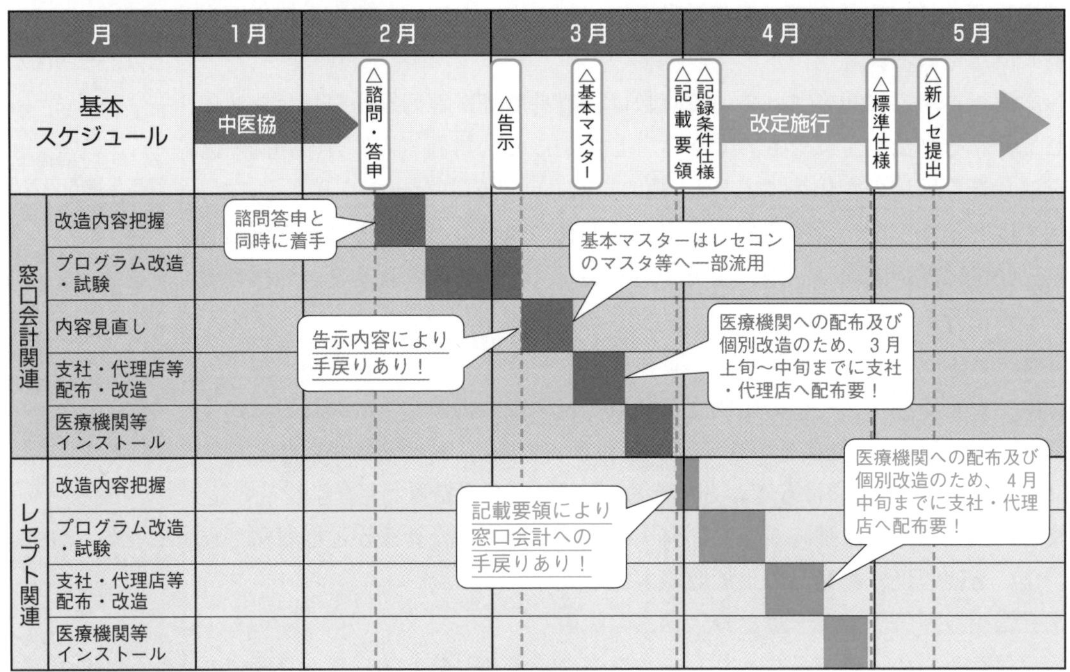

図17　診療報酬改定に伴うシステム改修作業の課題

課題

必要な情報が全て公表されてから、システム改修を開始すると、十分な改修期間が確保できない。

- 諮問答申（２月中旬）
- 官報告示、関連通知発出・公表（３月上旬）
- レセプトの記載要領通知発出・公表（３月末）
- 疑義解釈のQ＆A公表（３月末以降）
- 告示、関連通知の一部訂正公表（３月末以降）

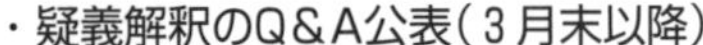

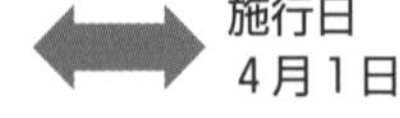

施行日
４月１日

一般的な対応

諮問答申（２月中旬）時点で、システム改修作業を開始。不足情報は予想する。

リスクと対応

告示、通知は文章表現のため、公表されても、予想が難しい。

想定と異なる（Q＆Aで想定外の考え方が示されることも）と、追加でシステム改修が必要となる可能性あり。

→複数の解釈（考え方）が想定される場合、システム設定でいずれにも対応できるように複数仕様を準備しておく。

第5章

部門システム

1 部門システムとは

1．医療ITの発展推移
2．部門システムの位置づけと範囲

2 代表的な部門システムの概要・連携

1．生体情報モニタ・システム
2．手術部門システム
3．ナースコールシステム
4．院内物流システム
5．輸血部門システム
6．栄養部門システム
7．リハビリテーション部門システム
8．透析部門システム
9．インシデント管理システム

3 病棟に関連した部門システムの紹介

1．生体情報モニタ・システム
2．ナースコールシステム

1 部門システムとは

1-1.医療ITの発展推移(図1)

まず、各システムがどのように発展したのか、その推移を説明する。

一般ITでは、1950年代頃から給与計算システムや経理システムなどが、1960年代には自動計算による発注管理や在庫管理、生産管理のシステムなどが導入された、いわゆるEDP※の時代であった。医療ITでも、効率的な事務の実施を視野に保険請求を電子化し、まずは医事会計システムが作られた。同時に、業務の省力化などを目的とした検査システムや栄養部門システム、また、画像管理を要する放射線科情報システムなどの導入が進められた(第1世代)。

世の中では新幹線の座席予約システムや銀行のオンラインシステムなど、オンラインシステムの時代に突入した後、1980年代にようやくオーダエントリシステムが導入。病院内で各システムが連携するしくみが生まれた(第2世代)。

1990年代中頃からは電子カルテシステムの時代(第3世代)に、2000年代からは地域連携システムなど、地域連携の時代(第4世代)へと発展していった。

※「医療情報システムの歴史」(52頁)もあわせて参照。

※EDP(Electronic Data Processing)
電子データ処理システム。事務の効率化などを目的にコンピュータ上で電子的なデータの処理を行うシステム。

図1 一般ITと医療ITの発展推移

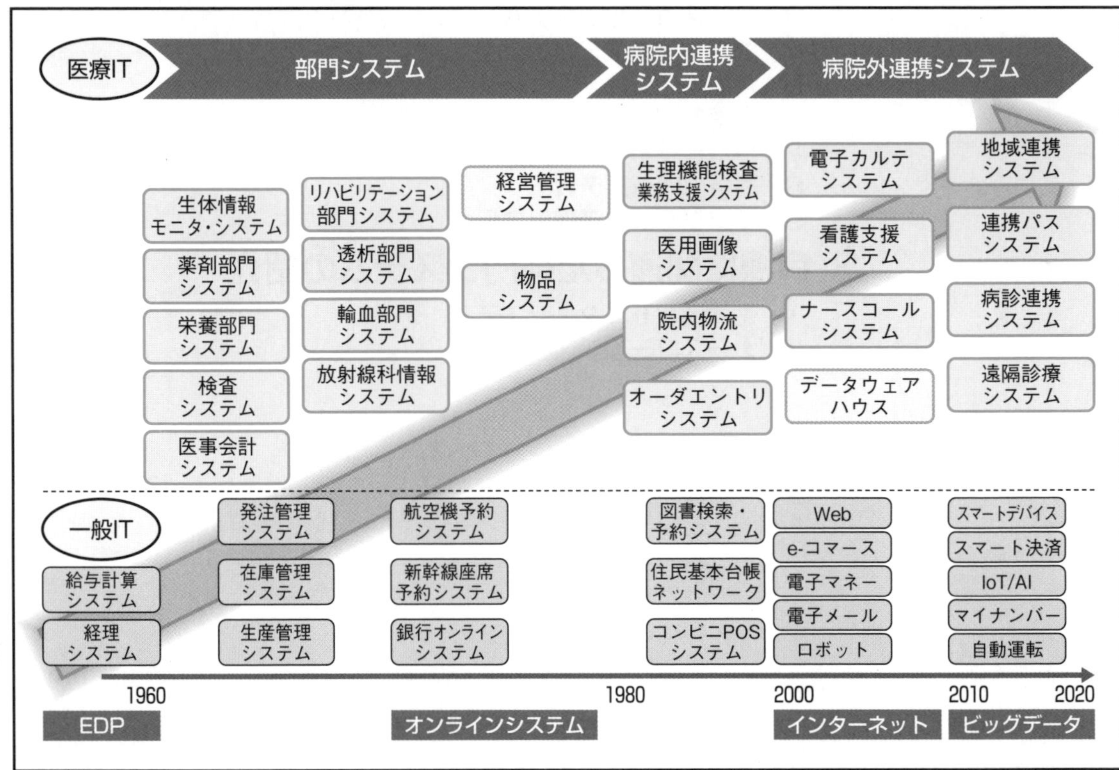

1-2.部門システムの位置づけと範囲

(1) 病院情報システムにおける部門システム(図2)

病院情報システムは、大きくは基幹システムと部門システムとに分類できる。

基幹システムとは、オーダエントリシステム・電子カルテシステムなど、院内全体にわたって診療業務等を総合的に支援しているシステムである。

部門システムとは、基幹システムとは違った独立したシステムとなっており、基本的には対象部門が使用するシステムといえる。

ただし、この中にも院内物流システムや栄養部門システムのように、院内のさまざまな場所で、さまざまな職種が入力し使用する、全体をカバーするシステムもある。一方、特定の場所(検査部門や病棟など)で特定の職種(臨床検査技師や看護師など)が使用する、部門に特化したシステムもある※。

※ここには、医用画像システム、検査システム、重症病棟システム、手術部門システム、ナースコールシステムなどが位置づけられる。

また、看護支援システムは当初、看護師が病棟のみで使用するシステムとして開発された部門システムであった。しかし、看護の情報と電子カルテシステムとのつながりが強まるにつれ、最近では電子カルテシステムの一機能として、基幹システムとして取り扱われる場合が増えている。

部門から基幹システムへと移行した、中間的システムといえる。

図2■病院情報システムにおける各システムの位置づけ

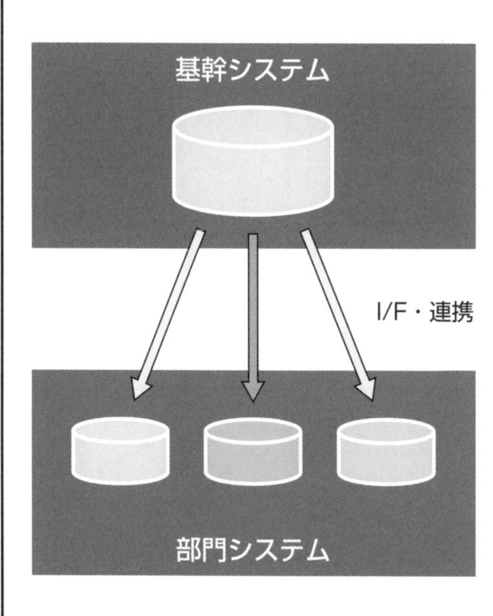

院内全体にわたり診療業務等を総合的に支援するシステム
例：オーダエントリシステム
　　電子カルテシステム

中間的システム
例：看護支援システム　※部門で誕生、基幹化

基幹システムと独立したシステム
・院内全体をカバーするシステム
　例：院内物流システム
　　　栄養部門システム
・部門に特化したシステム
　例：医用画像システム
　　　検査システム
　　　重症病棟システム ┐
　　　手術部門システム ┘ 生体情報モニタ・システム
　　　ナースコールシステム

(2) 各システムの範囲（図3）

こうした病院情報システムの位置づけや範囲を示した図が、**図3**である。

基幹システムとして、オーダエントリシステム・電子カルテシステム、そして看護支援システムが存在し、院内の範囲においてかぶさるように、部門システムや管理部門系のシステムが存在している。

ここに記した管理部門系や地域連携に関わるシステムについても、別の囲みで区分してはいるものの、部門システムであるといえる。

しかし、管理部門系は患者に対する診療行為について直接関わってくるシステムではなく、また、地域連携に関するシステムも院内での診療を直接支援するシステムとは少し異なるため、別のくくりで扱われる。

他の章で個別に紹介する検査、放射線、医用画像システムのほか、薬剤部門システムを除いた部分、すなわち、生体情報モニタ・システム、手術部門システム、ナースコールシステム、院内物流システム、輸血部門システム、栄養部門システム、リハビリテーション部門システム、透析部門システムの8つのシステムと、インシデント管理システムについて、本章において紹介したい。

図3■病院情報システムの位置づけと本章で紹介するシステムの範囲

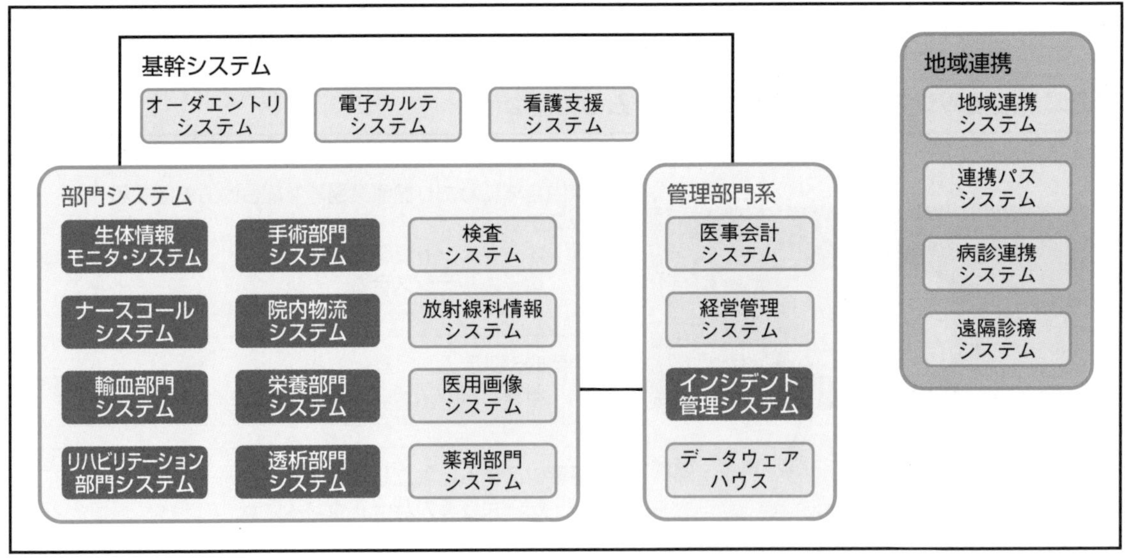

2 代表的な部門システムの概要・連携

ここからは、代表的な部門システムの概要・連携について紹介する。

この節における**図 4**から**図11**までの見方については、紹介する部門システム・他の病院内システム・病院外システムで色分けしている。また、情報の流れを実線で、物の流れを破線で示している。

2-1.生体情報モニタ・システム（図 4）

まず、生体情報モニタ・システムについて紹介する。

生体情報モニタ・システムは、主に救急（ER）の部門、ICU※、CCU※、手術室、重症の病床や一般の病床などで使われ、患者のバイタルサイン（脈拍・血圧などの体の状態）を可視化※および異常時にアラートを発生することが主な役割となる。

電子カルテシステムから患者の基本情報・オーダ情報を受け取り、生体情報モニタなどから得た患者の状態を記録し、電子カルテシステムへと戻す。また、ナースコールシステムと連携し、患者に異状が発生した場合はナースコールへアラートを伝える。

その詳細については、第 3 節でくわしく紹介する。

主な機能	・一般病棟や、集中治療室（ICU）等の重症病棟で生体情報の常時可視化・監視・客観的な情報提供を行う ・熱計表や温度板、経過表などの作成支援を行う		
連携する主なシステムと役割	生体情報モニタ 各種単体モニタ	取得	各種バイタルサイン（測定値、波形）、アラート情報等
	緊急検査装置	取得	血液ガス、電解質等の検査結果
	電子カルテシステム	取得	患者基本情報・オーダ依頼情報
		提供	経過記録・処置情報等
	検査システム	取得	中央検査部等での検査結果
	ナースコールシステム	取得	ベッド番号マスター
		提供	アラート情報

※ICU、CCU
ICU（Intensive Care Unit）は24時間体制で高度な医療・看護を実施する集中治療室。CCU（Coronary Care Unit）は、特に重篤な循環器系疾患に対応する冠疾患集中治療室。

※バイタルサインの可視化
患者のバイタルサインを、熱計表や温度表といったものに記録し、自動作成していく。これによりバイタルサインを視覚的にとらえることが可能となる。146頁参照。

図4■生体情報モニタ・システムの概要

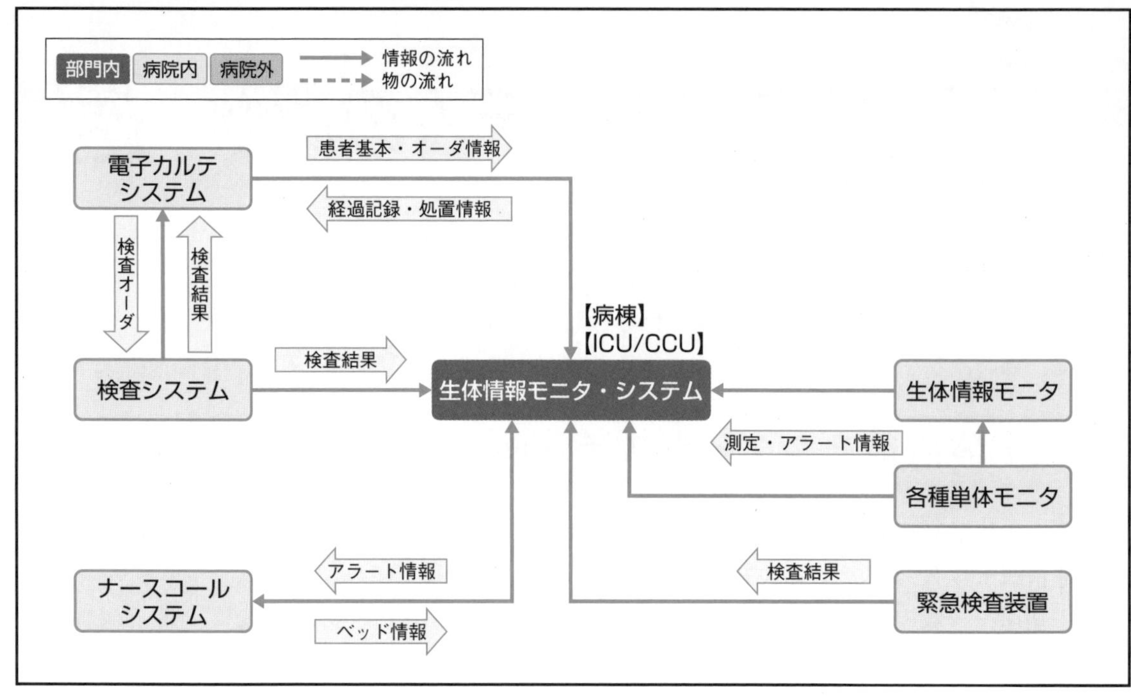

column

患者および操作者等の安全性についての注意点

医療機関に出入りする際には、生物学的な安全性を意識しなくてはならない。接触感染、飛沫感染、空気感染のそれぞれに対して、下表にあるような対策が必要である。

いずれの場合も医療機関の専門家の指示に従って行動することが原則となるが、「マスク、ゴーグル、手袋、ガウンなどの防護用具を着用する」、「医療機関から持ち帰った機器は消毒する」、「医療機関に入る時、出る時、防護用具を外した時、医療機関から持ち帰ったものを消毒した後には、流水とせっけんによる手洗いやアルコールによる手指の消毒をする」などといった基本的な感染対策を心がけたい。

感染の種類	説　明	対策例
接触感染	皮膚と粘膜・創の直接的な接触、あるいは中間に介在する機材・機器等を介する間接的な接触により発生する。	触れない(手袋を含む)、消毒
飛沫感染	病原体を含んだ大きな粒子(5 μmより大きい飛沫)が飛散し、他の人の鼻や口の粘膜あるいは結膜に接触することにより発生。 飛沫は咳・くしゃみ・会話など、また医療現場においては気管内吸引や気管支鏡検査などの手技に伴い発生する。	2m以上離れる、医療用マスク、ゴーグル、手袋、防護用具の着用
空気感染	病原体を含む小さな粒子(5 μm以下の飛沫核)が拡散され、これを吸い込むことにより発生する。	特殊環境(陰圧室等)

2-2.手術部門システム（図 5）

手術部門システムは前項の生体情報モニタ・システムに、手術室やスタッフ（麻酔医、看護師）、医薬品、医療材料、医療機器に関して予定・管理の機能を追加したものである。

医薬品、医療材料については院内物流システムと連動し、手術部門に供給される。

図５ 手術部門システムの概要

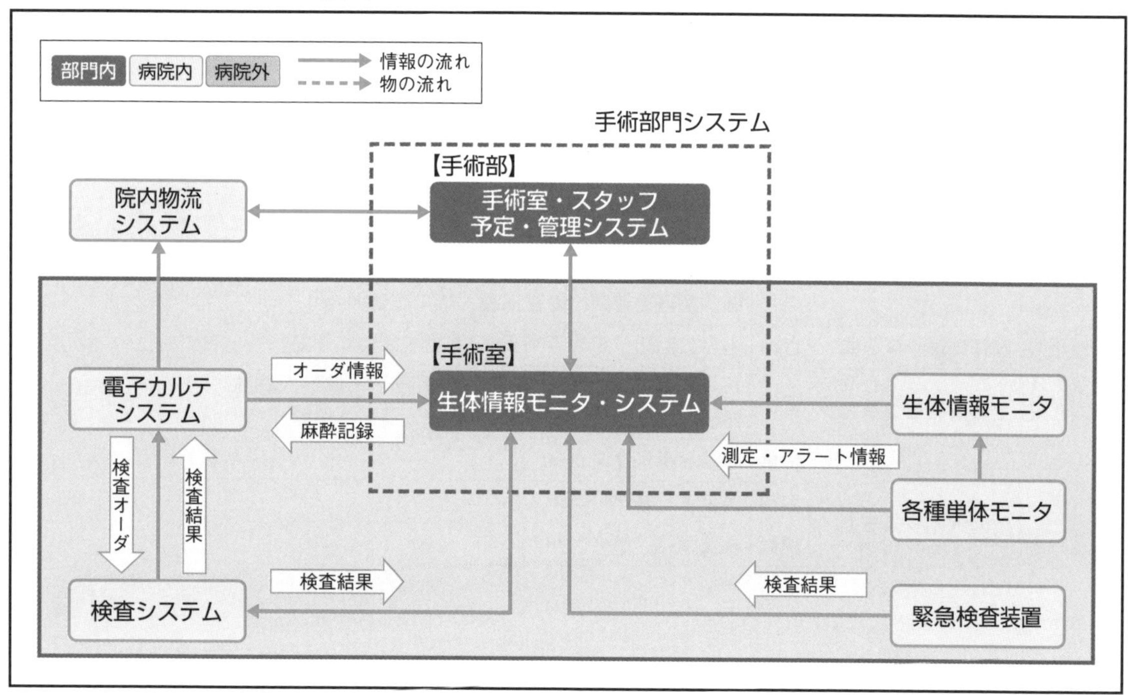

2-3.ナースコールシステム（図６）

ナースコールシステムは患者の呼び出しを確実に看護師へと伝えることが一次的な目的である。二次的には、病棟の情報を看護師に伝えるデジタルサイネージ的な役割、またはナースコールが使われた情報を利用して看護業務にそれをフィードバックし、業務の改善につなげることなどを目的としている。

電子カルテシステムと連携し患者の入退院情報などをシステムで関連づけるとともに、看護師の勤務管理システムから看護師の勤務情報を受け取る。これらをもとに、患者からの呼び出しに対してナースステーションから、または院内電話と連携しPHSやスマートフォンを介して通話する。

また、生体情報モニタ・システムと連携し、バイタルサインの異状などが起きた際は、ナースコールシステムを通じて看護師にアラートを伝える。

※ナースコールシステムは外来部門でも使われるが、ここで紹介しているのは入院部門、病棟で使われるシステムである。

主な機能	・患者と看護師間のインターホン機能（呼出・通話・放送） ・入院患者基本情報の提供（スタッフステーション、廊下、ベッドサイドにて） ・ナースコール呼出履歴データの収集		
連携する主なシステムと役割	電子カルテシステム	取得	患者基本情報・患者移動情報（患者ID、氏名、性別、生年月日、連絡先、部屋番号、ベッド番号、担当医師、担当看護師、障害情報、感染症情報etc）
	勤務管理システム	取得	当日の勤務予定看護師氏名（実績ではなく予定）
	生体情報モニタ・システム	取得	バイタルサインのアラート情報（例・不整脈、心肺停止、血圧低下、SpO2低下等のアラート情報）
		提供	ベッド番号マスター
	院内電話システム	取得	スタッフ音声
		提供	呼出情報、患者音声

図６■ナースコールシステムの概要

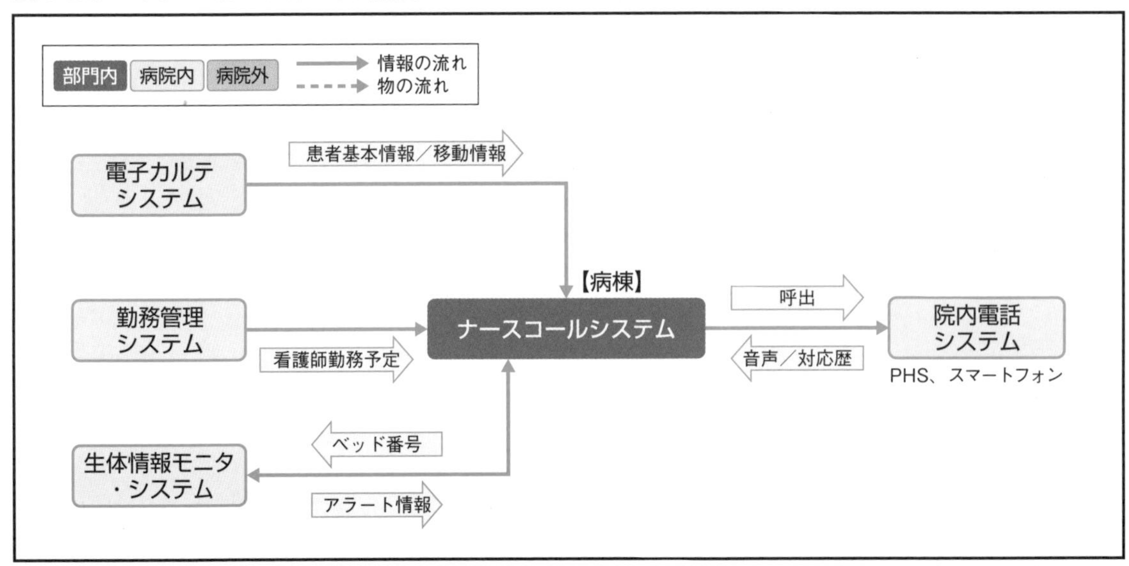

2-4.院内物流システム（図7）

院内物流システムは、外来や病棟などあらゆる場所で使われ、医薬品・医療材料の流通情報を扱う。在庫管理のほか、受発注について外の仕入会社と連携する※。

主に診療や治療行為に関わる薬剤・医療材料は、電子カルテシステムから実施したデータを自動で受け取り、医療材料は中央医療材料室、医薬品は薬剤部の調剤支援システムへと送り、薬剤の引き落としや仕入会社への発注が行われる※。

※このほか会計の請求もれをチェックするため、使われた医薬品や医療材料の情報を医事会計の方へと回す役割も担っている。

※電子カルテに基づかない脱脂綿やガーゼなどは、在庫がなくなった場合は病棟や各外来部門から、院内物流システムの端末に入力し請求する。その情報が中央材料室・薬剤部へ行き、医療材料・医薬品が補充される。

主な機能	医療現場(医師・看護師)の要求にもとづき、医療材料消耗品等は中央材料室から、医薬品は薬剤部から各部署に適正配給する。 各部署・倉庫の死蔵・過剰在庫の解消目的とした管理／使用部署(全部署)からの請求対応／仕入会社への発注管理／医療事務と連携し、統計を活用した保険請求もれの防止対策		
連携する主なシステムと役割	電子カルテシステム	取得	注射・処方・処置・手術・画像検査で患者に使用した医療材料・医薬品情報(使用した医療材料・医薬品のコードおよび使用量)
	調剤支援システム	取得	薬品は電子カルテからの上記データ
	仕入会社	提供	院内の発注情報(医療材料・医薬品のコードおよび発注量)

図7 院内物流システムの概要

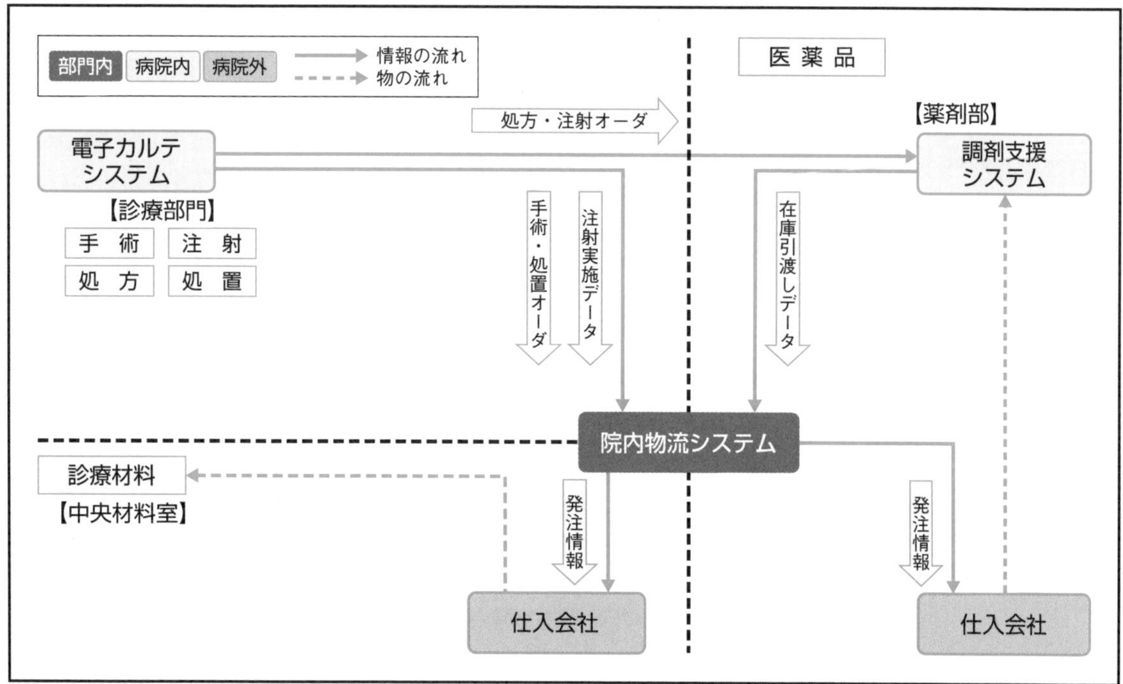

2-5.輸血部門システム(図8)

輸血部門システムは、輸血センターで使われる、血液の在庫管理・備蓄管理、血液製剤の在庫管理などを行う。

電子カルテシステムから血液の検査依頼が送られ、輸血管理システムで受け取り、臨床検査システムでの分析を経て、結果を電子カルテシステムへと返す。輸血管理システムでは、過去の検査歴や輸血歴、自己血歴や患者の住所なども管理する※。また、輸血材料、血液製剤の在庫管理を行っているため、在庫が少なくなった場合は日赤血液センターや薬品仕入会社へ発注される。

※特定生物由来製品に指定された血液製剤(輸血用血液製剤及び血漿分画製剤)については、患者へのウイルス感染などが生じた場合に対処するため、診療録とは別に以下の内容を含む記録を作成し、紙媒体または電子媒体で少なくとも使用日から20年保管する必要がある。
①患者氏名、住所②製品名及び製造番号(ロット番号)③投与日④その他保健衛生上の危害の発生又は拡大を防止するために必要な事項。167頁参照。

主な機能	輸血業務に必要な血液備蓄管理や、血液製剤の適正管理、輸血管理業務など全般をサポートする。 輸血に伴う血液検査の依頼受付および結果入力／検査歴、輸血歴、自己血歴、患者の住所などの管理／血液製剤の在庫管理、発注、納品、払出の管理		
連携する主なシステムと役割	電子カルテシステム	取得	患者基本情報、検査依頼
		提供	検査結果
	臨床検査システム 血液検査機器(分析器)をコントロール／測定情報受信システム	取得	検査結果
		提供	患者基本情報、検査依頼
	日赤血液センター	取得	血液の納品情報 ※CSVで取得 ※血液製剤のQRコードは日赤が標準化
		提供	血液の発注情報
	薬品仕入会社	取得	血液製剤の納品情報
		提供	血液製剤の発注情報

図8 輸血部門システムの概要

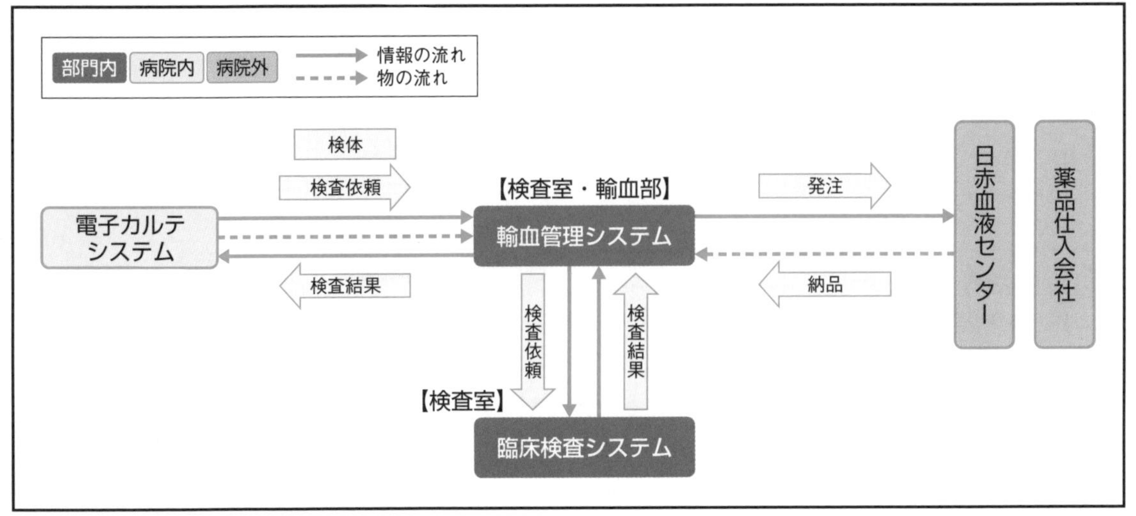

2-6.栄養部門システム(図9)

栄養部門システムは、病棟における給食などで用いられ、栄養指導システム、栄養管理システム、発注システムに分けられる。

栄養指導システムでは電子カルテシステムから患者ごとの栄養指導オーダを受け取り、栄養指導の実施後、栄養士が実施入力・所見入力し結果を返す。

また、食事の受発注も行っており、食事オーダを受けると栄養管理システムから必要な食材などの情報を発注システムへ流し、食材仕入会社へ送り仕入を行う。こういった給食関係などを扱うのが栄養部門システムである。

主な機能	・患者ごとの栄養指導情報の管理 ・献立と食事数、配膳先(患者)の管理 ・必要な食材の注文		
連携する主なシステムと役割	電子カルテシステム	取得	栄養管理システム：患者情報、食事指示情報
			栄養指導システム：患者情報、栄養指導依頼情報
		提供	栄養指導システム：栄養指導実施記録
	食材仕入会社	提供	院内の発注情報(食材、数量)

図9 栄養部門システムの概要

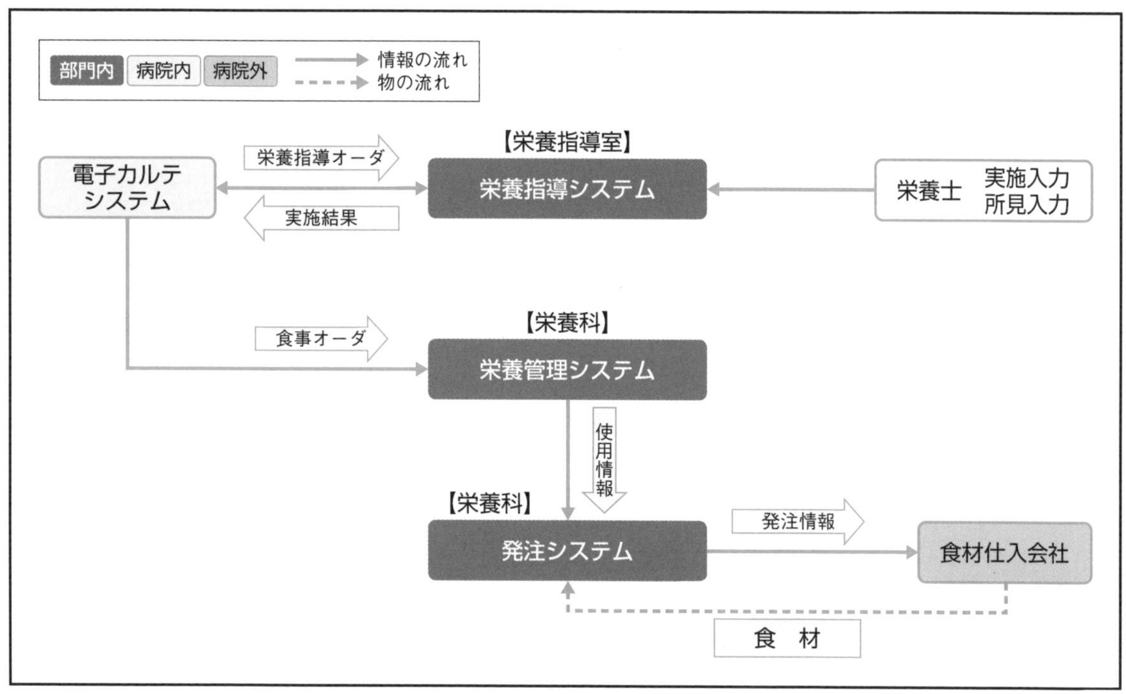

2-7.リハビリテーション部門システム(図10)

リハビリテーション部門システムは、リハビリテーション支援システムを軸としている。

まず、電子カルテシステムの方から、リハビリオーダの内容、疾患や療法の情報、あるいは予約の情報などをリハビリテーション支援システムが受け取る。そこで、療法士※がリハビリテーションを実施し、所見や次回の予約を入力し、その記録が電子カルテシステムへと返される。

また、診療報酬上定められておりレセプト請求に必要となる実施計画書の作成もここで行う。なお、帳票関連の出力なども、このシステムで行う。

<table>
<tr><td>主な機能</td><td colspan="3">・患者に実施するリハビリテーションの情報の取得
リハビリオーダの内容(疾患・療法情報)/業務の予約情報
・患者に実施したリハビリテーションの情報の提供
業務の実施時間や記録/機能評価による状態推移/療法士ごと、患者ごとの算定上限チェック
・レセプト請求に必要となる実施計画書の作成支援の提供
・疾患別リハビリテーション
脳血管疾患等リハビリテーション/運動器リハビリテーション/呼吸器リハビリテーション/心大血管疾患リハビリテーション/廃用症候群リハビリテーション</td></tr>
<tr><td rowspan="2">連携する主なシステムと役割</td><td rowspan="2">電子カルテシステム</td><td>取得</td><td>患者情報、運動器リハビリテーションなどのリハビリ依頼オーダ、リハビリ処方オーダ</td></tr>
<tr><td>提供</td><td>実施記録情報(実施時間と実施内容)・評価情報(回復状況)
→電子カルテから医事会計システムへ
リハビリ実施情報の提供(実施内容、単位数、加算項目、算定起算日)</td></tr>
</table>

※療法士
療法士については大きく3つの職種がある。理学療法士(PT:Physical Therapist)は患者の基本動作等の、作業療法士(OT:Occupational Therapist)は日常生活動作等の、言語聴覚士(ST:Speech Therapist)は発声・発音等のリハビリテーションを実施する。

図10■リハビリテーション部門システムの概要

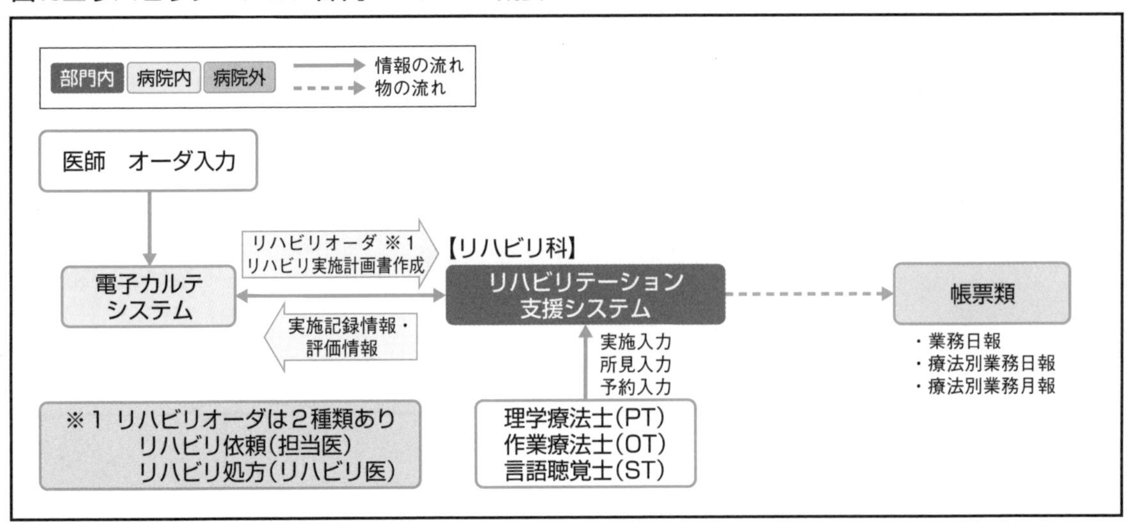

2-8.透析部門システム

(1) 透析とは

透析とは、腎不全の患者に対し、人工的に腎臓の機能を代替えし、血液を浄化し、除水する医療行為である。

医療機関で行われる血液透析では、まずシャントと呼ばれる太い血管を作成する。そこに穿刺針を刺し、血液回路を通じて血液を体外に循環させ、浄化および水分コントロールを行う。血液の浄化などを行う機器は、血液透析器(ダイアライザー)と呼ばれており、これは消耗品となっている。

治療は基本、週3回、1回4時間かけて行う。

透析においてはドライウエイト等、体重管理が重要となるため、透析部門システムでは体重計と接続し正確なデータ管理を行っている。

なお、透析においてはここでも紹介した以下のような言葉がよく使用される。

①ダイアライザー(血液透析器)

②シャント(血液透析が行えるよう、動脈と静脈をつなぎあわせて太い血管を作成する)

③ドライウエイト(適正体重、患者本来の体重値)

④血液回路(血液が流れるチューブ)

⑤穿刺針(シャントに刺して血液を体外に循環させる針)

(2) 透析部門システムの概要(図11)

透析部門システムは、透析室や血液浄化センターで主に使われる。

透析部門システムでは、まず電子カルテシステムから透析の依頼を受け、血液透析装置へ透析前初期情報(患者氏名、目標除水量等)を送る。血液透析装置は透析を実施しながら、患者の状態などを透析部門システムへ送る。透析部門システムでは透析した記録やその内容を電子カルテシステムへと返す。

前述のとおり、透析では体重管理が重要であるため、体重計と連携して、透析前後で適正であったかなどをチェックし、電子カルテシステムへと返す。

また、透析の記録書類の作成、学会に対する統計情報の提供などの機能も備えている。

<table>
<tr><td>透析部門の主な業務</td><td colspan="3">・透析室（血液浄化センター）の運営
・血液透析治療の実施
・透析装置の管理、透析記録の作成、透析機材の管理</td></tr>
<tr><td>主な機能</td><td colspan="3">・人工透析室において実施される血液浄化療法を管理、支援する
・透析装置等と接続してデータを取得、血液透析記録を作成する
・透析指示票、透析準備機材表、添書などの作成支援を行う
・血液透析記録を電子カルテへ提供する</td></tr>
<tr><td rowspan="7">連携する主なシステムと役割</td><td rowspan="2">血液透析装置</td><td>取得</td><td>各種圧力、除水量、補液量、血圧、脈拍情報、警報情報</td></tr>
<tr><td>提供</td><td>透析条件に応じた事前初期設定値</td></tr>
<tr><td>体重計</td><td>取得</td><td>体重（透析前後）</td></tr>
<tr><td>カードR/W装置</td><td>取得</td><td>体重計等にて患者を識別</td></tr>
<tr><td rowspan="2">電子カルテシステム</td><td>取得</td><td>患者基本・オーダ情報、検査結果情報</td></tr>
<tr><td>提供</td><td>透析記録、実施情報</td></tr>
<tr><td>透析学会等</td><td>提供</td><td>日本透析医学会向けの年度統計調査データ</td></tr>
</table>

図11■透析部門システムの概要

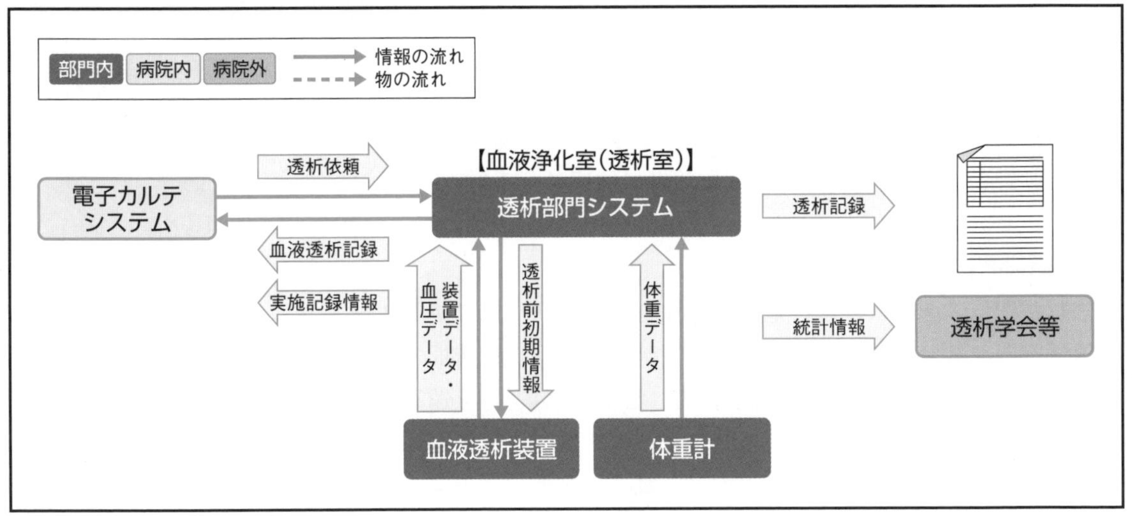

2-9.インシデント管理システム(図12)

インシデント管理システムとは、医療事故の発生予防・再発防止策を講じるため情報収集するシステムである。インシデント※やアクシデント※をシステムに登録していき、情報収集、評価、分析·統計、対策立案などの処置を通じ、予防や実施というサイクルをまわすことで、業務改善や安全管理につなげていく。

他のシステムと異なるところとして､たとえば検査であればこの患者の検査、投薬であればこの患者の投薬、と患者を軸に管理していたが、このシステムは必ずしもそうではないということがある。

たとえば、薬剤を紛失した、ある患者に投与する薬を別の患者に投与しそうになったなど、必ずしも1人の患者に関係している訳ではなく、手順や環境などとの関係を分析する。

こういったシステムが電子カルテシステムやオーダエントリシステムに取り込まれたり、連携したりすることにより、院内での分析が行われているのが現状である。

※インシデント、アクシデント
インシデントとは事故には至らない未遂の事象のことで、ヒヤリハットという言い方もする。一方、アクシデントとは事故になった事象のことである。

■レポート作成機能

オーダの情報がもとになり、全部署で入力したものからインシデント・アクシデントレポートを作成する。リスクマネジャーがレポートを評価し、専任部署のリスクマネジャーが分析した上で対策マニュアルを作成する。これを教育や意識改善へとつなげていく。最近は、レポートを分析し、繁忙度等を切り口とした傾向などをグラフ化し、対策作成を支援するシステムもある。

図12■インシデント管理システムとの連携

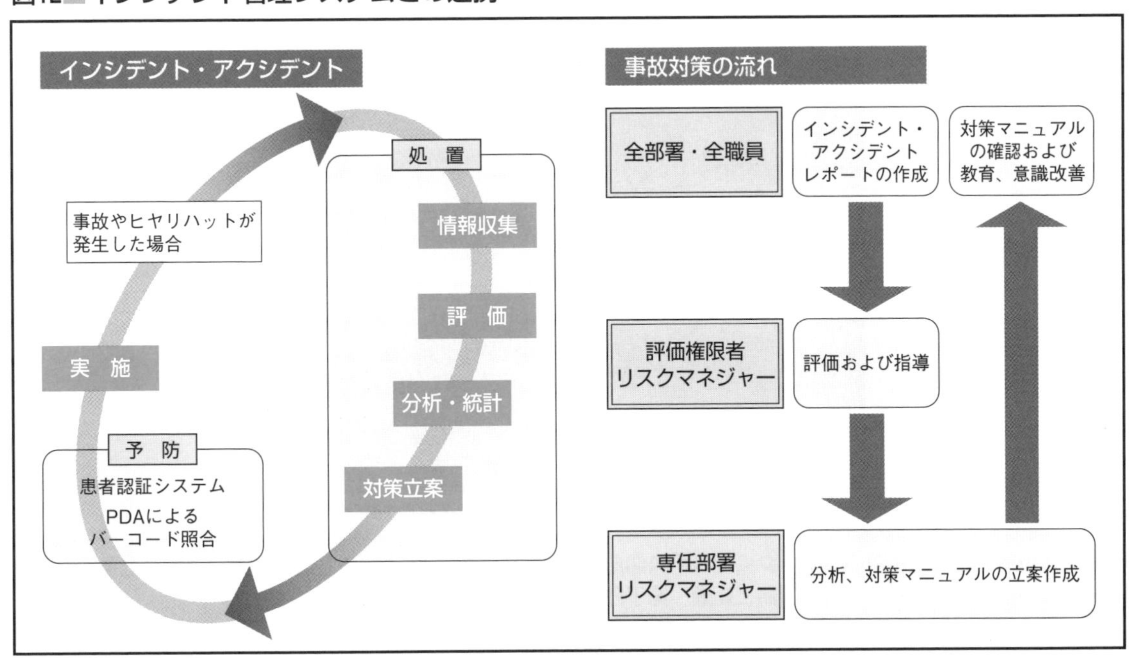

3
病棟に関連した部門システムの紹介

3-1.生体情報モニタ・システム

(1) 生体情報モニタとは

生体情報モニタ※とは、以下の３つに分類される医療機器のうちの１つである。

検査機器	レントゲンやCT、MRIなどの検査に用いられる機器
生体情報モニタ	バイタルサインの見える化、異常時にアラートを行う機器
治療器	低周波治療器や人工呼吸器、シリンジポンプや輸液ポンプといった治療に用いられる機器

※かつては患者監視装置とも呼ばれていたが、現在では生体情報モニタと呼ぶのが一般的である。

生体情報モニタは、バイタルサイン※の測定値を、波形や分析値、トレンドグラフなどの計測項目において表す機器である（図13）。

※バイタルサイン
心電図や呼吸・血圧・体温などのほか、直接目には見えない血中酸素飽和度など、人間が生きていく上で必ず発生するサイン。

測定・分析した結果や波形について患者にリスクがある兆候が見られた場合は、バイタルアラートを発し、機器自体が音や光で看護師などに知らせるしくみとなっている。また、こうしたしくみは、電極が外れた場合や電池が切れた場合、電波が届かない場合などにも、テクニカルアラートを知らせる。

患者からのバイタルサインの取り方は、連続的だったり断続的であったり、あるいは不定期であったり、計測項目や患者の容態によって異なっている。

図13■生体情報モニタ画像の例

■画面例

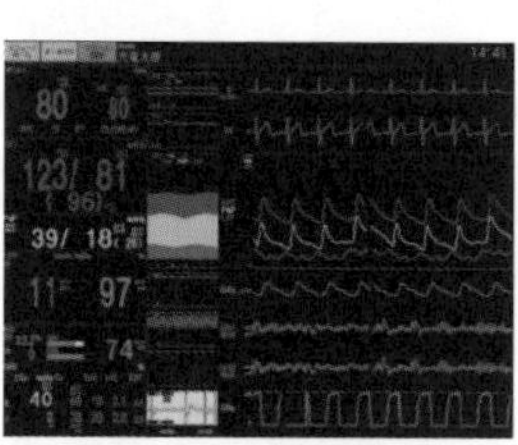
基本画面（オペ室仕様）

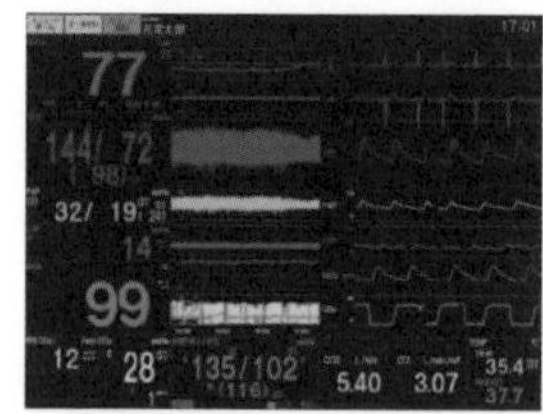
数値下付画面

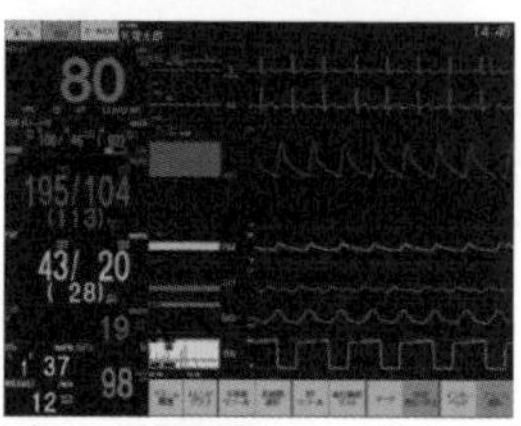
ボタン配置画面

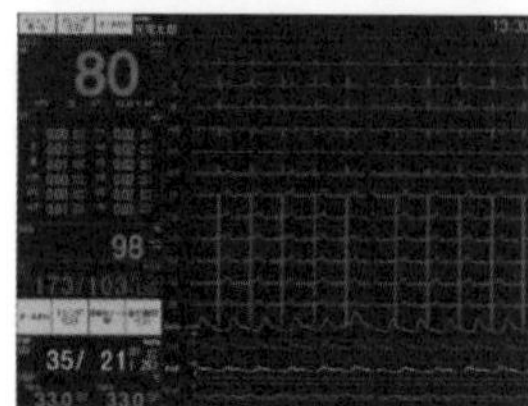
12誘導心電図＋４波形画面

上位機種では、複数のジャックにそれぞれ血圧・体温・脈拍等を測定するセンサを取り付けられる。
さらに上位機種では人工呼吸器と連動・電子カルテに記録を返すなども可能となる。

(2) 生体情報モニタ・システムの特徴

生体情報モニタ・システムの特徴をまとめると以下のようになる。

- 各種用途に応じて単純なものから総合的なものまで多種多様である。
- 電子カルテとの連動は基本的にオプションである。
  少しずつ連動してきている過渡期にあり、また帯域確保・安全管理の観点で現状は基幹システムとは別に、別系統の専用ネットワークを構成し、必要に応じて接続をしている。
- 他の機器や部門システムと異なる点は、

  ①24時間連続運転・高信頼性
  継続した計測のためにも24時間連続運転が必要であり、かつ高い信頼性が求められる

  ②大量のデータ
  1つの波形に1秒間約250サンプルのデータを扱うなど、非常に大量のデータを扱っている

  ③保存の必要があるデータはごく一部
  大量のデータを扱う反面、保存を要するデータは不整脈や異常が起きた前後などごく一部である

  ④異常時にはアラート発生
  異常を察知してアラートを発生させる必要がある

  ⑤院内で大量に使用される
  外来部門から病棟部門まで、非常にたくさんの機器が用いられる

  などである。

こうした特徴を活かすため、特に重症系、手術部門システムにおいても活用されている。

column

患者環境に設置する機器・設備の注意点

生体情報モニタなど、患者の身体に直接接続する機器については、患者が感電しないよう、注意する必要がある。感電（電撃）のレベルについては次のようにいわれている。

マクロショック（人体の皮膚からの感電）
電流値1mA…ビリビリ感じ始める（最小感知電流）
電流値10～20mA…手が離せなくなる（離脱限界電流）
電流値100mA…心室細動を起こす

ミクロショック（体内での感電）
電流値100μA…心室細動を起こす

マクロショック（1mA）を起こす電位差を計算すると、1Vとなる。つまり、患者環境では1Vの電位差が許されない。このため、等電位接地環境が重要となる。洩れ電流は規格で定められた医用安全レベルに抑えるようにする。

さらに、感染対策として、清潔、消毒への配慮も必要となる。

⑶ 生体情報モニタの構成（図14）

生体情報モニタは、①有線式か、無線式※か、②1人の患者を見る1人用か、複数患者を見る複数人用か、③ベッドサイドなどで単独で見るものか(ローカル管理)、セントラルモニタを使用しスタッフ(ナース)ステーション等で複数の患者を集中管理するのか(集中管理)、など用途に応じてさまざまである。

※無線式の場合、電波法で割り当てられた医療用テレメータ用の周波数帯の無線が使用される。最近ではWiFiを用いたシステムもある。

また、無線式の送信機などについては無線式セントラルユニットを介してモニタに表示できるが、これも血中酸素濃度だけを測定するものであったり、心電図を測るものであったりと、用途によって異なっている。

⑷ 大規模なネットワークの構成例（図15）

生体情報モニタもまた、大規模なネットワークを構成する場合がある。こうしたネットワークは、主に200床以上の大きな病院や循環器系の専門病院などで見られる。

■手術室で使われるシステム

手術室の特徴として、患者の容態が安定しない点が挙げられる。そのため、患者のさまざまなバイタルを測定するため、上位機種が使われる。基本的には有線タイプが使われており、手術室の中と医師の控え室などが連携して、情報が表示される。

また、麻酔器と連携して麻酔の記録をとるなど、別の形で医療機器と接続する場合もある。

■ICU、CCUで使われるシステム

手術が終わると、手術室からICU、CCUなどの集中治療室へと移される。このとき、患者の移動中にバイタル測定を中断するとリスクがあるので、小型の搬送用の生体情報モニタをつけたまま患者を搬送する。

また、患者のあちこちに取り付けた電極を付け直すのも手間であるため、電極とベッドサイドモニタをそのまま運んでいって、集中治療室のモニタの端末へと接続する※。

※患者のつけている電極を外さなくても移動ができる生体情報モニタもある。

ICUは主に外科系の患者が入る集中治療室であるため、歩けず移動ができない場合も多く、また非常に重篤な患者が多くさまざまなバイタルサインの測定を必要とするため、有線式が多い。

一方、CCUにおいては循環器系の集中治療室であり、歩ける患者もいるため、無線式が使われることがある。

■一般病棟で使われるシステム

一般の病棟になると、比較的簡易な機種が使われており、必要なバイタルサインのみをとるだけの場合が多い。有線・無線については患者の状態により使い分けて使用される。無線式は電池代などのコストが発生するが、歩ける患者を連続的にモニタできるためよく利用される。

図14 生体情報モニタの構成例

・有線／無線
・１人用～複数人用
・ローカル管理／集中管理
セントラルモニタ
送信機
ベッドサイドモニタ
ベッドサイドモニタ
無線式セントラルユニット

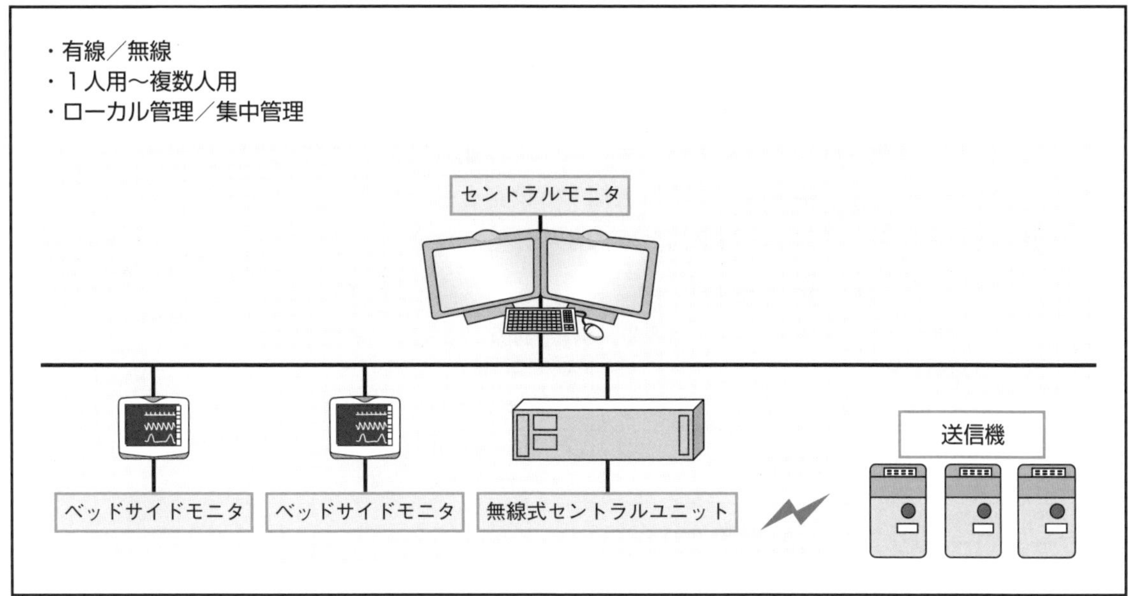

図15 大規模なネットワーク構成例

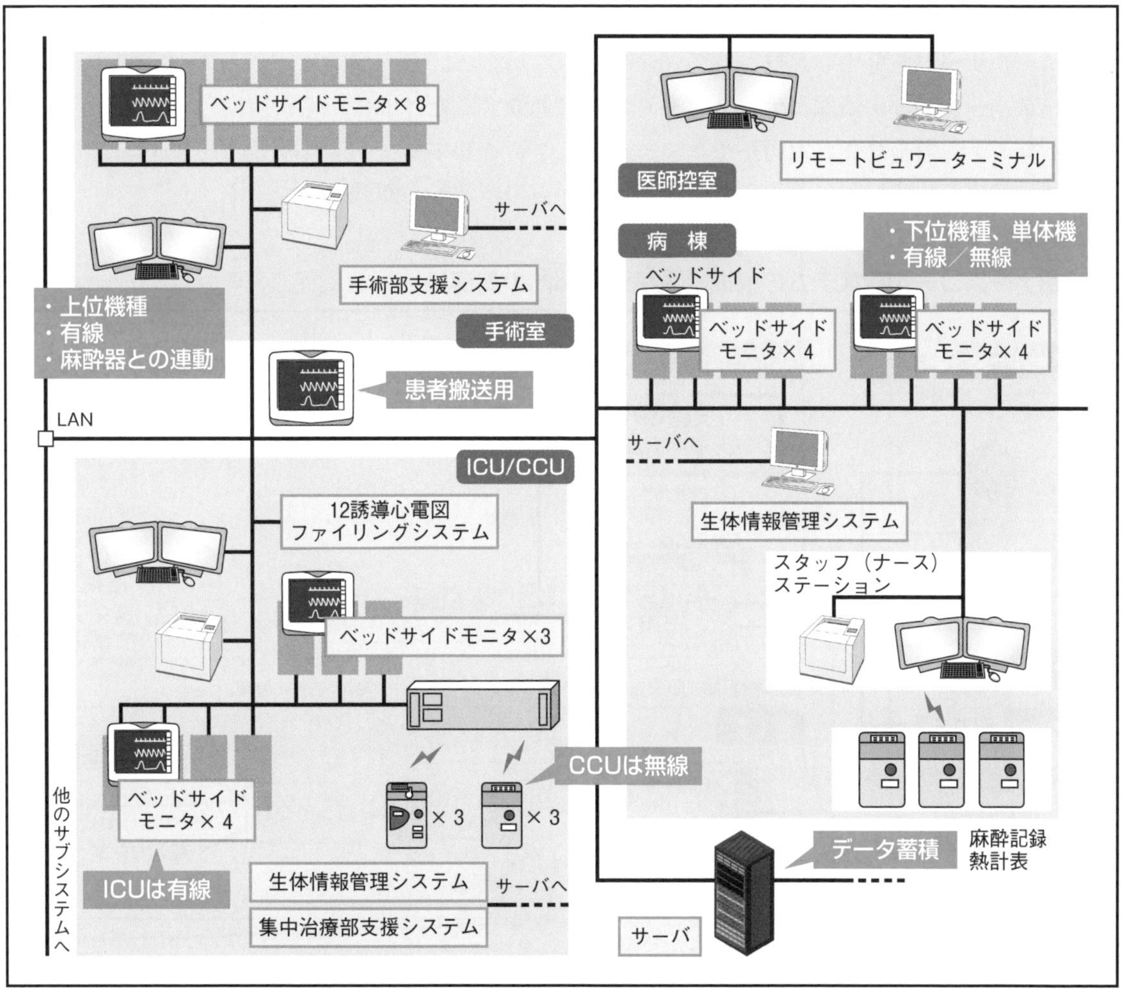

ベッドサイドモニタ×８
サーバへ
手術部支援システム
・上位機種
・有線
・麻酔器との連動
手術室
患者搬送用
LAN
ICU/CCU
12誘導心電図
ファイリングシステム
ベッドサイドモニタ×3
ベッドサイド
モニタ×４
×３
×３
CCUは無線
ICUは有線
生体情報管理システム
集中治療部支援システム
サーバへ
他のサブシステムへ
リモートビュワーターミナル
医師控室
病　棟
・下位機種、単体機
・有線／無線
ベッドサイド
ベッドサイド
モニタ×４
ベッドサイド
モニタ×４
サーバへ
生体情報管理システム
スタッフ（ナース）
ステーション
データ蓄積
麻酔記録
熱計表
サーバ

3-2.ナースコールシステム

⑴ 外来・中央診療部門と入院治療部門での活用

ナースコールシステムはコミュニケーションツール、連絡用のインターホンである。患者からの連絡を院内スタッフに通知する役割を果たしており、外来・中央診療部門と入院を扱う入院治療部門とで大きく分けられる※。

※ここで紹介するのはこの入院治療部門でのナースコールシステムである。

	外来・中央診療部門	入院治療部門
場所	外来トイレ、検査室トイレ、処置室、透析室等	病棟(病室、トイレ、談話室等)、ICU/CCU等
通信	片方向(呼出のみ)	双方向(呼び出しと通話あり)
他システムとの連動	他システムとの連動なし	HIS、院内電話(PHS、スマートフォン)、生体情報モニタ等

⑵ ナースコールシステムの構成(図16)

基本的に病棟単位で構成され、各病棟クライアントの患者情報はサーバで一括管理された1システムとなっている。スタッフ(ナース)ステーションにはコンピュータの親機があり、病室にはナースコールボタンやベッドサイドのネームプレートなどが備わっている。こういった情報は電子カルテシステムからナースコールサーバを経由し配信される。

ナースコールの呼出情報はナースコール親機に通知するだけではなく、院内の電話システムで構築されたPHSやスマートフォンに通知する。

また、病棟の出入口等に設置されたIPカメラからの情報も、親機やスマートフォンなどへ通知する。

図16■ナースコールシステムの構成（入院治療部門の病棟）

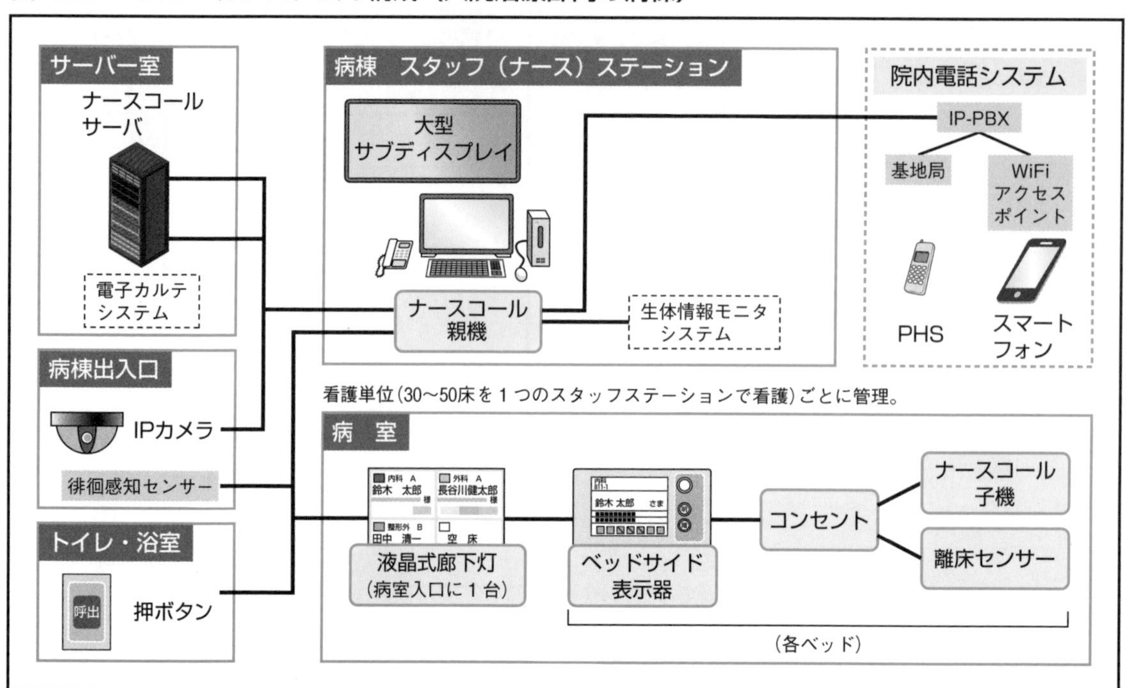

(3) ハブ機能としてのシステム活用（図17）

ナースコールシステムは、患者・看護師・他システムや機器との「ハブ」、すなわちそれらをつなぐ役目として使われる。

まず、基本的な機能としての患者の呼び出しである。ナースコールには、トイレに行きたい、点滴が終わったなど、用件に応じたいくつかのボタンがある。それを押すことによって、たとえば◯◯さんがトイレに行きたがっている、などという情報を看護師のPHS等に送り呼び出しを行う。

また、病棟においては患者の転倒事故なども非常に多く、患者が１人で立ち歩き転倒するリスクを軽減するため、離床センサーが病室に設置されている。この機器とも連動しており、各PHS等に呼び出しが行われる。

このほか、生体情報モニタのアラートとも連動しているため、血圧が低下した、呼吸が止まった、心電図で不整脈が発生したなどといった情報も、ナースコールシステムに取り込んで看護師の方へと通知する。前述のとおりIPカメラなどとも連携しているため、病室の様子や病棟の出入口の情報も送られる。

こういった情報については、電子カルテシステムからの患者情報と連動し、呼び出しやセンサー、アラートの区別や、患者名などがナースコール親機やPHS等の画面上に表示され、看護師に伝えられる※。呼び出しも看護師全員を呼ぶのではなく、その患者を担当する看護師のPHS等へ行う。もし担当の看護師が出られなかった場合はその看護師が属するグループを呼び、そのグループも出られなかった場合はさらに別の看護師のグループを呼ぶなど、エスカレーション、つまり段階的に拡大していく。

※最近のスマートフォンであれば文字情報だけでなく、感染症や障害に関するものなど患者の詳細な情報をアイコン表示するなどが行われている。またカメラ画像を表示するなどが実現できている。

図17 「ハブ」としてのナースコールシステム

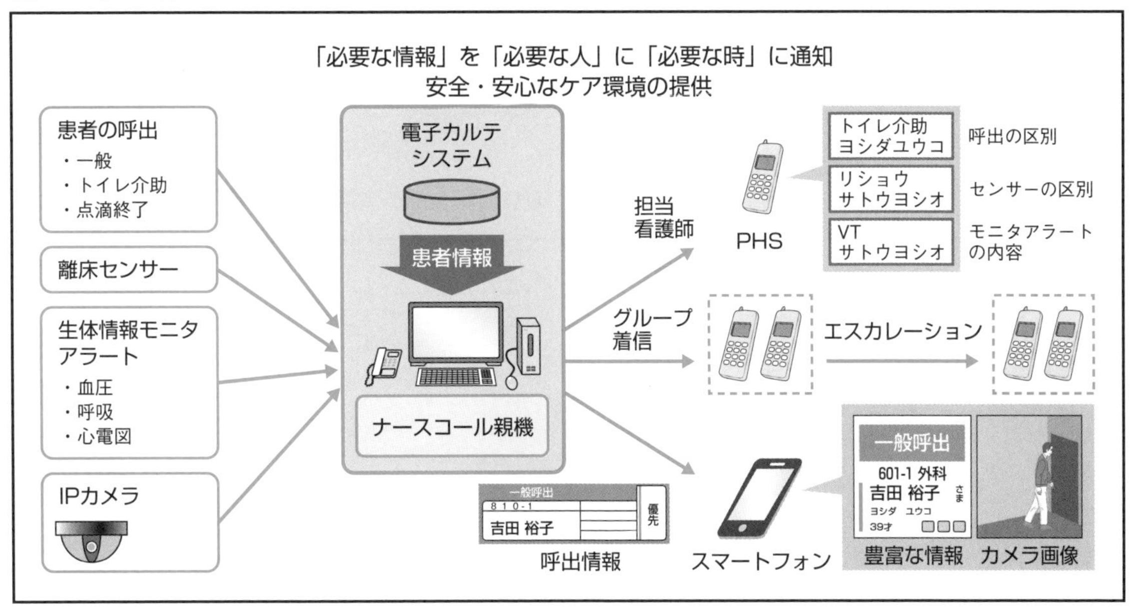

(4) デジタルサイネージ(図18)

患者の正確な、リアル性の高い情報を看護師に伝える機能としては、デジタルサイネージ(電子掲示板)技術の活用が挙げられる。

電子カルテシステムから患者の基本情報などをナースコール親機に送り、親機の画面の方で確認できる。

また、電子カルテシステムからは来ない、基本情報以外の個別の情報については、親機に入力し、別画面のサブディスプレイなどで確認できる。

最近では、こういった情報を、看護師のほか看護助手や医師・薬剤師・リハビリテーションスタッフなど、たくさんの人が活用している。

なお、だれが、どういった入院をしているのかという情報は、病室の廊下にある液晶式廊下灯にも反映され、ベッドの移動などがあれば自動的にこの表示も変更される。

このほか、ベッドサイドのネームプレートもデジタル化され、電子カルテシステムと連携し情報が掲示されるといったシステムも実現できている。

図18■ナースコールシステムにおけるデジタルサイネージの活用

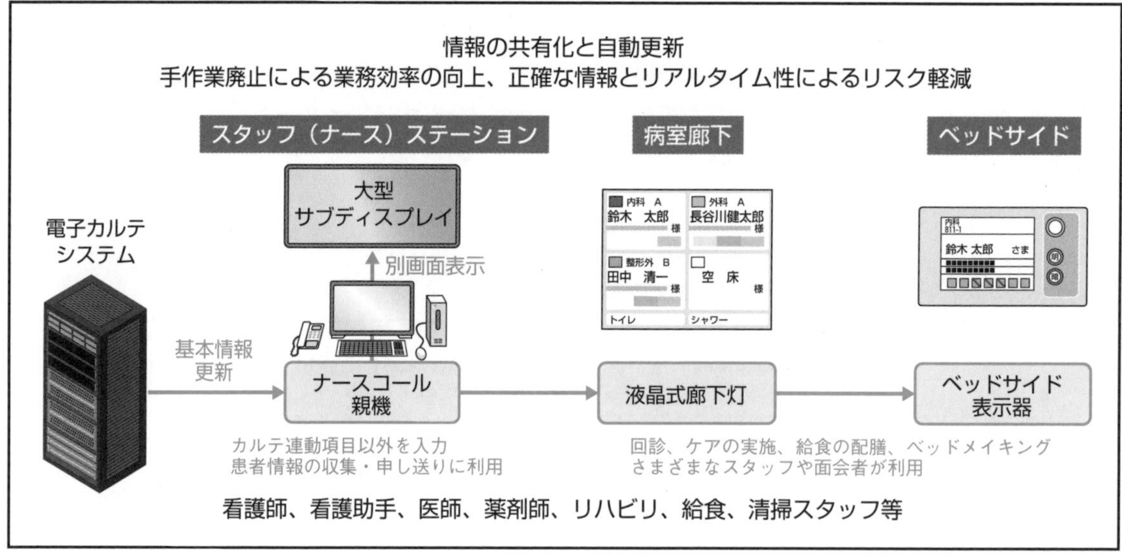

(5) 患者起点のビッグデータの収集と利用（図19）

院内のシステムを見てみると、電子カルテシステムや他の部門システムなどは、基本的に医師等の医療者側が入力して使うものであった。

そのなかでナースコールは患者から発信される情報が起点となる唯一のシステムである。こうした患者発信の情報を利活用していこうという動きが出てきている。

たとえば、患者からどういった内容でナースコールを呼ばれていたのかなどの情報を分析できる。これにより、ニーズを把握した先取りのケアを実践し、患者の満足度を向上させることも可能である。

また、看護師の忙しさを計る指標として使われることもある。曜日や時間帯別にどの程度業務量に幅があるかを、このナースコールシステムのデータから見ることができる。ここからスタッフの適正配置を導くことができる。このほか、呼び出しのトレンドを患者別に把握してケアの妥当性を検証し、業務効率の向上に役立てることもできる。

さらに、インシデント発生時の病棟の状態や生体情報モニタ等のアラート頻度を把握することによって、安全管理体制の見直しやセンサー類の使用基準の明確化など、安全性の向上にも寄与する。

このように、ナースコールシステムはさまざまな方面で活用されてきている。

図19 病棟で発生したイベントの一元管理と利活用

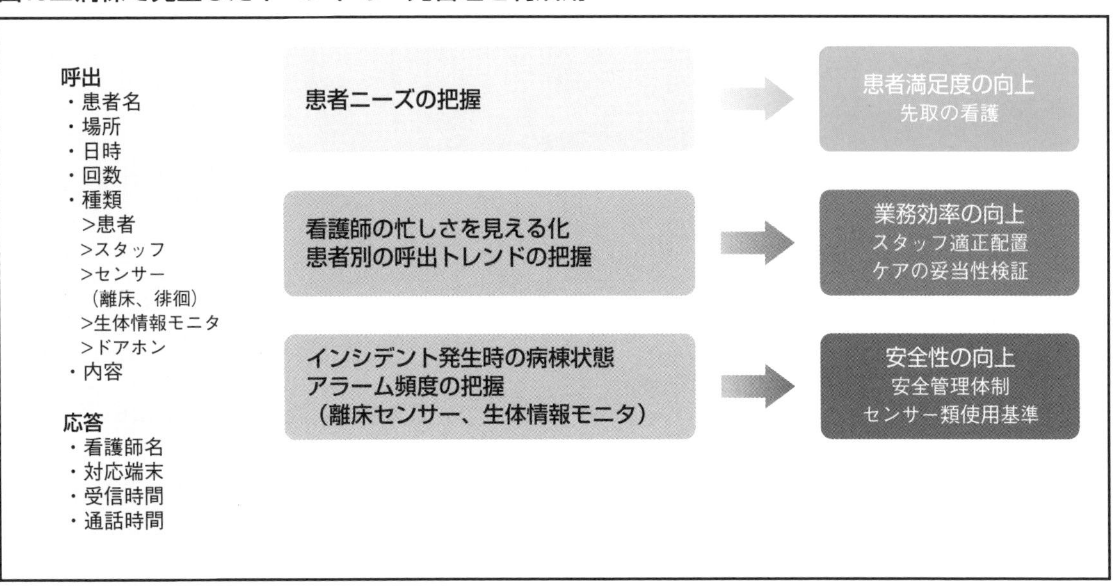

⑹ ナースコールシステムに求められる要件

他のシステムと比較した上で、ナースコールシステムに求められる要件を挙げてみると、次の３点となる。

①高い信頼性

患者からの呼び出しを確実に伝えることが要件となる。電源は自家発電回路により供給されることが多い。

また、さまざまな状態の患者に対応することも必要となる。たとえば、ボタンを押せない患者に配慮した呼出機器として、患者の息や声などに反応して作動する機種が開発されている。

②24時間365日稼動

常に通電状態にあり呼び出しを遅滞なく伝えられることが必要である。システム入れ替えの際も、新旧のシステムを同時稼動させ、システム停止は最小限にとどめなければならない。

③長いシステム寿命

システム更新の目安：12年（インターホン工業会指針。PC・サーバは随時更新。）

column

病棟におけるさまざまな機器

ここで紹介したように、ナースコールシステムはさまざまな機器と連携し、その情報を共有しているが、このほかにも、病棟においては近年さまざまな機器が接続されている。

たとえば、ベッドに寝ているか寝ていないのかを感知する機器や、ベッドに寝ているだけで体温や脈拍・血圧等を計測する機器、またはベッドの背上げを何度に傾けているのかといったベッドの状態を確認できる機器や、マットレスにより患者がどこに寝ているのか、あるいはどこに体圧がかかっているのかといった情報を見える化する機器などである。

こういったさまざまな機器の情報もまた、電子カルテシステムやナースコールシステムといった院内の情報システムと連携する動きが出てきている。

最近では位置検知が行える機器なども出てきており、看護師がどの部屋に何分いたのか、どんな業務をしていたのかといったものも記録できるようになってきており、今後、こういった部分からも病棟における新システムの広がりが見えてくるかもしれない。

第6章

院内物流システム

1
院内物流システムの概要

1-1.院内物流システムとは

(1) 院内物流システムについて(図1)

院内物流システムは、医療現場の要求に基づき、医療関連消耗品等を各部署に適正供給し、死蔵・過剰在庫の解消、使用部署からの請求対応、仕入れ業者への発注管理の効率運営、保険請求漏れの防止対策などを行い、病院経営をサポートするしくみである。また、電子カルテや病院経営情報システム、仕入れ会社のシステム、医事会計システムなどと情報連携することで、トレーサビリティなどの医療の安全性を確保すると共に、コスト削減、原価管理など病院経営改善・効率化に寄与する。

(2) 院内物流システムで扱われる製品(図2)

MEDIS-DC※には約100万品目が登録されているが、実際に院内で扱われるのは1～2万品目である。物流の対象となる品目は、おおまかに医療用医薬品、体外診断用医薬品、医療材料、滅菌器材、日用雑貨、事務用品の6つに分けられる。

※MEDIS-DC
厚生労働省および経済産業省共管の一般財団法人、医療情報システム開発センター。医療情報システムに関する基本的かつ総合的な調査、研究、開発および実験などを行う。284頁参照。

図1 ■院内物流システムのイメージ

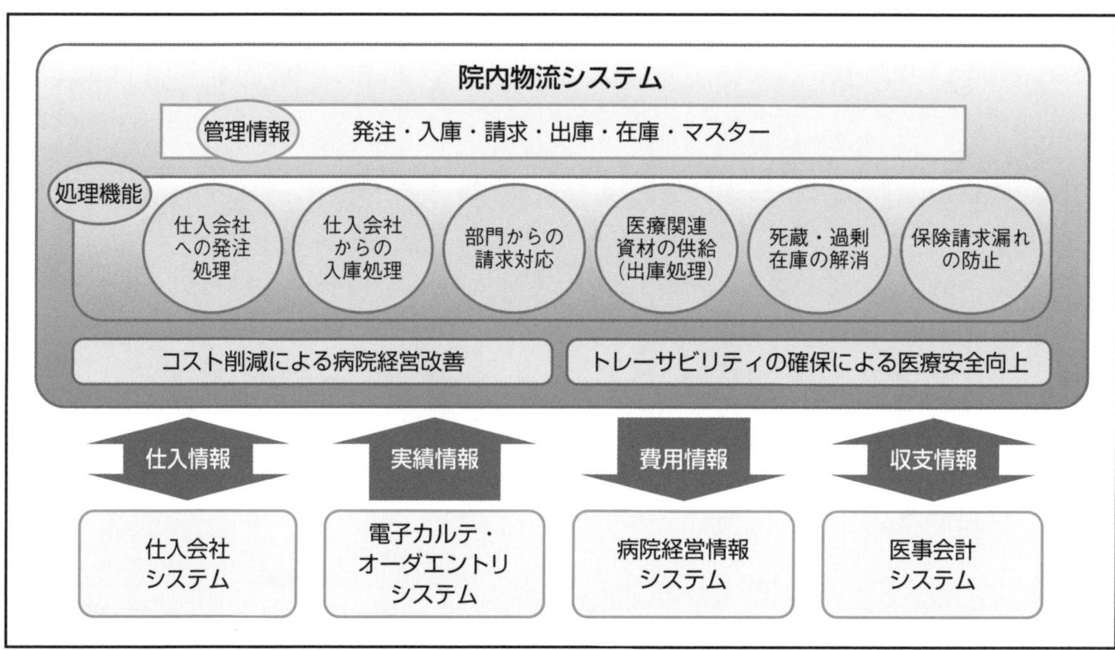

図2 院内物流システムで扱われる製品

・病院における物流関連部門（薬剤部・中央材料室などの倉庫部門・用度課などの事務部門）において扱う物品は、以下のような多種多様にわたる。

医療用医薬品	医療用医薬品とは、医師によって使用されまたはこれらの者の処方箋、若しくは指示によって使用されることを目的として供給される医薬品
体外診断用医薬品（検査試薬）	疾病の診断に使用されることが目的とされている医薬品のうち、身体に直接使用されることのない医薬品
医療材料	注射器、ペースメーカー、カテーテル、医療用酸素、ギプス粉、包帯、ガーゼ、縫合糸など、１回ごとに消費するもの
滅菌器材	主に手術に使用されるメス、鉗子、ピンセットなどで、滅菌されたもの
日用雑貨	主に入院中に必要となる衣料品、衛生用品、トイレタリー用品、オーラルケア用品などの生活用品
事務用品	筆記用具、紙類、はさみ、のりなどの文房具や消耗品。事務で使用するもの

(3) 院内物流システムの構造（図３）

図３は、システムの概略図を示したものであり、まとめると次頁の表のようになる。

図３ 院内物流システムの概略図

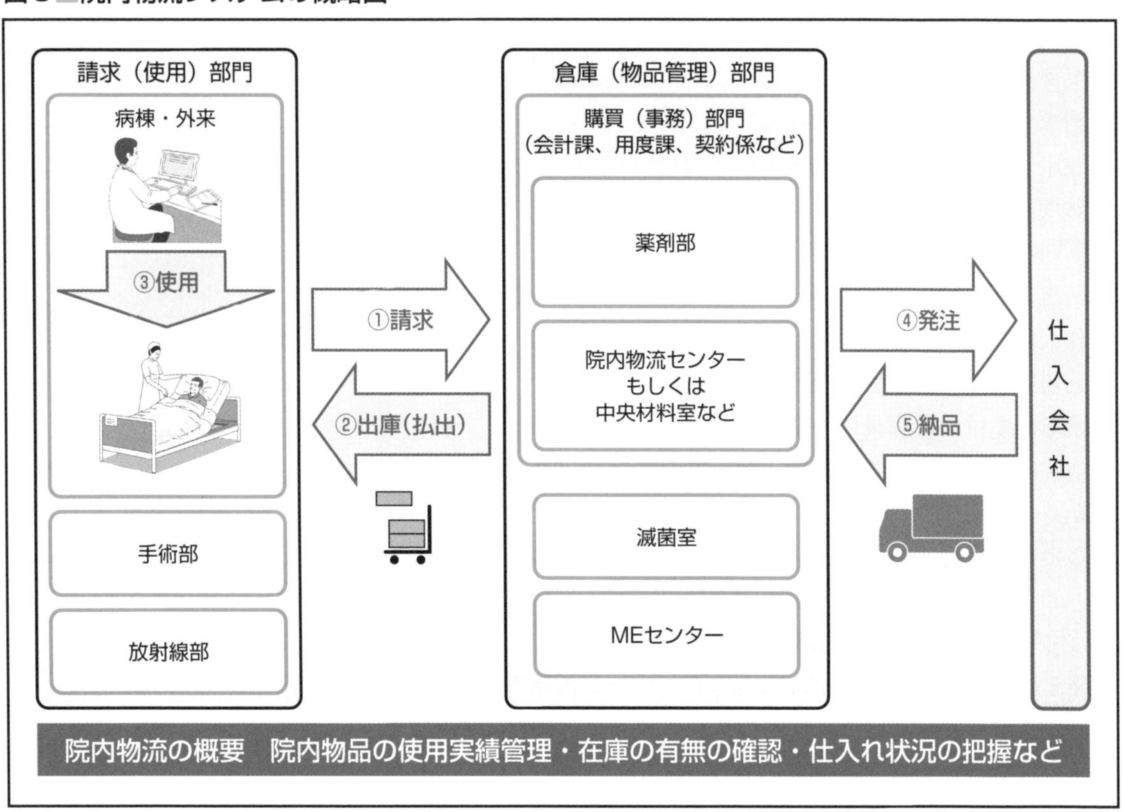

区分	内　容
①請求	病棟、外来部署から、必要な医薬品、医療材料の補充請求を倉庫(物品管理)部門に対して行う。
②出庫(払出)	病棟、外来部署から請求された品物を、倉庫部門から各部署の定置配置棚へ搬送納品する。
③使用	電子カルテ(処方・注射・処置・手術・画像etc)と連動させ、患者に使用した医薬品、医療材料などの数を物流システムに実績データとして取り込む。オーダリングに入力できない情報は、別途物流システム側で用意した使用管理から登録する。 ※定数：病院内の在庫をコスト面からみた効率化を前提に③の使用実績に基づき、安定した物品供給数を算出する。 ※出庫(払出)数は、定数から使用数を差引、払出数を自動算出する。
④発注	倉庫部門で在庫する医薬品、医療材料が不足したら、仕入会社に注文を行う。定数を割込んだものを自動算出し注文数とする。
⑤納品	仕入会社は、病院の倉庫部門に注文品を納入し検収を行い、その後入庫する。
他)棚卸	月次または四半期・半期・年度(決算月)末に実物の商品を確認しコンピュータ管理上の数量と付合わせを行い誤差原因を追究し在庫是正をする。

1-2.院内物流システム運用フロー

(1) 院内物流システムの運用フロー(医薬品)

図4は、医薬品に関する院内物流システムの運用例である。流れを順に説明すると以下のようになる。

①診療部門で医薬品を使用する。
②医薬品の使用により不足した分を薬剤部に対して請求を行う。
③請求をうけて薬剤部では在庫確認を行う。
④在庫がある場合は医薬品の出庫準備を行う。
⑤診療部門に搬送する。
⑥薬剤部では在庫がない場合や在庫基準を下回っている場合、薬品を発注する。
発注データはVANセンター※を通じて各仕入れ会社へと送信する。
⑦仕入れ会社は受信した発注データをもとに品揃えを行い薬剤部に納品する。
⑧薬剤部では、納品された医薬品を検収する。
⑨薬剤部では、検収後に入庫作業を行う。
⑩病院内の事務部門では、購入データをもとに支払情報を仕入れ会社と照合する。

このような一連の流れをシステムで管理している。

※VANセンター
EDI(Electronic Data Interchange＝電子交換データ)用の通信回線網の提供や各企業へのEDIデータの振り分け・変換サービスなどを提供するネットワークサービスのこと。

(2) 院内物流システムの運用フロー(医療材料)

図5は、医療材料に関する院内物流システムの運用例である。請求、出庫、納品、入庫、支払といった大筋の流れは医薬品と同様である。仕入れ会社への発注方法については、医薬品と比べてVANセンターの利用率が低く、FAXや電子メールなどで発注することが多い。

図4 ■医薬品の院内物流システム運用フロー

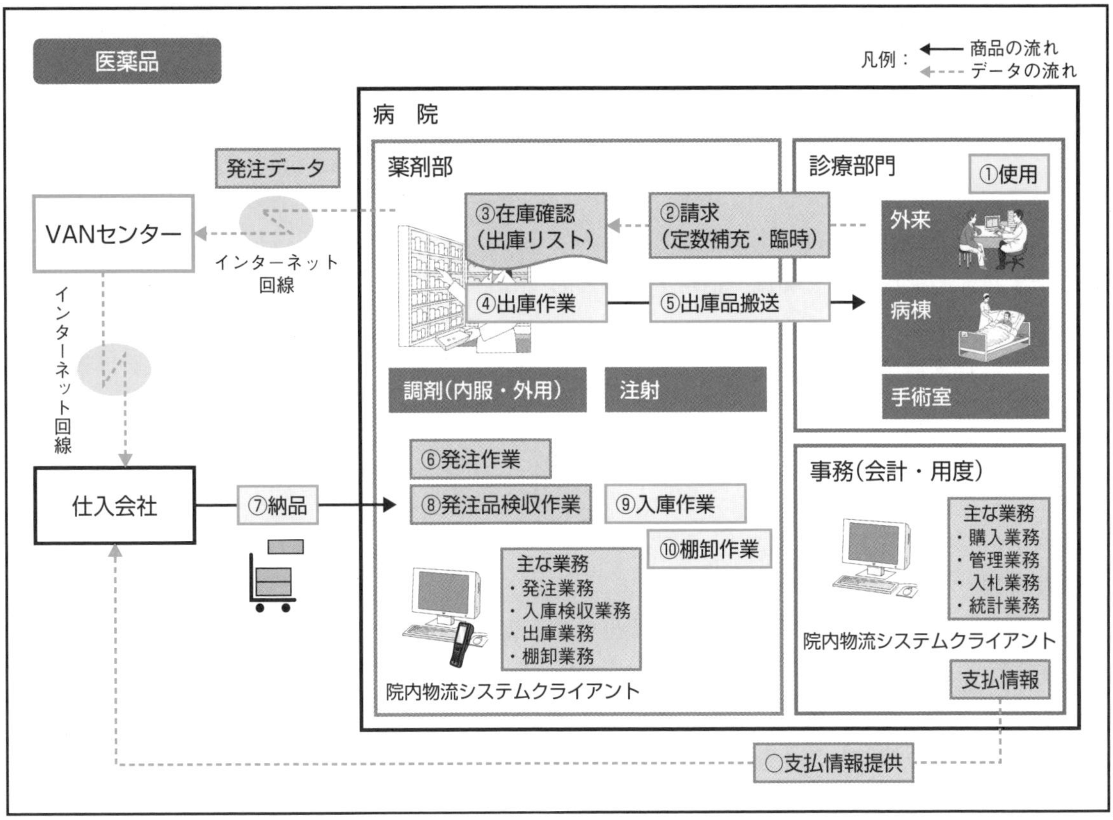

図5 ■医療材料の院内物流システム運用フロー

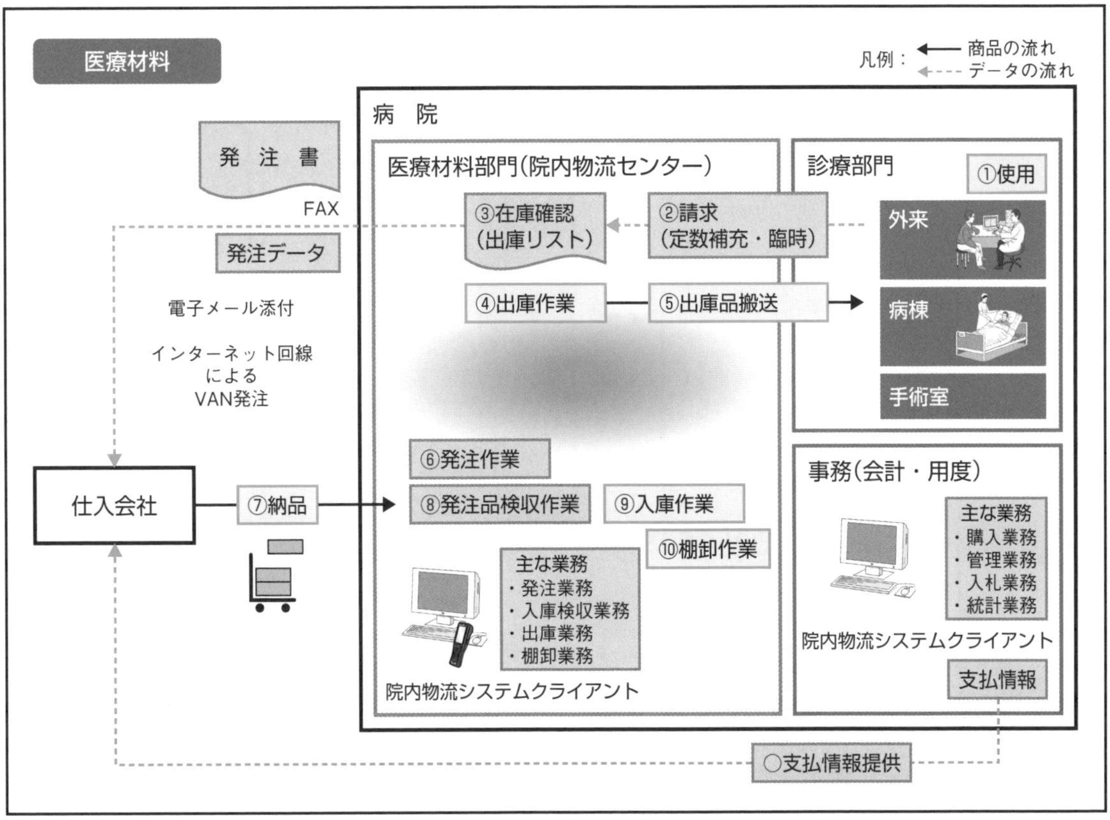

1-3.電子カルテシステムと院内物流システムの連携

⑴ 電子カルテシステムと院内物流システムの連携の概要

基幹システムである電子カルテと部門システムは、関連する項目についてインターフェースを介してデータを連携している。**図６**は、電子カルテシステムと院内物流システムの連携の概要を示したものである。

電子カルテの実施情報を物流で活用する例としては以下のとおり。

①診療現場の補充

使用された実績(現場から減った実績)を元に、使用された診療現場に医薬品・医療材料の補充を行う。

②データ分析

使用された部署(場所)、数量、金額などのデータを分析し、効率化を図るなど２次活用に用いる。

③資産管理

使用された物品・数量で現場の在庫を算出し在庫管理に使用する。

④患者安全・トレーサビリティ

いつ、どこで、誰が、誰に、どのように、どの医薬品・医療材料のロットを、どのくらいの数を使用したか管理する。

図６■電子カルテシステムと院内物流システムの連携の概要

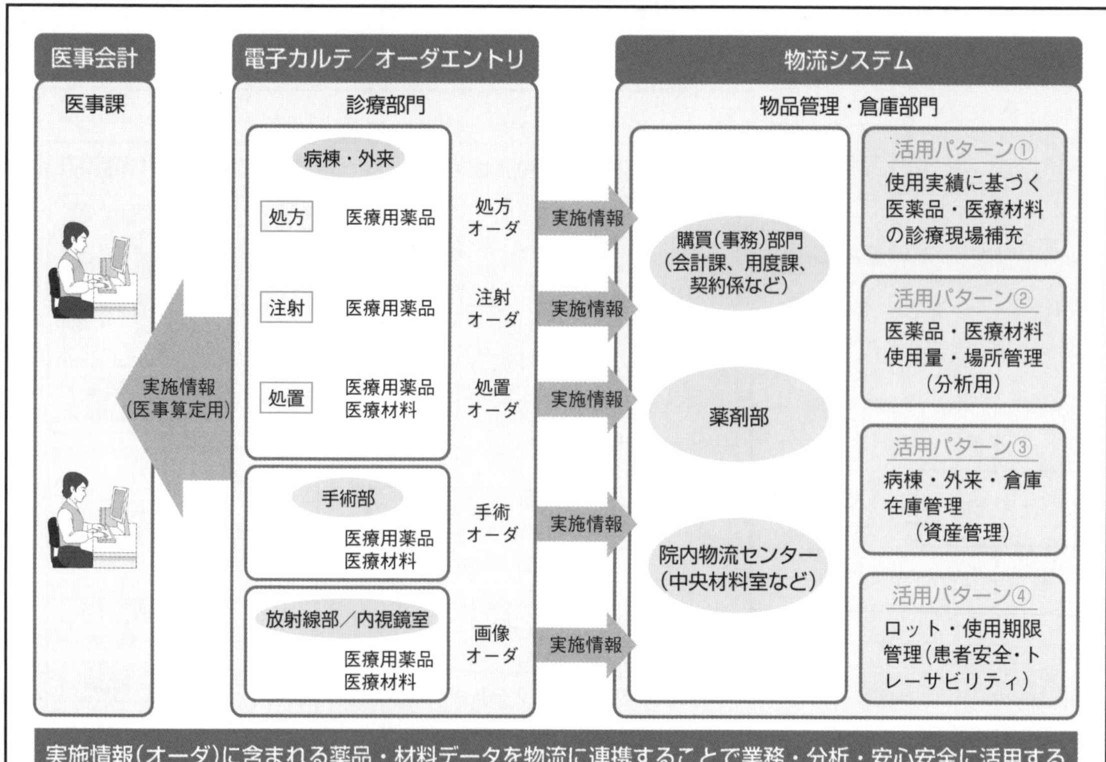

(2) 電子カルテシステムと院内物流システムの連携(医薬品)

図7は、医薬品(注射薬)が扱われる際の電子カルテシステムと院内物流システムの連携を説明したものである。破線の矢印は情報の流れを、実線の矢印は物の流れを表している。薬剤部の医薬品の80%以上が、院内物流システムを介さずに、電子カルテシステムの指示により払い出す。

①医師が診断を行い、患者に投与する医薬品のオーダを発行する。

②薬剤部は所定の時間にオーダを受付け、注射箋を出力する。院内物流管理システムはここでコンピュータ上の在庫を引き落とす。

③注射箋に従い調剤を行う。調剤データは調剤機器制御システムから、注射薬自動調剤システム(アンプルピッカー)へ送信され注射薬をピッキングする。

④ピッキングされた注射薬は、薬剤師が処方監査※し診療部門へと払い出す。

⑤診療部門で受取り、注射投与時間に応じて混注※を行う。

⑥患者に投与(オーダ実施)する。その際、電子カルテオーダの注射薬実施データを受けて、薬剤部から受け取った在庫を使用したと判断し、使用実績として記録する。

このように電子カルテから発生したデータを病棟使用実績の作成や在庫データの更新に活用することで、処理が効率化されている。

※処方監査
注射箋との照合等を行うこと。

※混注
複数の注射薬を混ぜること。

図7 電子カルテシステムと院内物流システムの連携(医薬品)

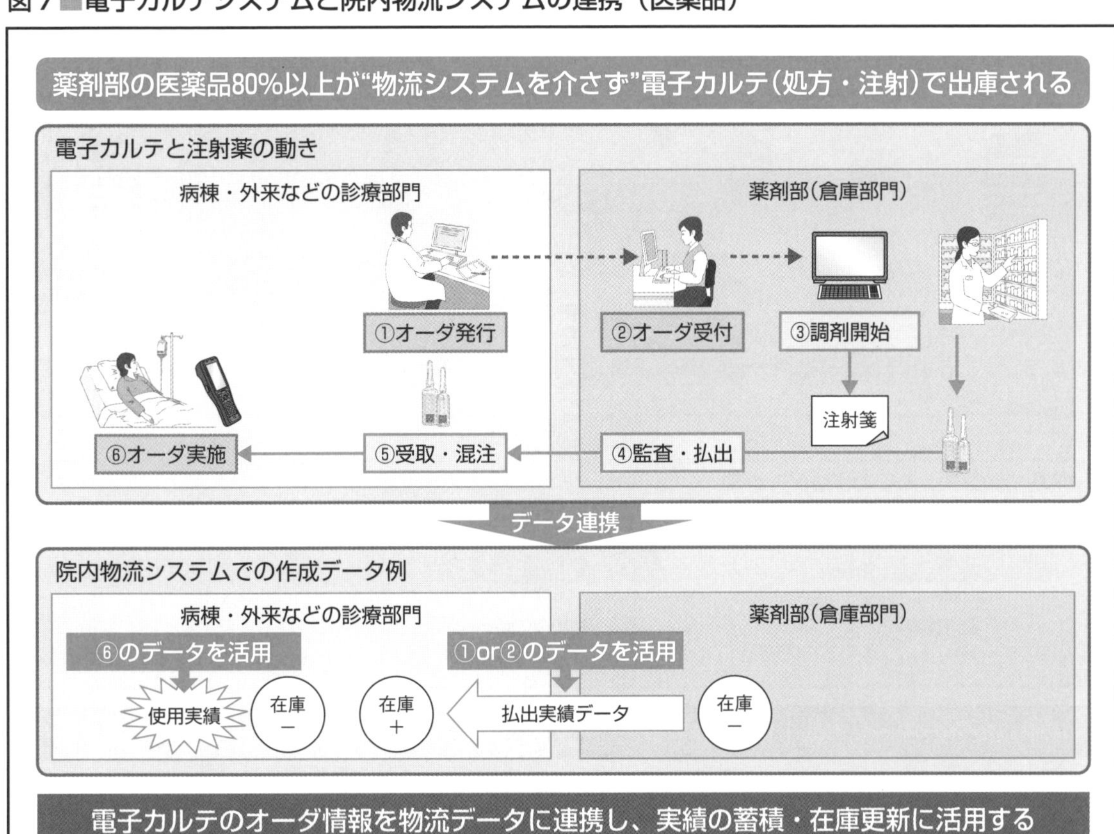

(3) 電子カルテシステムと院内物流システムの連携(医療材料)

図8は医療材料が扱われる際の電子カルテシステムと院内物流システムの連携を説明したものである。

①医療材料が必要な場合、診療部門から院内物流センターへ医療材料を請求する。

②院内物流センターでは所定の時間に受付けする。

③在庫品は、院内物流センターから診療部門へ出庫する。

④直納品は、発注され仕入会社から直接診療現場に納品する。

⑤業者持込品は、術式に合わせ複数のサイズを仕入会社が病院に持ち込み、使用された分だけ支払う。

⑥診療部門で搬入された医療材料を受取る。

⑦患者に使用(オーダ実施)する。ここで実施された情報が使用実績として活用される。

このように、医薬品の場合と同様、電子カルテの処置オーダのデータを、使用実績の蓄積や在庫更新に活用している。

図8■電子カルテシステムと院内物流システムの連携(医療材料)

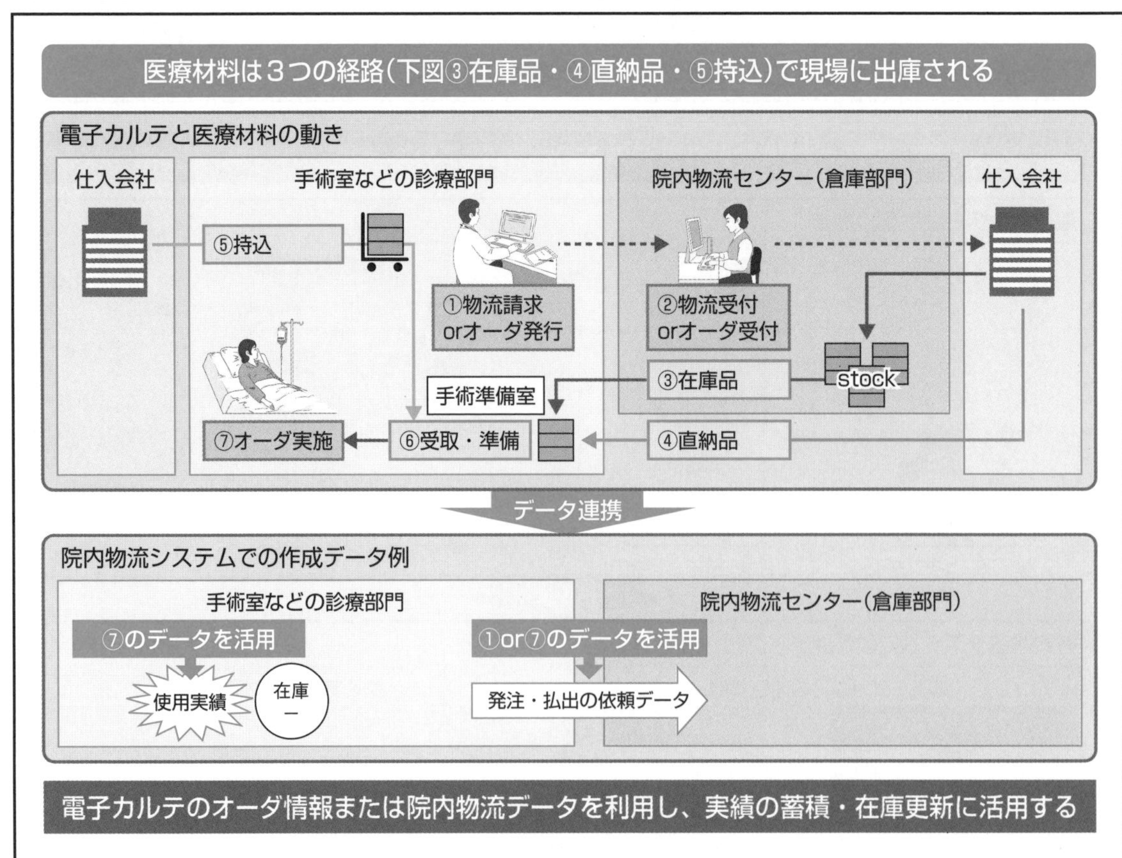

2 院内物流システムの必要性とメリット

2-1.病院経営における院内物流システムの必要性

(1) 赤字病院の実態と支出の内訳

ここからは、なぜ院内物流システムが病院経営において重要な意味を持つのかを説明する。

毎年6月、単月での病院の運営状況が調査されている。**図9**は、調査に基づき、100床あたりの病院収入と病院支出の割合について、経年推移をグラフ化したものである。一目でわかるように、全体的に赤字基調となっている。

なお、2021年6月の数値を見ると、黒字が23.1％、赤字が76.9％となっており、これを前年2020年の同月と比較すると3.4％が黒字に移行していることがわかる。つまり、ここだけを抜き出せば経営環境が若干改善しているように見えるが、これは新型コロナウイルスによる受診抑制が緩和されたことと、新型コロナ感染症の病床確保に関連する補助金の影響とする見立てがある。実際、2021年の数値は、2019年以前の水準と比べると赤字の割合が高く、むしろ医療機関の経営は新型コロナの影響を脱しきれていないということができるかもしれない。

図10は、同じ調査の2021年6月の病院における収支内訳である。これを見ると、支出全体の半分以上が人件費であることがわかる。しかし、職員がいなくては医療という業務が成立しないため、病院経営において人件費を極端に削減することはむずかしい。

そこで注目してほしいのが、支出全体の1/4と、人件費に次ぐ割合を占めている医薬品、医療材料などの材料費である。人件費を削減するのが現実的でないのであれば、病院経営の赤字を解消するためにはこの医療材料費を抑制する必要があるといえる。

医療材料費を抑制するには、購入・支出等のデータの収集・把握が必要となるが、それを手作業で行うと膨大な時間がかかる。データを効率的に収集し分析するためには、院内物流のシステム化が不可欠である。このような背景から、院内物流システムは病院経営において重要性を持っているのである。

図9■単月収支で見た病院の赤字比率

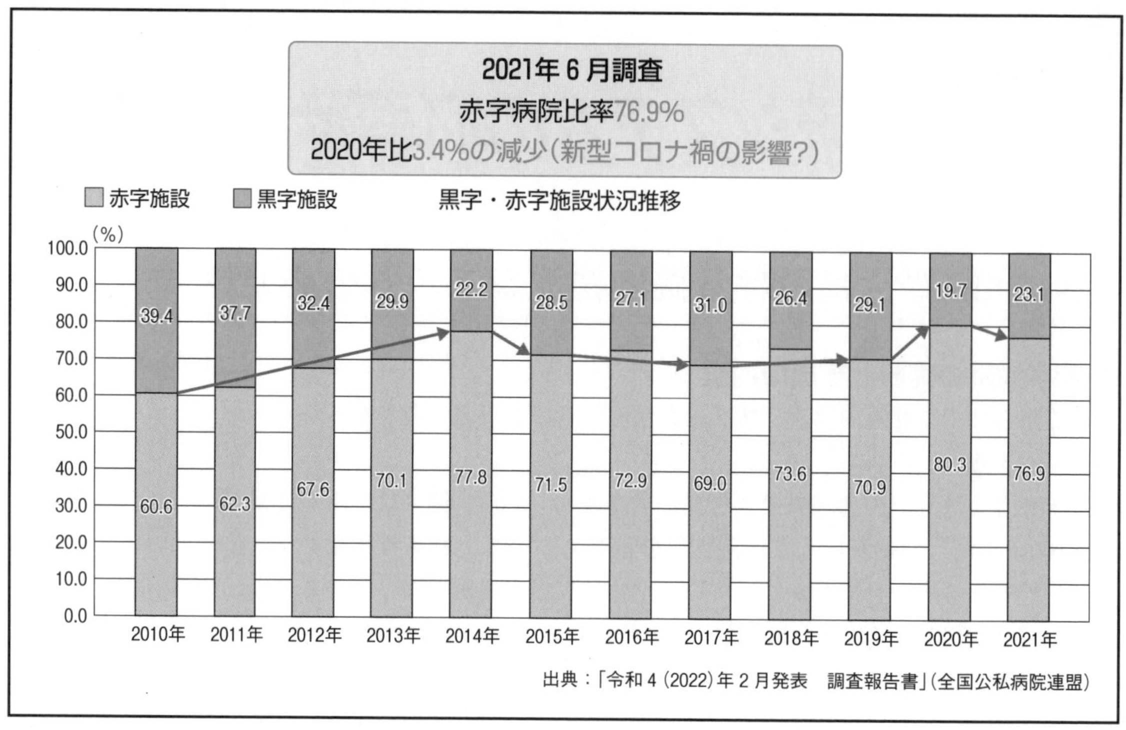

出典：「令和4(2022)年2月発表　調査報告書」(全国公私病院連盟)

図10■病院における収支状況(100床あたり・単月)

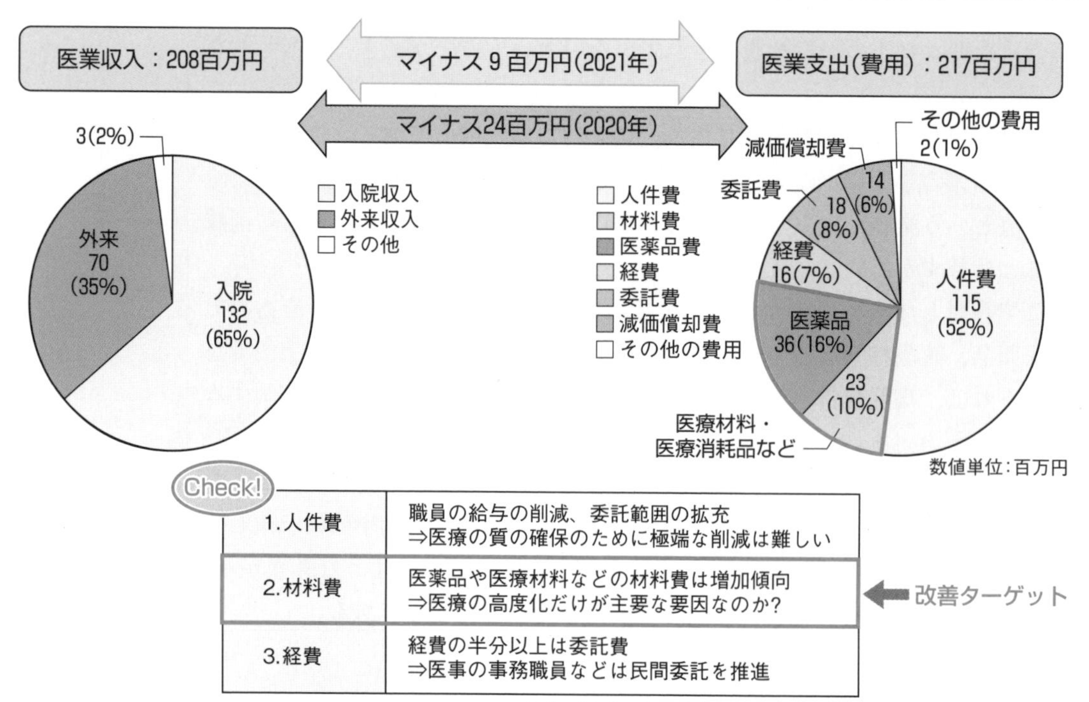

医業収入：208百万円

マイナス9百万円(2021年)

医業支出(費用)：217百万円

マイナス24百万円(2020年)

3(2%)
外来 70 (35%)
入院 132 (65%)

□入院収入
■外来収入
□その他

□人件費
□材料費
■医薬品費
□経費
□委託費
□減価償却費
□その他の費用

その他の費用 2(1%)
減価償却費 14 (6%)
委託費 18 (8%)
経費 16(7%)
人件費 115 (52%)
医薬品 36(16%)
23 (10%)
医療材料・医療消耗品など

数値単位：百万円

Check!

1.人件費	職員の給与の削減、委託範囲の拡充 ⇒医療の質の確保のために極端な削減は難しい
2.材料費	医薬品や医療材料などの材料費は増加傾向 ⇒医療の高度化だけが主要な要因なのか?
3.経費	経費の半分以上は委託費 ⇒医事の事務職員などは民間委託を推進

改善ターゲット(2.材料費)

出典：「令和4(2022)年2月発表　調査報告書」(全国公私病院連盟)

(2) 医業収入と医業支出の増加推移

図11は医業収入と経費の経年の伸びをグラフ化したものである。2010年と2021年を比較すると収入は30％増、支出は37％増となっている※。なかでも薬剤費は47％増、医療材料費は41％増となっており、赤字の原因となっている。

※2019年と2020年を見ると、支出はほぼ横ばいだが、収入が約2億円から約1億9千万円に減っている。これはその前年度から続く新型コロナの蔓延が響いたものとみられる。

このうち医薬品に関しては、採用数が約2,000種と比較的少ないことから、管理部門の薬剤師によりある程度購買コントロールが可能であり、専門的見地から採用品目の検討やジェネリックへの変更などといった薬剤費削減への取組が行われている。

一方、医療材料の管理品目は医薬品の5倍の約1万品目にもおよぶが、医療材料に関して院内に専門部署を設置している例は少なく、事務部門が兼務している医療施設が大半である。また、購入決定は使用する医師や担当する看護師などの現場に依存していることが多い。医薬品と同じように専門部署を設置することで管理コストを削減する余地があるといえる。

このように、医療材料に関連する部分の把握とコントロールが病院経営の改善に向けた課題となっている。

図11■医業収入と医業支出の増加推移(100床・単月)

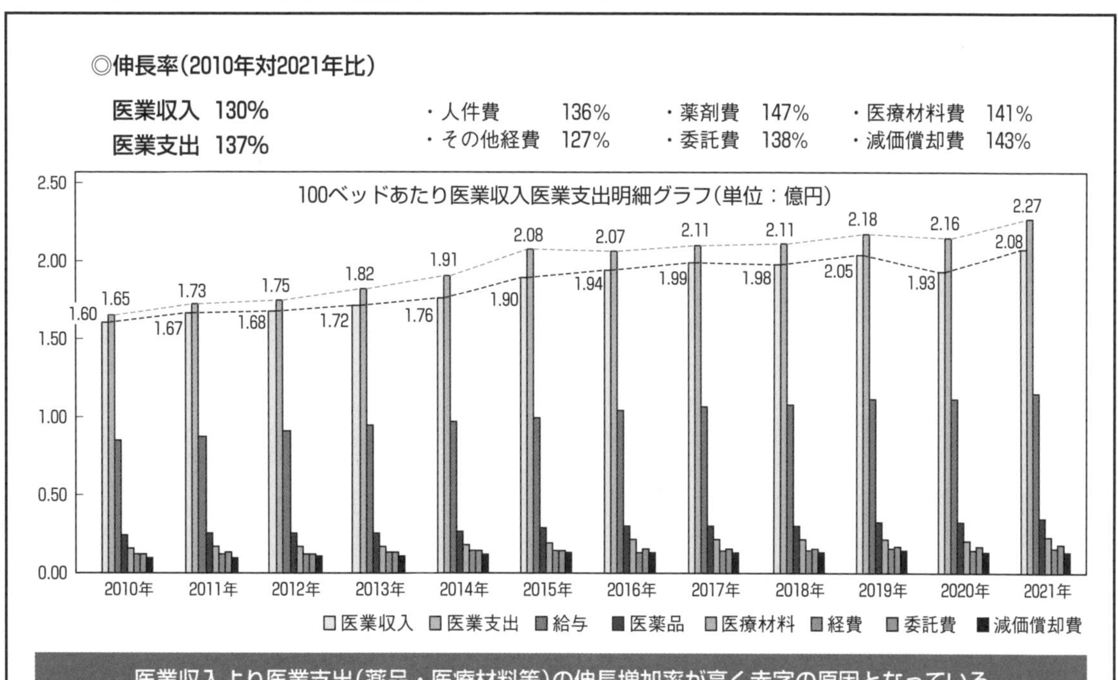

出典：「令和4(2022)年2月発表　調査報告書」(全国公私病院連盟)

(3) 材料コストの把握と抑制に対する課題と見直しのポイント

材料コストの把握と抑制に向けた課題をさらに分析すると、以下のようにまとめられる。

①購入について価格が高止まりしていないか見直す必要がある。そのために他院と比較する必要があるが、そのためのベンチマークが不足している。

②近隣の医療機関との間で共同購入など価格低廉化に向けたバイイングパワーの構築が必要である。そのためには事務職員だけでなく経営層も関与する必要がある。

③正しく請求できているか確認する必要がある。これには診療現場でのデータ入力漏れがないかチェックする体制構築が必要となる。

④DPC制度の包括払いについて、医事請求に院内の医療材料費が見合っているか照合するなどの対策が必要となる。

こうした課題に対して院内物流システムを利用した見直しのポイントをまとめると**図12**のようになる。

近年では、院内物流システムは働き方改革や非接触業務の拡大といった見地からも病院経営と深く関わっており、ますますその重要性が高まってきている。

図12■病院経営における院内物流システムの必要性

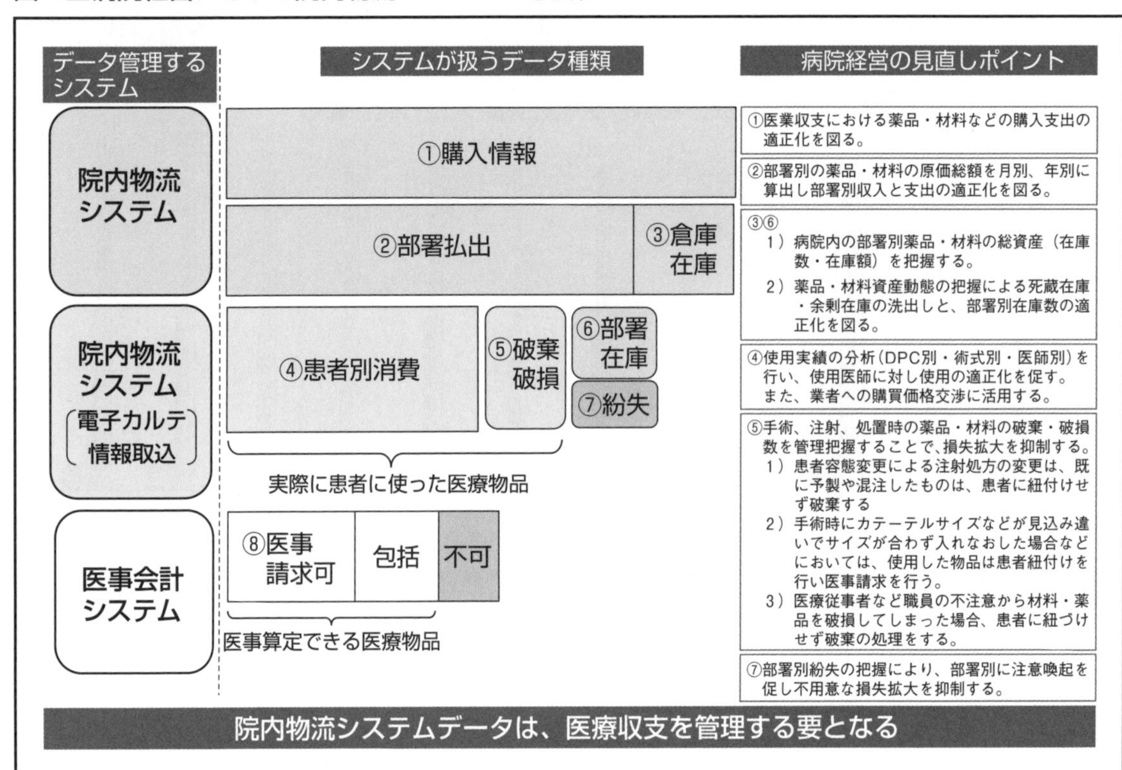

2-2.バーコード表示による医療事故の防止と効率化

⑴ バーコード表示の概要

院内物流システムの対象となる医薬品・医療材料については、2008年９月からは医薬品の、2009年３月からは医療材料のバーコード表示が厚生労働省通知※により進められてきた。2022年12月からは再生医療等製品も対象に含めて、バーコード表示が法律（医薬品医療機器等法）により義務化された。

※「医療用医薬品のバーコード表示の実施要綱について」（平成18年９月15日薬食安発第0915001号）、「医療機器等へのバーコード表示の実施について」（平成20年３月28日医政経発第0328001号）等。

医療用医薬品	特定生物由来製品※、生物由来製品※および注射薬のアンプルやバイアル、内用薬のPTP包装、外用薬のチューブ包装など調剤単位の包装にバーコードを記載し医療事故防止を徹底している
医療材料	医療機器等の流通の効率化および高度化、トレーサビリティの確保、医療事故の防止ならびに医療事務の効率化を観点にすえている

※特定生物由来製品
輸血用血液製剤・血液凝固因子のような血液製剤など、主に人の血液や組織に由来する原料・材料を用いた製品。

※生物由来製品
ワクチン・遺伝子組換え製剤など、主に動物に由来する原料・材料を用いた製品。

特に医薬品については、1980年代に血液製剤へのHIVウイルス混入により、二次感染も含めた多数のエイズ患者を生み出した事件があった。この事件を契機に、医薬品等の製造から使用までを一貫して記録し管理するシステム、すなわちトレーサビリティ（追跡可能性）を確保するためのバーコード表示の義務付けへとつながった。

こうした経緯を踏まえ特定生物由来製品の医薬品を患者に施用した際の情報について、医療機関は、①施用した患者の氏名と住所、②製品名と製造番号・記号（ロット番号※）、③施用日を記録し、20年間保存する義務となっている。

※ロット番号
工場より出荷される際、まとまった固まりとして付与されるナンバー。同じ日付で作られたものはすべて同じ番号となる。

⑵ バーコード付与のルール

バーコードとは、数字や文字などの情報をバーとスペースで表したものであり、バーコード作成のもととなる情報には、JANコード（GTIN-13の国内呼称）やGTIN-14（集合包装用商品コード）などが用いられる。

JANコード（GTIN-13）は、GS1事業者コードと商品アイテムコードの12桁にチェックデジット※を１桁加えた13桁である。

※チェックデジット
数列の誤りを検出し、捏造を防止するために、一定のアルゴリズムに従って付加される数値や記号。

GTIN-14は、先頭に荷姿の違いなどを区別するパッケージインジケータ（１～８）を１桁設定し、これにGS1事業者コード、商品アイテムコード、チェックデジットを加えた14桁である。

GTIN-13をバーコード化する際は、14桁フォーマットに合わせるために先頭にリーディングゼロと呼ばれる１桁の０を加える（**図13**）。

医薬品の場合、この商品コードの先頭に設定する数字について、調剤包装単位（医薬品における最小の包装単位。PTPシート、アンプルなど）には０、販売包装単位（販売される際の最小の包装単位）には１、元梱包装単位（販売包装単位を複数梱包した包装単位）には２を使用することが厚生労働省の通知で決められている※。また同通知では、医薬品について、調剤包装単位と販売包装単位で異なる商品アイテムコードを付与することも定められている（**図14**）。

※「医療用医薬品を特定するための符号の容器への表示等について」（令和４年９月13日医政産情企発0913第１号・薬生安発0913第１号）。

図13■医療材料のバーコード（GTIN-14）

施用単位
1本
販売単位1
2本入り
（1本×2）
販売単位2
6本入り
（2本×3）
GTIN-14を使わないで、商品アイテムコードの異なるGTIN-13ですべてを設定する方法もある。
個装（リーディング0）
中箱（PI-1）
外箱（PI-2）
GTIN-13：
04512345678906
GTIN-14：
14512345678903
GTIN-14：
24512345678900
【GTIN-14コード体系】
末尾1桁：チェックデジット（再計算）
間の12桁：GTIN-13の先頭12桁
先頭1桁：インジケータ（PI）
リーディング0
GTIN-13を14桁で扱う場合
医療材料の場合
「GS1事業者コード＋商品アイテムコード（GTIN-13の先頭12桁）」の部分：「外箱（元梱）＝中箱＝個装（使用単位）」というコード設定が比較的多い

図14■医薬品のバーコード（GTIN-14）

100錠入り
（10錠×10）
500錠入り
（10錠×50）
140錠入り
（14錠×10）
箱（PI-1）
箱（PI-1）
箱（PI-1）
GTIN-14：
14512345600058
GTIN-14：
14512345600065
GTIN-14：
14512345600089
【GTIN-14コード体系】
先頭1桁：インジケータ（PI）
間の12桁：GTIN-13の先頭12桁
末尾1桁：チェックデジット
10錠入りPTP
調剤包装単位（リーディング0）
14錠入りPTP
調剤包装単位（リーディング0）
GTIN-13：
04512345670436
GTIN-13：
04512345670443
先頭1桁：リーディング0
GTIN-13を14桁で扱う場合
（厚生労働省通知より）
医療用医薬品の場合、調剤包装（個装）単位にGTIN-13を用いる。
販売包装、元梱包装にはGTIN-14が用いられるが、「GS1事業者コード＋商品アイテムコード（12桁の部分）」：「元梱包装＝販売包装≠調剤包装（＝シートなど調剤包装単位）」としなければならない。

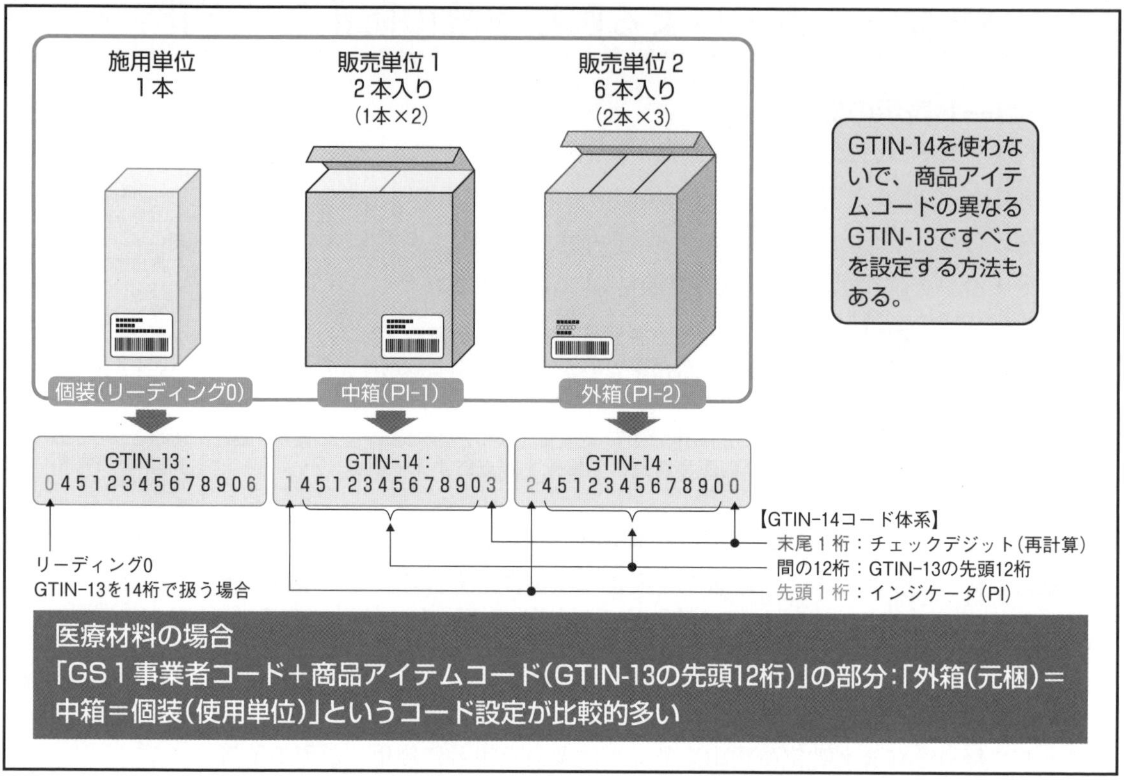

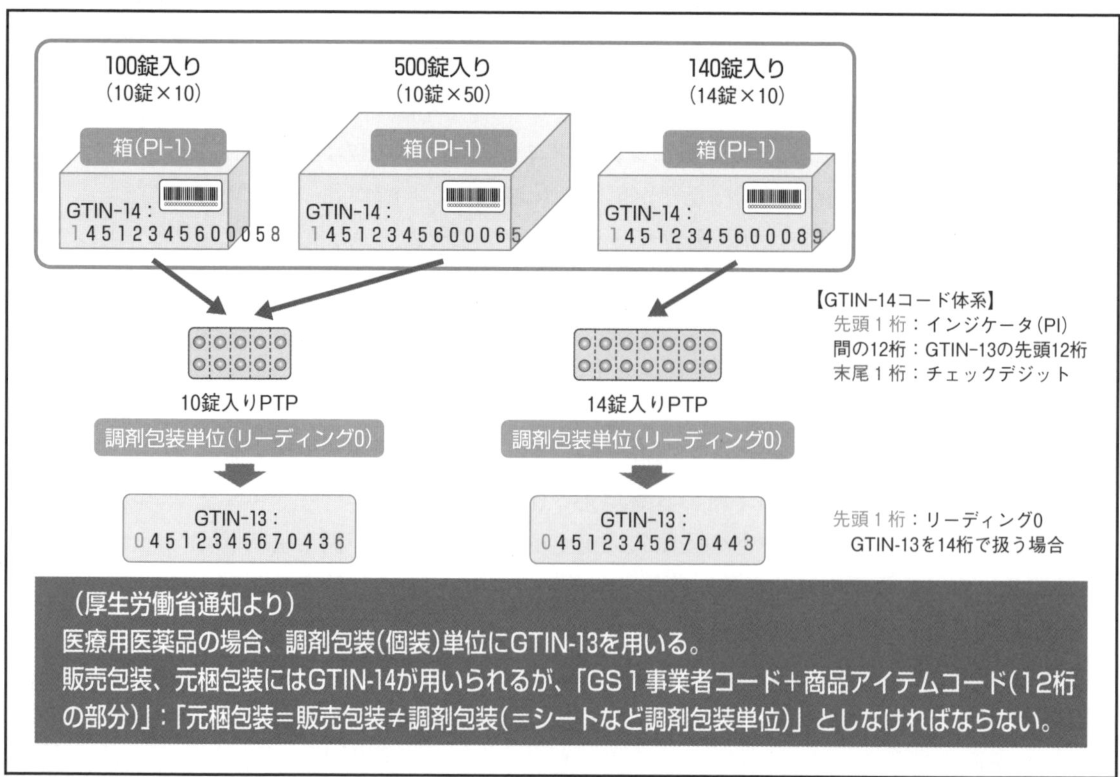

(3) アプリケーション識別子による情報の付加

ここまでは、主に商品コードにかかる13桁・14桁のバーコードについて見てきたが、これにアプリケーション識別子(AI)を用いた情報の付加を行えば、より詳細な内容をバーコード情報に収めることができる。

AIは目視文字として(　)付きで表現され、AIごとにデータ要素やフォーマットが決められている。たとえば、有効期限を表したいときは(17)と有効期限を示し、年月日(yymmdd)の6桁数字で表すことになっている。

こうしたAIを用いたバーコードの例を示したものが**図15**(次頁)である。

なお、医薬品等のバーコード表示義務については既に触れたが、その中には商品コードだけでなくこうした有効期限等の情報について表示が必須とされているものもあり、医薬品の調剤包装単位では、下表のように定められている。

凡例：◎必須　○任意

医療用医薬品の種類	商品コード	有効期限	製造番号・記号(ロット番号)
特定生物由来製品	◎	◎	◎
生物由来製品(特定生物由来製品を除く)	◎	○	○
内用薬(生物由来製品を除く)	◎	○	○
注射薬(生物由来製品を除く)	◎	○	○
外用薬(生物由来製品を除く)	◎	○	○

販売包装単位・元梱包装単位の場合は、2021年4月以降、流通の効率化およびトレーサビリティ強化の観点から、上表のすべての項目について表示が必須となっている。

図15■医薬品・医療材料に表示されるバーコードシンボルの例

①医療用医薬品（商品コード（GTIN）のみの場合）

(01) 04987000000017

②医療用医薬品（有効期限やロット番号も表示する場合）

(17) 050600 (10) AB1234

(01) 04987000000017

上段に有効期限Lot番号など表記
下段に商品コード表示

医療用医薬品の元梱包装単位には
GS 1 -128シンボルが用いられる。

③医療材料、体外用診断医薬品…GS 1 -128シンボルまたはGS 1 DataMatrix

(01)04912345678904(17)200531(10)ABC12345

(01)04512345000035(21)1234

◇アプリケーション識別子（AI）：上記のカッコ付数字（以下はその一部の例であり、ここに示すもの以外も使用できる）

アプリケーション識別子（AI）	データ要素
01	商品コード（GTIN）
17	有効期限
10又は21	製造番号または製造記号
30※1）	数量

※1）30（データ要素：数量）は不定貫商品に利用する番号であり、通常使用しない。医療用医薬品の元梱包装にのみ例外的に用いられる

column

薬剤部で活躍するさまざまなシステム

本章で度々登場した薬剤部では、院内物流システムや電子カルテシステム以外にも、以下のようなさまざまなシステムが活躍している。

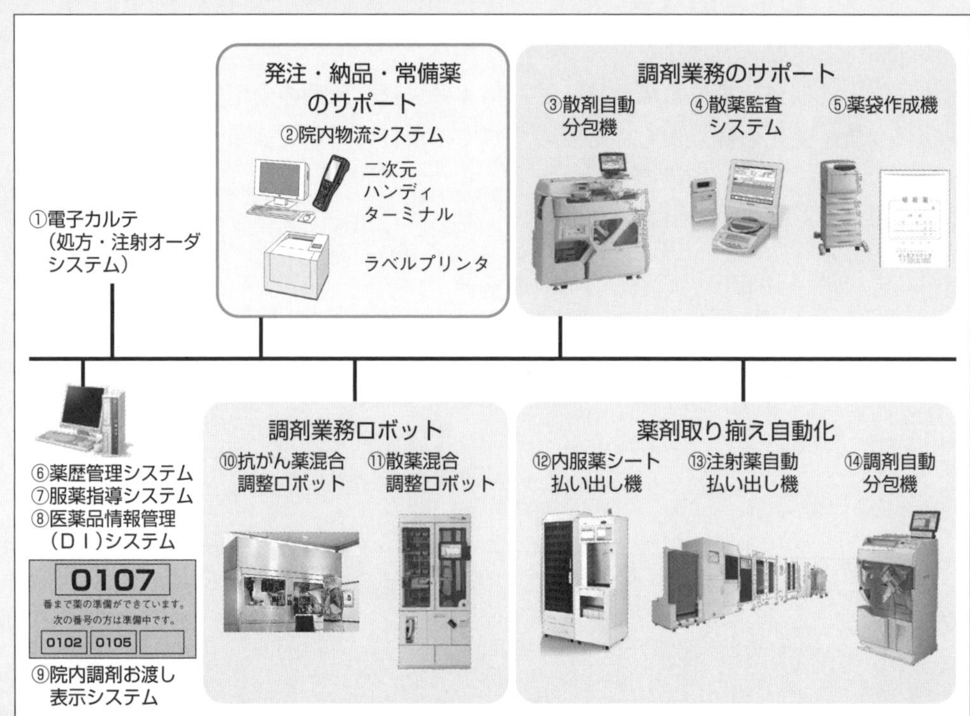

第7章

検査システム

1
検査システムとは

1-1.検査の位置づけと分類

⑴ 診療における検査の位置づけ

病院等で行われる診療において、検査がどのような位置づけかを説明する。

まず、体調が悪くなった患者は、病院に行くと診察を受ける。医師は患者に対し、問診や触診、聴診などを通じて、患者の体調が悪い原因について仮説を立て、治療の指針となる病名、そして病状を推測する。

診察から得られた仮説・推測を検証し、程度を把握し、診断を行うためのエビデンスを提供するのが、検査である。

医師は検査にもとづいて自分の診断の妥当性を確認し、治療方針を決定する。

このように、検査は、医師の判断指標を与え診断を支える重要な医療行為であるといえる。

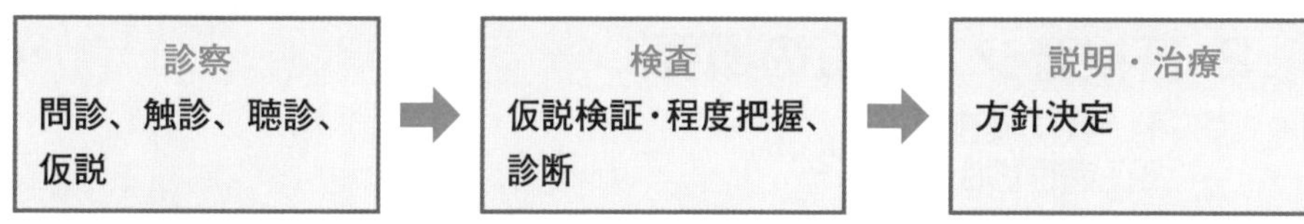

⑵ 検査の分類

検査の種類は、２つに大別される。

１つは検体検査である。

被験者(患者、健常者)から採取した試料、たとえば血液・髄液などの体液や、尿・糞便といった排泄物、細胞や組織などを用いて検査をする。

もう１つは、生理学的検査である。

被験者に対して、直接生理学的特性を測定する。たとえば、体の中の画像を撮影し、あるいは体の中から発する情報を取得し、その結果を記録する。

検体検査	被験者(患者、健常者)から採取した試料(血液、体液、排泄物、細胞、組織等)を用いて行う検査
生理学的検査	被験者自身に対して直接生理的特性を測定する検査

この2つをさらに分類した図が、**図1**である。

検体検査の中でも、生化・血清免疫学検査、血液学検査、一般検査のように、より細かく分類が行われている。血液学検査とは、採取した血液をそのまま用いる検査である。一方、生化・血清免疫学検査でも採取した血液を使用するが、多くは遠心分離により血清や血漿の部分を使って検査する。

このほかにも、さまざまな試料や検査項目が存在する。

病理診断は検体検査で送られてきた試料や生理学的検査で採取した組織を医師が病理的な観点で観察・分析して診断を下すものである。検体検査、生理学的検査が検査技師によって行われ、検査結果を得て医師の診断に供することに対して、病理診断は医師が直接診断を行う。

生理学的検査は、画像検査と生理機能検査に分かれている。

画像検査には、放射線等を用いたレントゲン検査、CT、MRI等があるが、それらについては次章で詳しく説明する。ここでは臨床検査技師が行う内視鏡検査や超音波検査があることを押さえておいてほしい。

生理機能検査は、体表で測定できる電気信号などを使った心電図検査、脳波検査、圧力をトランスデューサで電気信号に変えたり、抵抗管前後の圧変化を測定したりして呼吸を測定する呼吸器検査などさまざまな検査がある。

図1 検査の種類と分類

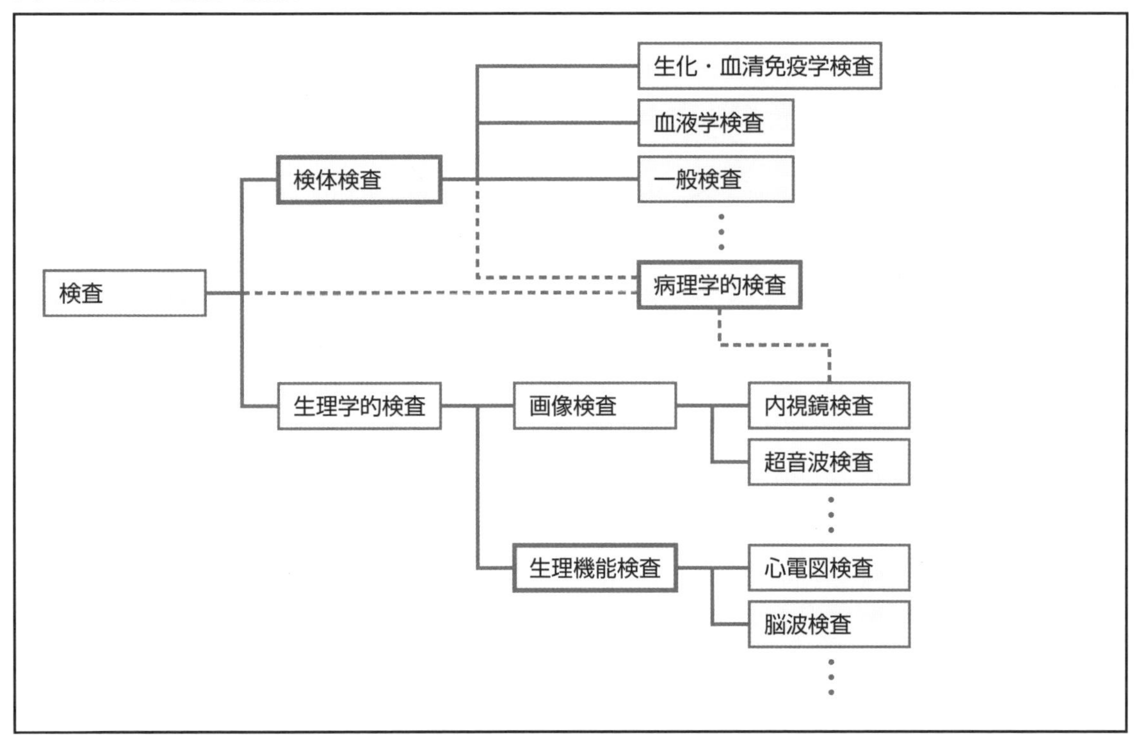

1-2.基幹システムとの連携

検査システムは、病院全体のシステムとどのように連携しているのか。

図2は、検査システム(臨床検査情報システム、検査装置/機器)と基幹システム(オーダエントリシステム、電子カルテシステム)との関連を示したものである。基本的に以下の3種類の情報のやり取りを行っている。

検査オーダ	基幹システムから検査システムに対する検査の依頼情報。 検査オーダには、検査に必要な患者の情報が含まれる。
イベント・ステータス	進捗、結果の状況等を基幹システムへ通知する。
検査結果	検査オーダの結果として、検査システムで得た測定値等を基幹システムに報告する。

まず、検査オーダの中には、患者の氏名・性別・疾患名といった情報が含まれている。疾患名や患者の状態により具体的な検査の中身が左右されることもあり、また、感染症がある場合は医療従事者も注意が必要となるなど、重要な情報となっている。これらをもとに実施した検査の結果は、基幹システムへ報告される。

■イベント・ステータス

オーダを受け取り、結果を返す。これが基幹システム－検査システム間の基本的な情報の流れだが、この間に、イベント・ステータスというもう1つの情報のやり取りが行われている。

これは、検査の進捗や一部終了済結果の情報などが、基幹システムへと返されるというものである。

たとえば、外来患者の検査結果がすべて出揃わなくても、重要な検査項目の結果が出た場合、処置を始めることができたり、検査の進捗情報を知ることで、待ち時間を推測することができたりする。また、重症患者などでは一刻も早く結果を知りたいため、完了した検査項目についてだけでも早く報告することが重要である。

図2 ■基幹システムとの関連イメージ

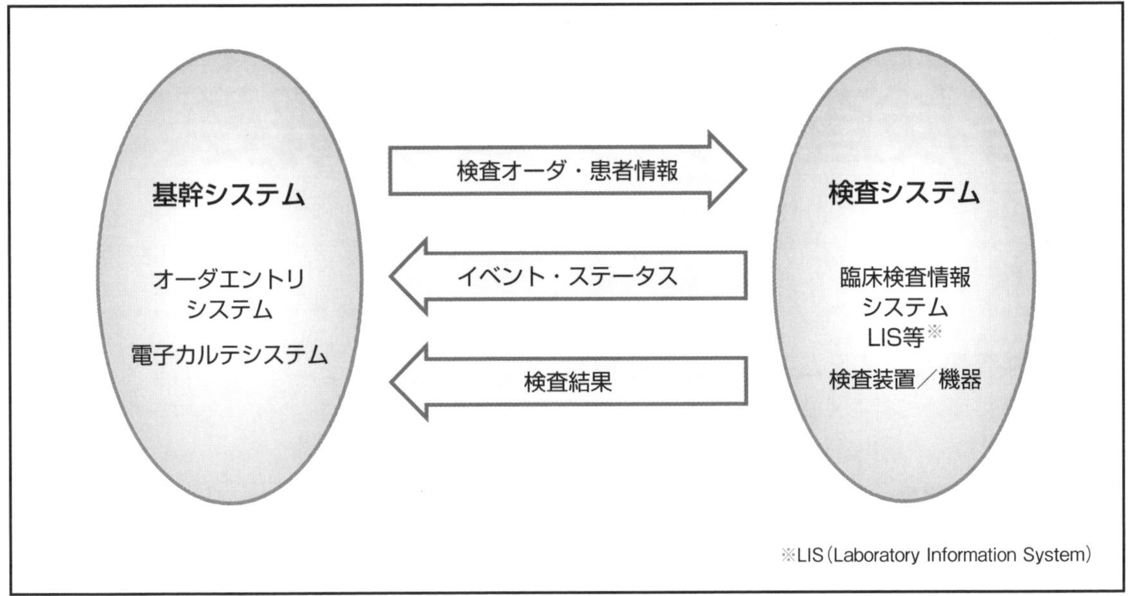

column

検査部門で働く人たち

検査においても、医師が大きく関わっている。医師法の第１条の中で、「医師は、医療及び保健指導を掌ることによって公衆衛生の向上及び増進に寄与し、もつて国民の健康な生活を確保するものとする」と規定されているとおり、医師は国民の健康を守る立場にいる。これは、直接患者を診るということだけに限らず、検査においても医師が大きな責任を担っており、臨床検査は医師のもとで実施されているということである。

また、一般社団法人日本臨床検査医学会では、広範囲にわたる臨床検査について理解した臨床検査のエキスパートとして、臨床検査専門医の認定を実施しており、認定を受けた医師が臨床検査に携わることが望ましいとしている。

一方、臨床検査の現場においてメインで働いているのは、臨床検査技師である。

臨床検査技師とは、臨床検査技師等に関する法律にもとづき、短期大学（３年制）や大学、専門学校などを卒業し、厚生労働大臣の免許を取得した者である。臨床検査技師は、医師や歯科医師の指示のもとに、微生物学的検査、免疫学的検査、血液学的検査、病理学的検査、生化学的検査、尿・糞便等一般検査、遺伝子関連・染色体検査および一定の生理学的検査を行う。

なお、「臨床検査技師等に関する法律」は、1958年に公布されたもので長い間変更がなかったが、2017年６月に公布された「医療法等の一部を改正する法律」によって、検査の区分を法律で記載することをやめ、省令を参照する形式に変わっている。新たな検査技術に対する精度管理や安全性等について柔軟かつ迅速に対応できるようにするためである。

2
各検査システムの概要

2-1.検体検査

(1) 臨床検査情報システムの対象となる検査

検体検査について詳しく説明する。

前述のとおり、検体検査は被験者から採取した試料(血液や尿・糞便、その他の体液、病理組織、細胞)を検査する部門である。

図3は、それぞれの試料と各検査の関係、そして検査に応じて用いられるシステムについて示した。ここでは、病理情報システムの対象となる病理学的検査を除いた※、臨床検査情報システムの対象となる検査について説明する。

※病理情報システムは病理診断を主に扱うが、遺伝子関連検査を扱う場合もある。これは病理組織を使用して遺伝子検査を実施するためである。

■生化・血清免疫学検査

主に血液を遠心分離して得られる血清、血漿等を試料とし、比色分析測定※等により結果を得る検査や免疫化学発光等により、結果を得る検査(AST、ALT、γ-GTP、Na、K、Cl、アレルギー、HBV、HCV、感染症、etc……)。HBsというB型肝炎、HCVというC型肝炎の検査もここに属する。

※比色分析
色の濃度や色調などを標準溶液と比較し分析する。

■血液学検査

主に静脈血から採血した全血液を試料とし、血液の構成物質を検鏡※やフローサイトメトリー※、画像識別等により分類して結果を得る検査(赤血球数、白血球数、血小板数、白血球分類、etc……)。赤血球などの数のほか、形なども検査する。

※検鏡
顕微鏡を用いた検査。

※フローサイトメトリー
細胞を染色し細い管内を通過させ、光を照射することで細胞の数や特徴などを計測する。

図3■検体検査における情報システム

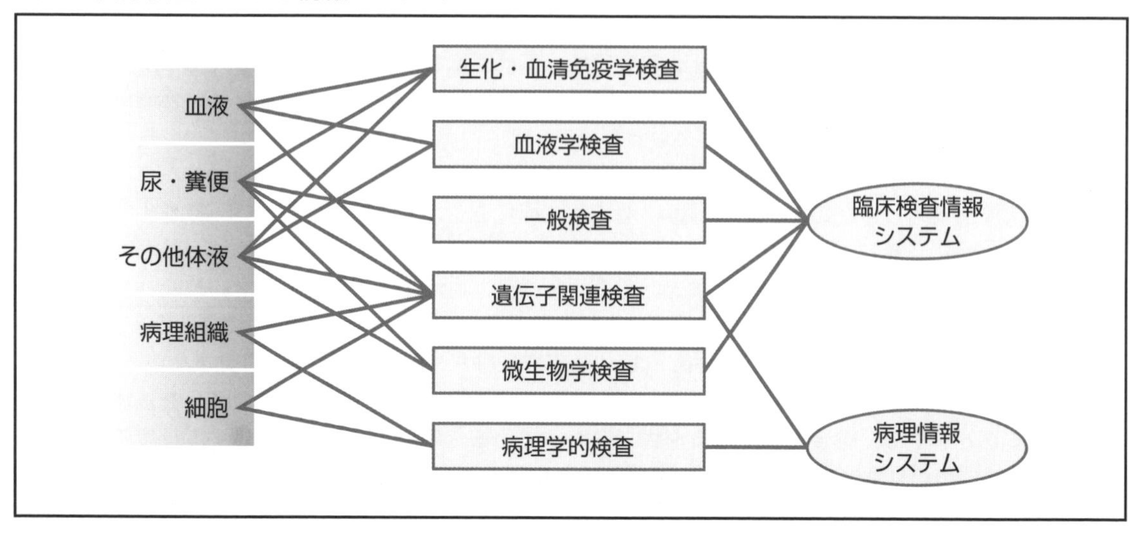

■一般検査

主に尿や便を試料とし、含まれる物質を化学反応、検鏡、フローサイトメトリー、画像識別等により分類して結果を得る検査(尿定性：糖、蛋白、ヘモグロビン、尿沈渣：円柱、細胞、結晶、etc……)。

■遺伝子関連検査

その目的により以下の3つに分けられる。

①病原体遺伝子検査(病原体核酸検査)

病原体のDNA、RNA検査などヒト以外の核酸を検出・解析し、遺伝情報を明らかにする検査(感染症検査)

②ヒト体細胞遺伝子検査

がん細胞のDNA検査、遺伝子発現解析など病状とともに変化する一時的な遺伝学的情報を明らかにする検査(ヒト体細胞遺伝子解析や遺伝子発現解析)

③ヒト遺伝学的検査(生殖細胞系列遺伝子検査)

遺伝病の遺伝学的検査など一生変化しない遺伝学的情報(生殖細胞系列の遺伝子)を明らかにする検査

■微生物検査

生体のさまざまな試料を培養し、細菌を確認する。細菌の存在が確認された場合には、種類を同定し、薬剤への感受性をチェックする(結核菌、肺炎球菌、マイコプラズマ、etc……)。たとえば痰を試料として、結核菌が存在していないのかなどを検査する。他の検体検査と違い微生物検査は結果が出るまでに最大8週かかる。

column

遺伝子関連検査の特徴

一般的に、遺伝子関連検査というと、自分に特定の病気などが発病しやすい遺伝子がないかを調べる、いわゆる遺伝学的検査を思い浮かべるかもしれない。しかし、検査室の中で行われる遺伝子関連検査は、免疫検査の中で例示したHBsウイルスやHCVウイルスのような、ウイルス検査が大きなウエイトを占めている。

なぜ免疫検査があるにもかかわらず遺伝子関連検査でも検査を行っているのか。

免疫検査では、感染したウイルスが増殖し、病気が進行した状態にならなければ把握することができない。一方、遺伝子関連検査では、たとえばPCR(Polymerase Chain Reaction：ポリメラーゼ連鎖反応)法という遺伝子の増幅検査を実施した場合、1つの遺伝子をだいたい1時間半ほどで2の40乗くらいまで増殖させることができる。つまり、ウイルスが微量な状態から検査で判別することができる。これにより、たとえばHIVウイルスなどに感染したとしても、早い段階で病態を把握し、早期治療を行えるのである。

遺伝子関連検査は、目的の核酸を増幅させて検出するPCR法やLAMP法のほか、DNA、RNAの塩基配列を並列・高速に読み取り解析するDNAシーケンサーと解析システム等により行われている。

(2) 臨床検査情報システムの運用フロー

代表的な臨床検査の運用フローを**図4**に示した。具体的には、生化学・血清免疫学検査や血液学検査の例である。臨床検査の特徴としては、検体受付、準備作業、実施管理、報告・統計、精度管理の業務を有する。そのため、臨床検査情報システムもこれらの業務に対応したものとなる。

まず、診療部門から検査オーダが出されると、採血室で検体採取が行われる。現在、約400床(中規模)以上の病院※では採取管準備装置が導入されており、この装置により、オーダを識別するためのバーコード番号・患者氏名・性別などが記載されたバーコードラベルが自動で発行され、資料を採取するための採取管に貼付される※。このバーコードの情報に応じ、看護師や検査技師が採血を行う。ここからが、臨床検査室での業務となる。

※この規模以上の病院の多くは、中央採血という部門で外来採血を実施している。

※以前は、検査技師が試験管に手書きで番号を振っていた。そのため、検体取り違えなどが発生し、医療事故につながるリスクが大きかったが、現在ではこのシステムにより安全に実施できるようになっている。

■検体受付

診療部門から依頼された検査指示の情報と検体が臨床検査技師に届くと、検体受付・検体到着確認が行われる。つまり、検体番号によりオーダの内容と到着を確認し、受付番号を採番する。

これを行うと、イベント・ステータス情報が電子カルテシステムに送られ、検体採取が終了し、検査室に検体が届いたことが伝わるため、結果が出るまでにかかるおおよその時間が電子カルテ側で分かるようになる。

図4■臨床検査の運用フロー例

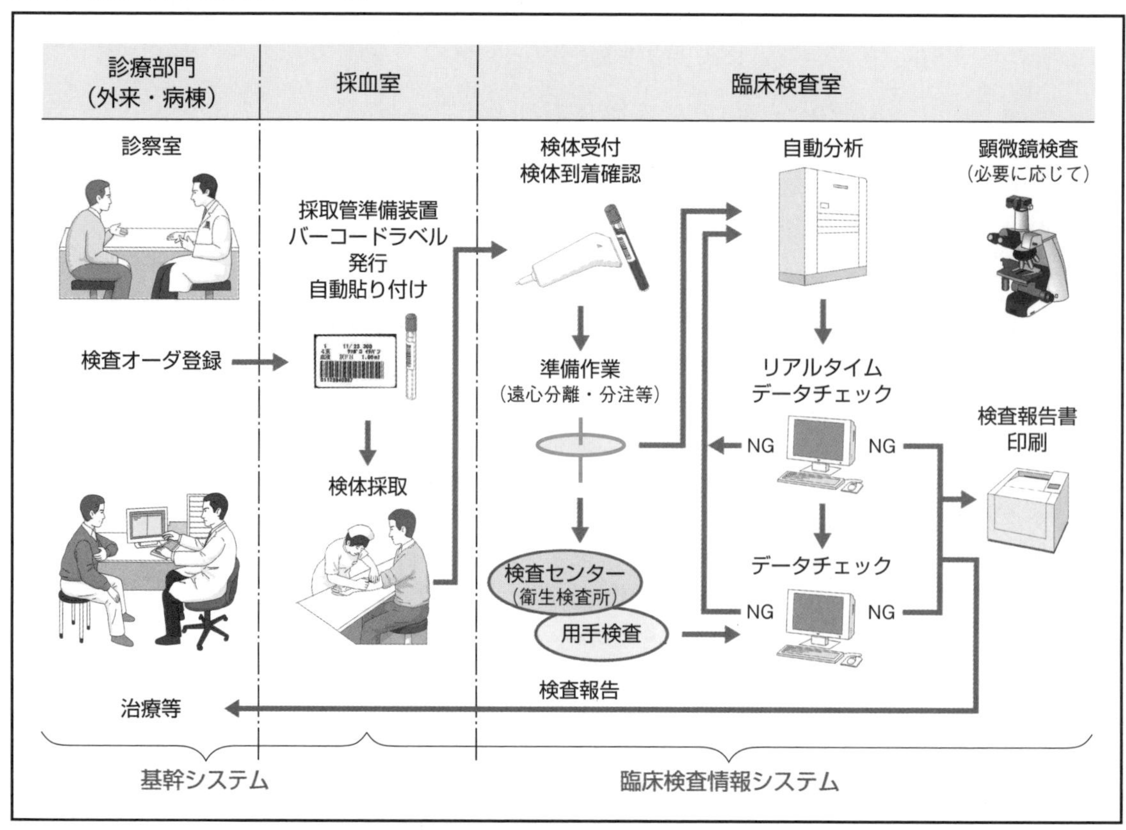

■準備作業

到着した検体の検査順を管理しつつ、検査ごとに次処理のための準備を行う。たとえば、生化学・血清免疫学検査では血液を遠心分離機※にかけた後、検査分析機器ごとに検体を分注する。また、検査の項目は非常に多項目にわたっており医療機関の形態にもよるが、院内の検査施設のみでの実施に限らず、検査センターへ外注することもある。こういった施設外への外注検査の準備も行う。

※遠心分離機
強い遠心力をかけることで成分を分離させる装置。ここでは1分間におよそ3,500回転ほどの遠心力を5分から15分ほどかけ、赤血球と血清の上澄み部分を分離する。

■実施

検査は、マニュアル(用手法)と分析装置を使う方法がある。輸血における血液型検査のような特殊な検査の場合は、用手検査法といって検査技師が自分でピペットを試料にあて検査をすることもあるが、多くの場合は自動分析装置が用いられている。分析装置は、検体を装置にセットすれば、検体識別子(バーコードID)をキー情報として、検査の実施とデータの確認などが自動的に行われる。

■報告・統計

検査結果の報告と検査部門内の統計処理を行う。報告の際には、診断するための情報を加えたり、追加の検査の提案などを行ったりすることがある。統計処理の内容は、入院・外来別や、診療科別の検査項目数、項目ごとの依頼数(検体数)などである。分析装置を用いていれば、検査の結果について、前回値との比較、基準値、ハイローのチェックをして、まとまったものとして検査報告書を印刷、ないし基幹システムへ返信する運用になる。なお、検査依頼情報とその結果は、検査部門として管理すべき台帳の記録内容となっている。

■精度管理

臨床検査には自動化されている部分が非常に多い※が、自動化されている部分には精度管理という作業が必要となる。具体的には、標準試料を用いて、自動化されているプロセスへと投入する。たとえば、本来ならばNaの値が140mEq/lと出るはずの試料に対し、仮に160mEq/lと出た場合、このプロセスのどこかに問題があるということになる。この場合、検査結果として返すことはできない。こういった精度管理は法にも定められており、定期的に行わなければならない。

※検体搬送の自動化
自動化が進んでいる施設では、検体にバーコードを貼付して搬送ライン上に分析機器や準備装置を配置して受付、準備、実施、精度管理、結果取り込みまで自動化を行っている。

なお、こういった業務のなかで対象となる情報は以下のとおりである。

患者情報	患者氏名、性別、年齢、診療科、担当医、病棟・病室
検体情報	検体識別子(バーコードID)、検体の状態(血液が白くなるほど脂肪が多いなど)、検体量、緊急情報(救急搬送された患者のため至急輸血が必要など)
検査情報	検査項目、検査結果値、検査コメント、再検情報、基準値(年齢、男女別)
関連情報	感染症情報※、投薬情報、バイタル情報、疾患情報、既往歴、性周期

※関連情報のなかで特に重要なのは、この感染症情報である。バーコードラベルの中にこの情報が収められていることで、採血を行う看護師や検体を扱う検査技師の注意を促し、院内感染の予防につながる。

検体検査における検査結果の特徴としては、扱う情報は定量的な数値情報や、定性値やコメントなどの文字情報、定型の結果やコメントのコードなど、ほとんどが文字列だということである。場合によっては尿中物質などを画像として扱うことはあるものの、ほとんどが文字列であるといってよい。

(3) 臨床検査情報システムの構成

臨床検査情報システムでは、基幹システムと連携し、データベースサーバやアプリケーションサーバを通じて業務が行われている（図5）※。

大きな特徴として、臨床検査は1970年代からとネットワークの発達が早く、分析装置と接続するインターフェース(I/F)、RS-232Cにより構成されていた。そのため、今でもこういった通信網、通信媒体が使われている現状がある。

※臨床検査情報システムのネットワークは、院内ネットワークを使用する場合もあれば、独立したネットワークを使用する場合もあり、導入施設の方針によってさまざまである。

図5 臨床検査情報システムの構成例

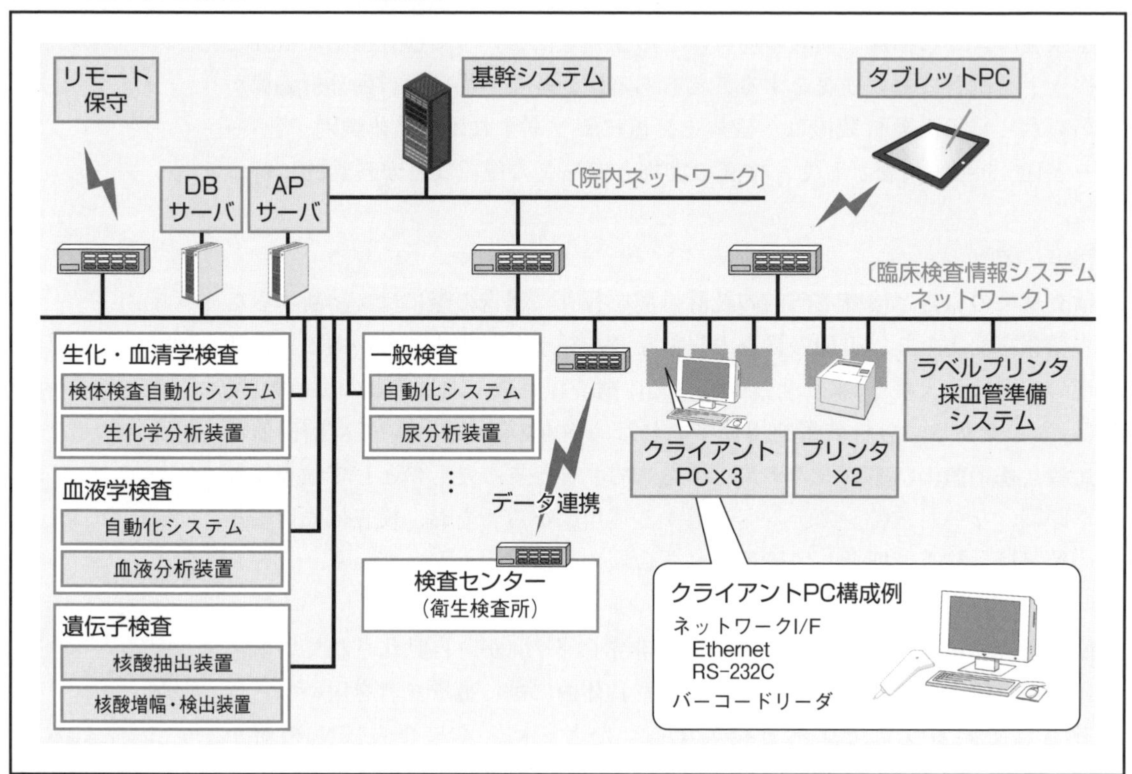

1 DBサーバ	検査情報を管理するDBMS(Data Base Management System)が動作する装置。
2 APサーバ	臨床検査情報システムの各種アプリケーションが動作する装置。
3 分析装置	検体を自動的に分析する装置。通常Ethernet、RS-232CでクライアントPCと接続。
4 自動化システム	検体の前処理(遠心分離、開栓、分注)や後処理(閉栓、仕分け、分類)を自動的に処理するシステム。
5 プリンタ	臨床検査報告書、作業指示書(ワークシート)を印刷する。
6 ラベルプリンタ	検体を識別するためのバーコードIDを印刷するプリンタ。印刷するだけでなく、採血管に直接貼り付けるシステムに、採血管準備システムがある。
7 クライアントPC	検査依頼、検査データの確認等、検査業務を行うためのPC。 ※バーコードリーダ：試料検体に貼り付けられた、バーコードIDを読み取るための装置／※Ethernet：DB・APサーバ、分析装置と接続するためのI/F／※RS-232C：分析装置と接続するためのI/F
8 リモート保守	遠隔地よりシステムの保守を行うためのしくみ。
9 タブレット端末	クライアント機能を搭載し、Web参照により臨床検査情報システムの情報を参照する。
10 検査センター	特殊検査などの外部委託先、衛生検査所

(4) 臨床検査の運用におけるデータシーケンス

データシーケンスとは、機器を自動制御する際にあらかじめ設定しておく動作の順序のことである。このデータシーケンスを、臨床検査において図示したものが**図 6** である。

まず、医師が登録した検査オーダを臨床検査情報システムが受け取り、検査受付が行われる。

そして分析オーダが自動分析装置へと伝わり、分析結果が臨床検査情報システムに上がってくる。分析オーダは自動分析装置だけでなく、外注のため検査センターへと発信されることもある。

なお、この際に、そういったイベント・ステータス情報は基幹システムへと転送される。

検査の結果については臨床検査情報システムがデータをチェックし、結果が基幹システムへと報告されるというのが、一連の流れである。

このような流れ、すなわち、オーダがいつ流れてきて、検査は何を行って、その結果がいつ出てくるのかなどを、タイムラインに従って図示すると非常に分かりやすくなる。システムに不慣れな相手に対して説明を行うときなどにも有効な手段である。

図 6 ■臨床検査データシーケンスおよびデータのくくり

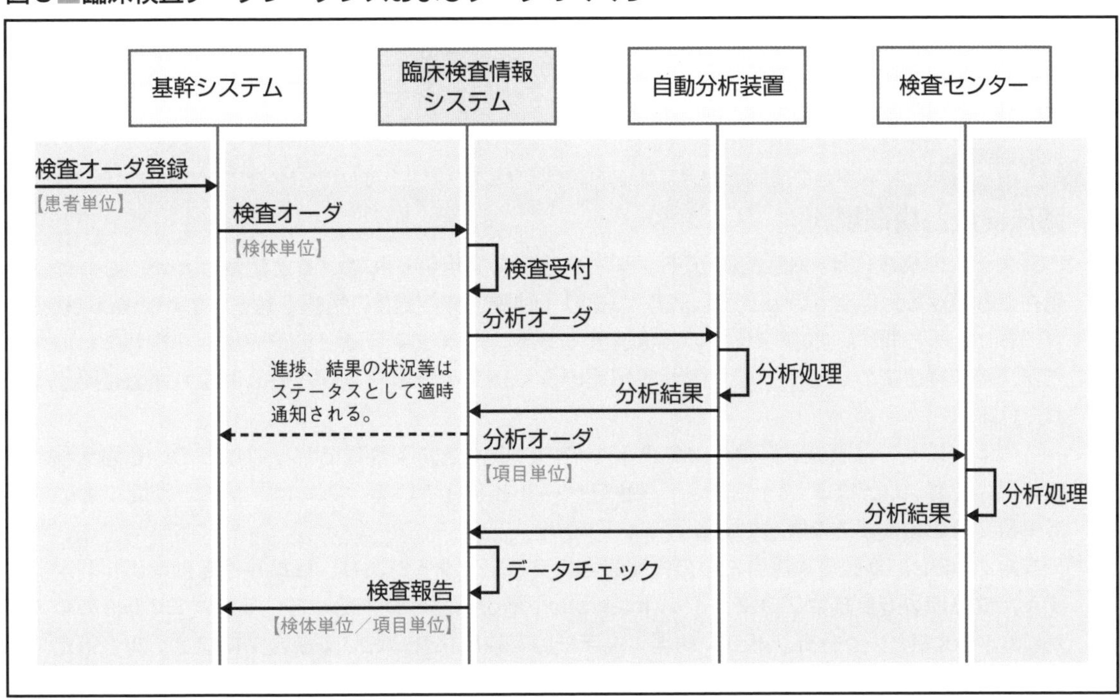

■臨床検査データのまとまり

前の頁において、臨床検査におけるデータシーケンスを図示してきたが、臨床検査では、データがどういったまとまりで動いているのかの把握も重要である。

前頁の**図６**では、そうしたデータのまとまりについても記載している。

まず、医師がオーダを入力する際は、たとえばこの患者に生化学と血算（血球数）、血糖、尿の検査をといった具合に、患者単位でのデータ発信が行われる。

そのオーダは臨床検査情報システムでは基本的に検体単位で受け取る。患者という大きなまとまりでオーダは発せられているが、実際に検査を行うのは、患者から採取した一つひとつの検体である。

また、この検体が自動分析装置にかけられる際は、その検体の中でどういった項目の検査をするのかという、項目単位での管理が行われる。

分析結果が出る段階で、臨床検査情報システム上で再び１つの検体として管理され、さらに項目同士の相関や関係性・検査結果の妥当性などがチェックされる。

そして、基幹システムへの検査報告は検体単位で行われる。ただし、緊急を要する場合などは、項目単位で報告することもある。

column

臨床検査と標準規約

システムの構成には、RS-232Cがインターフェースで用いられていると記載したが、これは現在でも9,600bps（bps:bits per second、つまり１秒間に9,600bitsの情報を送ることができる）程度であり、１秒間に1,200文字ほどの通信速度である。1,200文字分ほどのデータしか送れないのだが、臨床検査についてやり取りされる情報の多くは文字情報であるため、現在もなお使用されている。

このように、一部画像データなどはあるものの、多くを文字情報でやり取りしている臨床検査の現場では、HL7標準という規格が一番のベースとなっている。これは、システム間において情報交換をするための標準である。

また、IHEという医療連携のための情報統合化プロジェクトがあり、標準規格を効率よく利用するための使い方を統合プロファイル（Integration Profiles）として定めているが、このIHEのなかには、PaLMという分野があり、病理・臨床細胞と臨床検査における統合プロファイルを策定している。PaLMとは、Pathology and Laboratory Medicine（病理検査医学）を示しており、臨床検査（Laboratory）の部門と、病理・臨床細胞（Pathology）の部門を、2016年に統合したものである。

なお、日本では、JAHIS臨床検査データ交換規約が制定されている。これは、HL7をベースとし、IHE-PaLMの統合プロファイルを参照して日本の運用を考慮し策定したものであり、これを読めば臨床検査に使うデータ交換の基本的な運用が分かる。

2-2.病理診断

(1) 病理診断とは

患者の体から採取された病変の組織や細胞から、顕微鏡用のガラス標本を作製し、そのガラス標本を顕微鏡で観察して診断するのが、病理診断である。病理診断を専門とする医師を病理医、さらに日本病理学会で認定された病理医を病理専門医という。病理診断には、以下のような種類がある。

細胞診断	痰や尿、子宮がん検診では子宮頸部から擦り取った細胞、のどや乳房のしこりに細い針を刺して吸引してとれた細胞の中にがん細胞がいるかどうかを判断する。
組織診断	治療方針を決めるために、胃・大腸や肺の内視鏡検査を行った際に病変の一部をつまみ取ったり、皮膚などにできたできものの一部をメスなどで切り取ったりして、病変の一部の組織を標本にして診断する生検組織診断、手術で摘出された臓器・組織を病理医が肉眼で病変の部位、大きさ、性状、広がりを確認し、診断に必要な部分を必要な数だけ切り取って標本にして診断する術材組織診断がある。
術中迅速診断	手術中に採取された病変組織から10分程度で行われる病理診断。手術方針の決定、病変が取り切れたかどうかの確認、がんの転移が疑われる部分を調べて手術で切除する範囲を決めたりするのに役立つ。
病理解剖	遺族の承諾のもと、病死された患者の遺体を解剖する。剖検とも呼ばれる。生前の診断は正しかったのか、どのくらい病気が進行していたのか、適切な治療がなされていたのか、治療の効果はどのくらいあったのか、死因は何か、等を判断する。

このうち、細胞診断を担当する臨床検査技師を細胞検査士、医師を細胞診専門医という。細胞検査士や細胞診専門医は、専門的に教育を受けて日本臨床細胞学会の認定を受けている。

検体検査・生理学的検査といった、「検査」とついているものは、検査技師が測定を行い、その結果を医師に渡し、医師が診断する。一方、病理診断の場合、病理の専門医がガラス標本を鏡検(顕微鏡で観察すること)して診断をくだす。法律上は病理学的検査に分類されるが、このような理由から病理診断と呼ばれることが多い。そのため、この章では病理学的検査を病理診断と表現する。

■診療報酬における病理診断の扱い

2008年の診療報酬改定において、診療報酬点数表に新たに病理診断の部が設定され(検査の部から移動)、病理診断料の報酬が独立して定められるようになった。これも病理診断を検査とは区別する流れに乗ったものである。

2014年の診療報酬改定では、病理診断管理加算が設定された。これは、病理診断料を算定する場合において、一定の要件を満たすと診療報酬について加算がなされる。つまり、より高い報酬が得られるというものである。この加算を算定するためには、病理診断科を標榜している医療機関であることなど、より専門性の高い医療機関であることが必要である。

2018年の診療報酬改定では、デジタル病理画像(WSI：Whole Slide Images)にもとづく病理診断の診療報酬請求が可能となった。

(2) 病理情報システムの運用フロー

ここからは、組織標本作製の流れとあわせ、システムの運用フローを説明する。

図7では、組織標本作製から鏡検、つまり診断までの流れと、その間にシステムが対象とする情報を示した。

まず、**「検体採取」**が行われると、診療部門から患者ID、患者氏名や年齢、性別等の患者属性、依頼科や依頼医師等の依頼元情報、採取した検体の情報、臨床診断や臨床経過、依頼目的などのオーダ情報とあわせ、検体を受け付ける(受付管理)。

手術などにより採取された検体は、組織が自己融解していくため、まずはホルマリン漬けにして融解を防ぐ。これを**「固定」**といい、検体の大きさにもよるが1時間〜48時間ほどの時間がかかる。

次に、診断に必要な部分を切り出す(**「切出**(きりだし)**」**)。この時、もともとどういう形状だったのかがわかるよう、マクロ画像と言われる写真を撮って、実際にどの部分を切り出したのかなどの情報、切出情報を記録する※。

※この時、液晶ペンタブレットを使うと非常に便利である。病理では液晶ペンタブレットがよく使われている。

切出後は、専用容器であるカセットに収め、そのカセットに病理受付番号、枝番号を書き込む。カセットプリンタという専用のプリンタを用いれば、病理受付番号、枝番号のほか、検体識別IDも印刷できる。さらに、組織から水分や油を抜き取って、パラフィンで浸透・固めるなどの「脱水・脱脂・パラフィン浸透」(図中では**「処理」**と表現)や**「包埋」**を行う※。臓器が包埋された状態をブロックと呼ぶ。

※人体は水分と油分が多いため、そのままでは柔らかくて次工程の「薄切」ができない。そのため「薄切」できるように検体をパラフィンという蝋で固める。しかし、水・油と蝋はなじまない。そこで脱水・脱脂という工程を挟む。

あとは、3〜5μmの薄さに**「薄切**(はくせつ)**」**してスライドガラスに乗せ、1時間ほどかけて**「染色」**した後、**「封入」**してガラス標本が完成、**「鏡検」**に至るという流れである。このスライドガラスにも検体の番号、枝番号、患者氏名、染色名等を付与するが、これについてもスライドプリンタという専用のプリンタを用いれば、検体識別IDを含めて印刷できる。最近では、ガラス標本全体をデジタル化したデジタル病理画像(WSI)を観察して診断する事例もでてきた。

このような過程をとおすと、診断結果が出るまで、半日〜3日ほどかかる。時間がかかるのも病理診断の特徴の一つである。

■病理情報システムの業務の内容

病理情報システムの特徴としては、受付管理、標本作製過程の画像を含む情報管理、専用容器(カセット、スライドガラス)への情報(検体識別ID)印刷、報告書(レポート)作成・送信、統計、標本貸出管理の業務を有することである。

それぞれの業務の内容は、以下のとおりである。

・受付確認

検体採取が行われると、診療部門から依頼を受け、検体を受け付ける。オーダ番号により依頼内容と検体到着を確認し、病理受付番号を採番する。

・標本製作過程の情報管理

標本作製過程で出る情報を管理する。特に組織診断の場合、標本作成までに時間がかかるため、今どこまで進んでいるのかなど進捗を入力・管理することは重要である。

・専用容器へのID印刷

カセットやスライドガラスのような専用容器に検体識別IDを印刷する。

・レポート作成・送信

所見、診断、判定(細胞診)を入力し、レポートを作成する。レポートは、基幹システムに送信するか、Web連携にて基幹システムから参照可能とする。

・統計

病理部門内の統計処理を行う。検体数、ブロック数、標本枚数、など。

・標本貸出管理

ブロックやガラス標本の貸出を管理する。ブロックやガラス標本は、事実上永久保管のため、セカンドオピニオンを求める際や臨床医が学会発表する際などに貸出の依頼がある。貸出の状況を管理するとともに、督促状等を出力する場合もある。

■業務が対象とする情報

組織診断における標本作製から病理診断までの流れとあわせ、システムの対象となる情報などを見てきたが、こうした業務の対象となる情報をまとめると、以下のようになる。

・依頼情報(患者情報含む)

患者ID、患者氏名、性別、年齢、診療科、担当医、病棟、臨床診断、臨床経過、採取臓器情報、検査目的

・標本作製過程の情報

マクロ画像、マクロ所見、切出情報、染色情報、進捗情報

・レポート作成・送信

所見、診断、判定、顕微鏡画像、デジタル病理画像(WSI)

図7■組織標本作製の流れと病理情報システムが対象とする情報

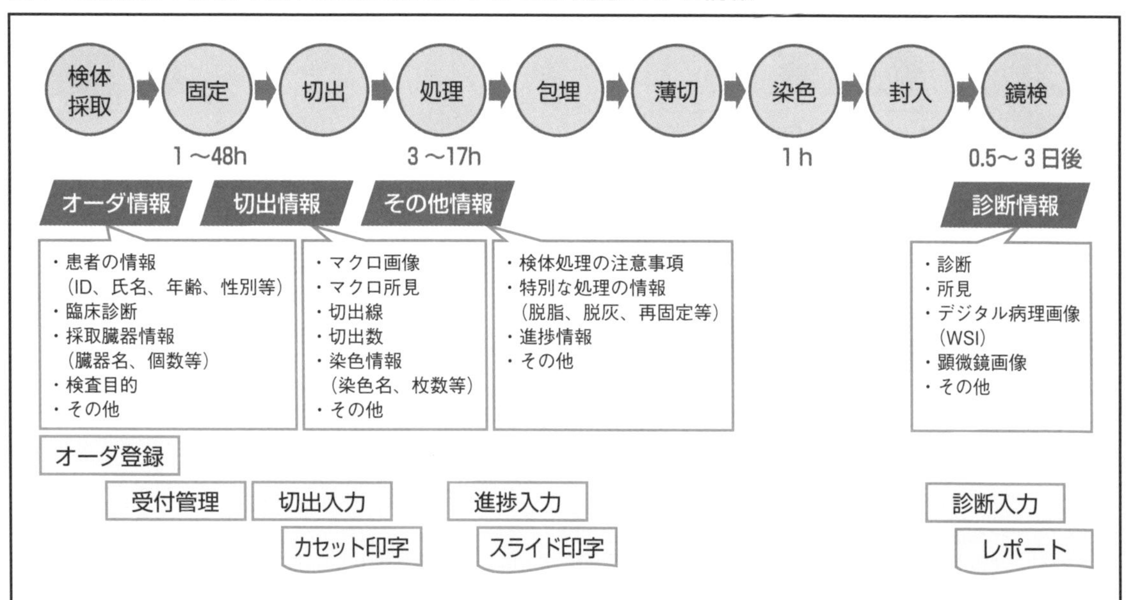

(3) 病理情報システムの運用フロー（術中迅速標本作製の例）

次に、術中迅速標本作製の場合における流れを説明する（図8）。

組織診断では、トータルで半日～3日ほどの時間をかけていたが、手術中に病理診断を必要とする術中迅速診断においてはそれほど時間をかけることはできない。いかに短い時間で行うのかが重要となるため、時間を要する固定や処理は省き、代わりに凍結させる。専用の容器の中に包埋材を入れてその中に埋め、－60℃～－80℃で凍結させるのである。検体は数十秒ほどで凍結し、凍結したならば凍結切片作製装置で、－15℃～－50℃を保ったまま薄切する。薄切したらすぐに染色して封入し、顕微鏡で観察する。

この方法により、トータルで10分～20分で診断を終えることができるが、(2)で説明した通常の組織標本作製と比べるとガラス標本の品質があまりよくない。細かい所見をとるには品質のよい標本が必要だが、術中迅速標本作製の場合は時間勝負なので、この方法を採用している。

情報の流れについては、オーダ情報や切出情報については組織診断と同様であるが、診断結果についてはひとまず電話などで伝える。また、システム業務の内容として受付確認をあげていたが、術中迅速標本作製においては、受付段階では採番のみを行い、情報は手書きのメモにとどめておき、後から必要に応じて入力することもある。

なお、薄切した残りの検体は解凍し、改めて組織標本を作製し、診断を確認することになっている。最終的な病理診断レポートは、この組織標本を確認した上で発行される。

図8■術中迅速（凍結）標本作製の流れと情報

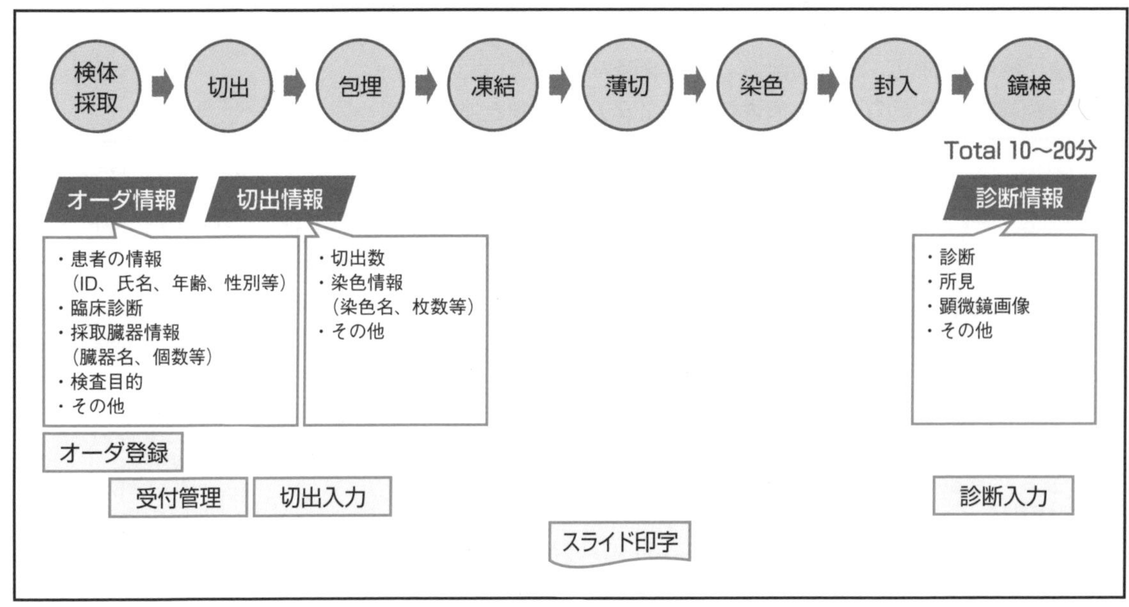

(4) 病理情報システムの構成例

病理情報システム(AP-LIS：Anatomic Pathology Laboratory Information System)の構成を示したものが**図 9** である。

システム構成については基本的に臨床検査情報システムなどと似ているが、病理の場合、検体からガラス標本を作製する過程を記録するためのデジカメやスキャナなど補助情報を作成するものが多く含まれる。

図 9 ■病理情報システムの構成例

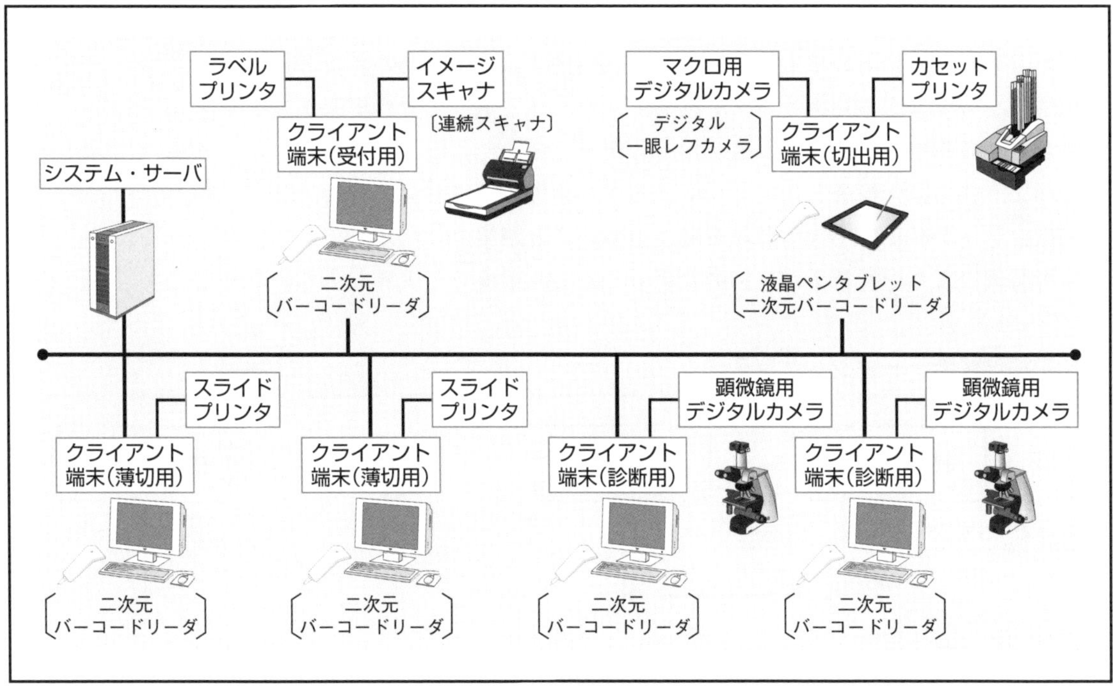

1 DBサーバ	病理情報を管理するDBMS(Data Base Management System)。
2 APサーバ	AP-LISの各種アプリケーションが動作する装置。
3 Webサーバ	病理診断報告書をWeb配信する装置。
4 カセットプリンタ	カセットに検体を識別する情報やID(二次元コード)を直接印刷するプリンタ。
5 スライドプリンタ	スライドガラスに検体を識別する情報やID(二次元コード)を直接印刷するプリンタ。
6 プリンタ	病理診断報告書、作業指示書(ワークシート)を印刷する。
7 ラベルプリンタ	検体を識別するIDおよびバーコードを印刷するプリンタ。
8 イメージスキャナ	依頼書や外注報告書等を取り込む装置。
9 クライアントPC	病理受付、診断・所見を含む各種情報入力等、病理業務を行うためのPC。 ※バーコードリーダ：試料検体に貼り付けられた、バーコードIDを読み取るための装置であり、病理では二次元(QRコード、Data Matrix)を読取可能である必要がある／※Ethernet：DBサーバ、プリンタと接続するためのI/F／※液晶ペンタブレット：画像を表示してペンで線を書き込んだりするための装置
10 リモート保守	遠隔地よりシステムの保守を行うためのしくみ。

⑸ 病理診断の運用におけるデータシーケンス

臨床検査の説明をした時と同様に、病理診断の運用におけるデータシーケンスを説明する（図10）。

基本的に、こちらも臨床検査の時と似通った流れとなる。

基幹システムから発せられた病理オーダを病理情報システムで受け取り、受付を済ませ、標本作製過程の情報や所見、診断、判定情報などをシステムに入力する。そして、診断報告書を基幹システムへと返す。

こうした進捗や結果の情報などは、イベント・ステータス情報として基幹システムへと通知される。

また、病理診断においても検査センターへ外注する場合がある。この場合、病理情報システムから分析オーダを検査センターへと送り、分析結果が返ってきてから、診断報告書を基幹システムへと戻す。

このように、臨床検査とかなり似ているが、病理診断において特徴的な点としては、データ自体は手入力となる場合が多いことが挙げられる。これは、自動分析装置により分析結果が自動的に返ってくる臨床検査とは異なっている。

図10■病理診断データシーケンス

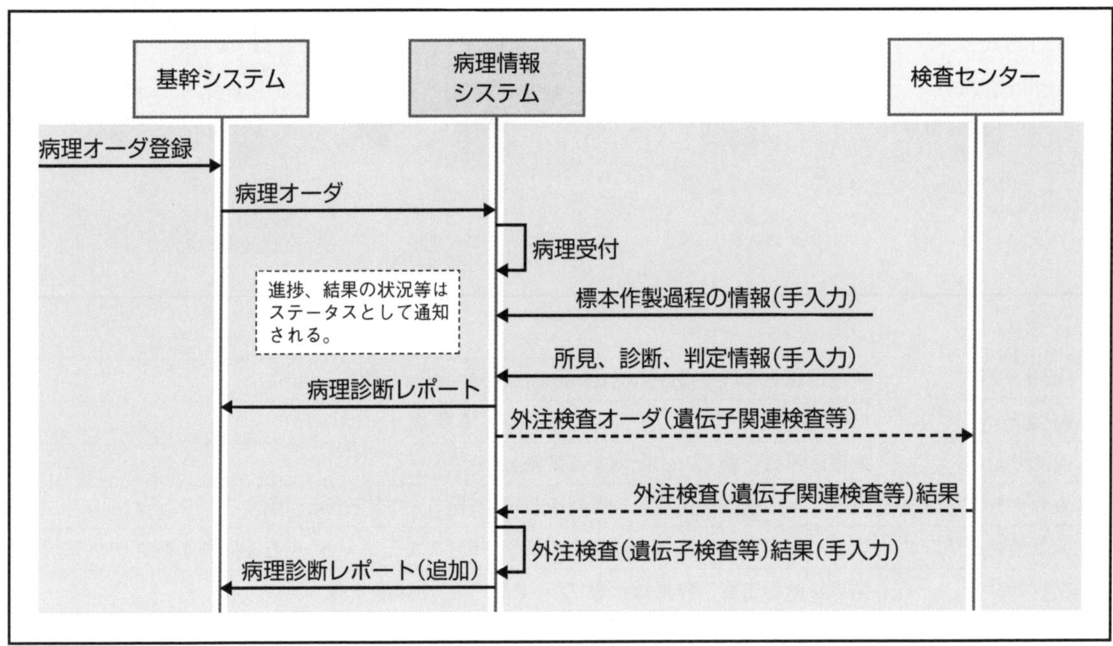

2-3.生理機能検査

(1) 生理機能検査とは

検体検査、病理診断では、患者から検体を採取して検査を実施する。

一方、生理学的検査は、患者自身に生理機能検査室に来てもらい、直接患者の生理学的特性を測定する。生理学的特性とは、身体の各組織の形状・性状および機能のことをいう。このうち形状・性状を測定するのが画像検査、機能を測定するのが生理機能検査である。具体的には、以下のような検査が該当する。

心電図検査(安静時、ホルター、運動負荷等)、呼吸機能検査、心音図検査、脳波検査(安静、光刺激、誘発等)、筋電図検査、超音波検査、毛細血管抵抗検査、眼振電図検査、基礎代謝検査、重心動揺検査、聴力検査、熱線画像検査、内視鏡検査、心臓カテーテル検査、眼底写真検査、CT(医用画像)、MRI(医用画像)等※

※CTやMRIなどの医用画像に関連するものは、次章の医用画像システムにおいて解説。

生理機能の測定方法としては、たとえば、患者に電極を付けて筋肉や神経の動きを電気信号として測定する。呼吸気圧、血圧などの圧力は、トランスデューサで電気信号に変換して測定する。流速は抵抗管で前後の圧を比較することで、また流量は流速を積分することで測定できる。生理機能検査は、自然な状態で行う場合もあれば、負荷を加えて反応を見たり、ガス分析装置などの装置を組み合わせたりして行う場合もある。

なお、生理機能検査については検査ごとにデータ形式が大きく異なるため、受付報告システム以外は、個別検査ごとのシステム化が行われている。

(2) 生理機能検査システムの運用フロー(図11)

医師より検査オーダを受けると、患者の移動・搬送および受付が行われ、生理機能検査室において検査を実施する。

ひとくちに生理機能検査といっても、上述したとおりその種類は多様であり、検査に用いる機械もまちまちである。生理機能検査システムにおいて行われるデータの処理ややり方なども、それぞれの検査により異なっているため、検査ごとにデータを管理するというやり方で運用されている。

こうした検査結果を外来診療部門などに返し、医師が診断を行う※。

※生理機能検査の検査結果は、波形や画像などであり、そのまま正常・異常を自動判別できる情報ではない。そのため、たとえば循環器系の検査や心電図などについて、別の専門医(あるいは依頼医師)が判読し、報告書等が発行される場合もある。

■生理機能検査システムの業務の内容

生理機能検査システムも他システムと同様に、受付管理、準備作業、実施管理、精度管理、報告・統計の業務を有する。波形や画像など、そのまま正常・異常を自動判別できる情報ではないので、依頼医師(あるいは専門医)が判読し、報告書等が発行される。なお、波形データについては2次処理(自動計測、比較)などができるような保存方法も用いられ、MFER※等の標準規約も導入されつつある。

※MFER(Medical waveform Format Encoding Rules)エムファと読む。心電図や脳波系等、波形データの国際標準仕様で、日本が提案したものである。

それぞれの業務の内容と特徴は概ね以下のとおりである。

- **受付管理①**：診療部門から検査の予約を受け付ける。短時間で済み、医師の立ち会いが不要な検査(安静時心電図等)は時間枠につき何人という単位で受け付けるが、30分以上かかる検査や特別な測定装置・部屋等を使う検査、医師の立ち会いが必要な検査は施設予約をともなう。

- **準備作業**：検査当日、実施予定の検査にあわせ、必要な薬剤・部材(危険を伴う検査を行う場合は応急処置用品等も含む)、患者用被服などを準備する。
- **受付管理②**：予定時刻に患者の到着を確認し、必要に応じて被服などの着替えを依頼し、検査を実施する。医師の立ち会いが必要な検査は医師の到着も確認する。
- **実施管理**：検査実施は、検査の種類により異なる。臨床検査技師が(場合により直接医師が)検査を行う。
- **精度管理**：生理機能検査の大半には精度管理はない※。
- **報告・統計**：検査報告を行う。また、検査実施数、検査依頼情報とその結果は、検査部門として台帳管理する。

■業務が対象とする情報

- **患者情報**：患者氏名、性別、年齢、診療科、担当医、病棟・病室、ADL※
- **検査情報**：検査項目、依頼コメント、特別指示、注意事項、検査結果(測定値、波形、画像等)、検査結果コメント、判読情報(専門医によるコメント、報告書)
- **関連情報**：感染症情報、投薬情報、疾患情報

※生理機能検査における精度管理
電気的な検査の場合、かつては入力部に基準となる電圧などを付加し、感度や周波数特性を確認した時代もあったが、現在では回路の安定およびデジタル化により、一部を除き校正等の作業は不要となっている。

※ADL(Activities of Daily Living)
一般的には『日常生活動作』と訳される。日常生活を営む上で、普通におこなっている行為、行動のこと。院内では患者の介助の要不要の指標に用いられる他、要介護高齢者や障がい者等が、どの程度自立的な生活が可能かを評価する指標としても使われる。

図11■生理機能検査の運用フロー

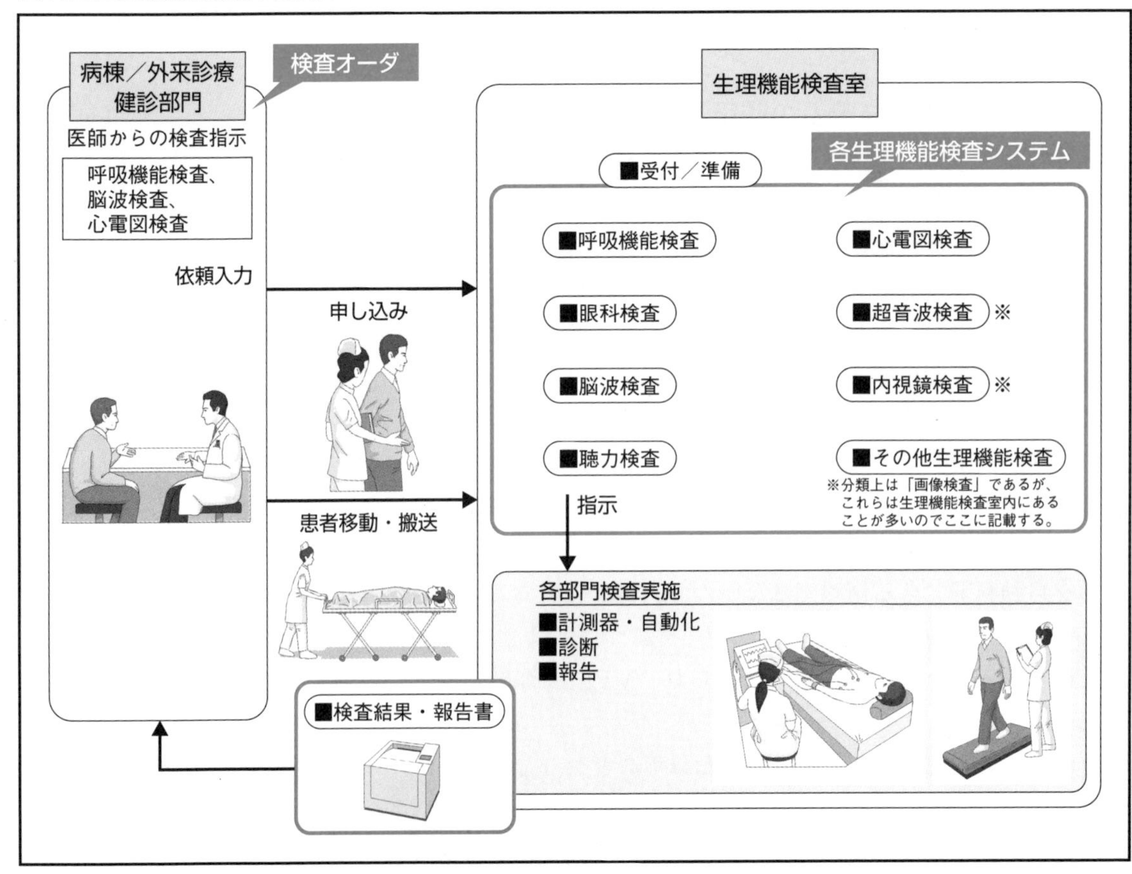

(3) 生理機能検査情報システムの構成と運用におけるデータシーケンス

図12に示したものは、生理機能検査情報システムの概念図である。基本的には図のように、検査機器が並んでおり、対応したオーダを受付報告システムで管理し、検査結果を返すという流れになっている。また、検査機器以外にも、関係する端末PCがあり、スキャナ・プリンタなどとあわせ構成されている。

データシーケンスについては、基本的には臨床検査などと同様である(**図13**)。

図12 生理機能検査情報システムの概念図

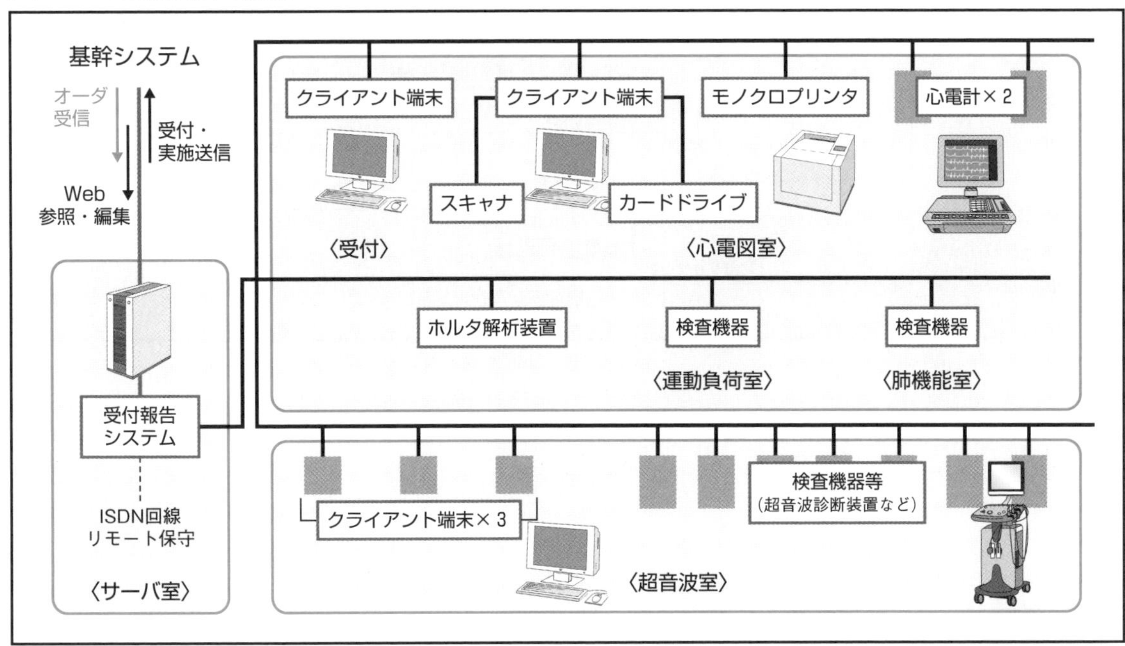

1 受付報告システム	基幹システムからの検査依頼を管理し、検査時に各検査機器に依頼情報(含む患者情報)を提供、検査結果を保管・基幹システムへの提供を行う。検査進行に伴うステータスも管理・提供する。
2 検査機器・解析装置類	各種検査で使用する機器・装置およびそれらから得られるデータを解析する装置等。
3 クライアント端末	各種検査を行う際に受付報告システム、各種検査機器の情報を参照したり付帯情報を入力したりする端末。
4 スキャナ	検査に伴い参照・保管する書類などをシステムに取り込むために使用する。
5 カードドライブ	患者カード、スタッフカードを読み込み個人識別や記録を行うために使用する。
6 モノクロプリンタ	患者に渡す書類、書類で報告する検査結果などを印刷するために使用する。
7 リモート保守	遠隔地よりシステムの保守を行うためのしくみ。

図13■生理機能検査データシーケンス

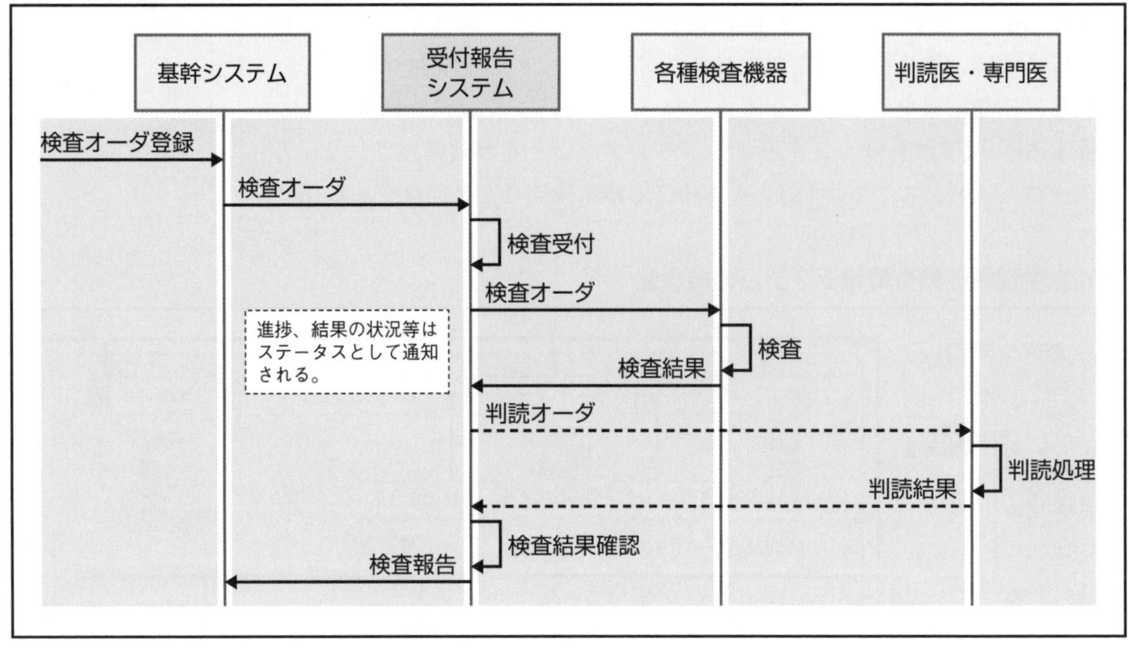

column

生理機能検査の例

ここでは、生理機能検査の一部を例として掲載した。

図■生理機能検査の例

心電図検査	心臓は筋肉の塊であり、血液を循環させるため収縮すると電気が発生する。体に電極を装着することによりその電流を測定し、その動きやリズムについて異常がないかを確認する。
ホルター心電図検査	小型、ポータブルな機器に接続された、小型の電極を用いて、日常生活における心電図を連続的に測定する。データは膨大となるが、患者に不調を感じた時間やタイミングを記録させることで、異状を訴えた部分の波形をピンポイントで確認できる。
運動負荷心電図検査	いわゆるランニングマシンのような装置などで運動を行ってもらい、負荷のかかった状態での心電図を測定する。危険をともなうため医師が立ち会う検査の１つである。なお､負荷には運動の他にも薬物などさまざまなものがある。
呼吸機能検査	肺機能や新陳代謝を確認するため、肺活量や酸素消費量、炭酸ガスの割合などを測定する。
脳波検査	脳が活動すると心筋よりもさらに微弱な電気を発する。頭に装着した電極を用いてこれを測定することで､てんかんが疑われる場合などの診断に活用する。
筋電図・誘発電位検査	神経系や脳に関する検査。電気刺激を与えた際の筋肉の反応や、聴覚・視覚を刺激することで神経や脳が反応しているかなどを測定する。

第8章

医用画像システム

1 医用画像システムとは

1．病院診療における医用画像システムの位置づけ

2．各画像種別の概要

2 標準規格・ガイドラインとの関係

1．DICOM規格

2．IHEプロファイル

3 医用画像システムの今後の発展

1．被ばく線量管理

2．医用画像における地域医療連携

1
医用画像システムとは

1-1.病院診療における医用画像システムの位置づけ

(1) 病院診療における撮影の流れ(図1)

システムの説明に入る前に、病院診療で医用画像システムが用いられる例を紹介する。足をくじいたAさんが初めての病院で診療を受けた場合である。

まず、初めての病院であるため、受付で保険証を提出し、初診登録し診察カードを受け取る。そして外科の受付へと向かい、診察室で診察を受ける。医師は状態を確認するため、放射線科で写真を撮るようオーダを出し、放射線科でX線写真の撮影を行う。その後、ネットワークにより写真が外科の方へと送られ、再度外科で診察を受ける。診察の結果Aさんは骨折をしていなかったため、湿布薬を処方され、会計を済ませて帰る、という流れになる。

こうした流れの裏で活用されているシステムを見ていくと、まず、新患受付・外科受付時に新しい患者が来たという情報が送られ、診察室では放射線オーダが発行される。そして放射線科で作成されたレポートと画像が外科へと送られ、湿布薬を出すという薬剤のオーダが出て、薬局窓口、会計窓口へ伝わる。

これらの動作は病院情報システム(HIS)においてだいたいカバーされているが、放射線科という共通部門の管理はHISではなく放射線科情報システム(RIS:Radiology Information System)が受け持っている(**図1**)。この章で見ていくのは、この放射線科で画像等の保管・管理を担うサブシステム、すなわち医用画像システム(PACS:Picture Archiving and Communication System)である。

(2) HISにおける放射線科情報システムの位置づけ

これまでに見てきたように、病院全体にHISという大きなシステムがネットワークを張っており、その下で各科や専門分野別のサブシステムが複数稼働している。放射線科の場合は放射線科情報システム(RIS)というシステムが稼働しており、HISから検査や治療のオーダを受け、放射線科内の検査スケジューリングや検査実施、結果報告等を行っている。

このRISの下にさらに小さなサブシステムが存在し、スケジュール管理や、依頼された検査に伴って発生する画像の管理、その画像を医師が読影して生成するレポートの管理等を行っている。

このうち、主に画像管理を行うシステムが医用画像システム(PACS)である。以降、このPACSについて説明する。

図1 病院診療における撮影の流れ

足をくじいたAさんが病院にかかり、検査をして、薬をもらい、会計をして帰りました。

1）近くの病院に行く。（初めての病院）

2）初診登録をして診察カードをもらう。

3）外科で診察を受ける。

4）放射線科でX線写真を撮る。

5）外科に戻り湿布薬を処方してもらう。

6）会計を済ませて湿布薬をもらって帰る。

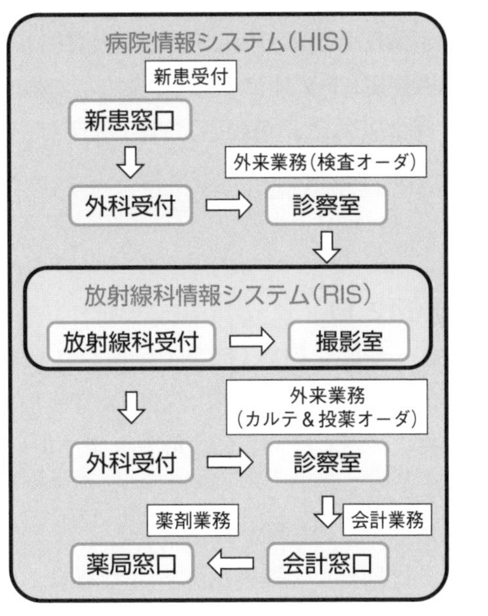

(3) 医用画像システム(PACS)端末の使用例

PACSとは、Picture Archiving and Communication Systemの略で、「画像を保管し、送受信するシステム」といった意味である。

CTやMRI等の診断装置(モダリティ)が医用画像を生成する装置であり、主に放射線技師が扱うものであるのに対して、PACS端末は医用画像を表示する端末であり、主に放射線科の読影医が画像を見て診断し、レポートを書くために使用する。

以下、読影医がPACS端末を使用する際の流れを説明する。

①読影医は端末にログインし、②読影待ちの検査を選択する。

そして、③手順にしたがって読影する。たとえば、健診センター等であれば、過去画像と比較する。心筋梗塞が疑われる患者に対しては、冠動脈の直径が何ミリか、といったように事前に決められた場所の計測を行う。また、肺がんの疑いがあれば、がんの位置を特定するために、画像の階調(色の濃さや明るさ)を変えて複数回表示する。

④読影医はその結果をもとにレポートを書く。レポート端末は多くの場合画像端末と連動している。

その後、⑤病院によっては二次読影などの手順を踏み、⑥依頼科にレポートと画像を戻す。⑦依頼科の医師は、HISの電子カルテ端末でそれらのレポートと画像を確認する。

1-2.各画像種別の概要

医用画像システム(PACS)の主な目的は、CTやMR、超音波といったさまざまな診断装置(モダリティ)から発生した画像を保管・管理することである。一般的な画像以外に、それらに伴う計測データや、CT等の断面画像を多数重ね合わせて3Dを再構成した3D画像、レポートなどの文字情報も保管する。

ここでは、PACSが扱う各種画像について、いくつか簡単に紹介する。

(1) X線(図2①)

まず、一般的な胸部X線などで使われるX線画像である。

一般的な写真において用いられるフィルムは光により反応し画像を作るが、X線画像においてはX線で感光するフィルムを後ろに置き、X線を照射する。

X線は人体を透過しフィルムを黒く反応させる。つまり、黒く写っているところはたくさんのX線があたったところとなる。

たとえば胸部のX線撮影を行った場合、肺は中身が空洞であるためX線はよく通過し黒く写るが、背骨などは硬くX線が通りづらいため、白く写ることになる。

(2) CT(図2②)

基本的にテーブルに寝たまま、装置の穴を通っていく撮影方法となる。患者自身はじっとしているのだが、装置の内部でX線の管球(X線を発生させるための真空管)と、X線の検出器が体の周囲でぐるりと回るようになっている。

これによって得られたデータを逆計算すると、データが画像として作り出される。つまり、人体の断面のデータの再構築が可能となるのである。

(3) 超音波(図2③)

超音波は、X線とは異なりX線被ばくをしないモダリティ(撮影装置)である。

プローブ(探触子)と呼ばれる超音波の発信兼受信素子を体にあて、そこから超音波を発する。超音波は人体の中に何かがあると反射してくるため、この反射した超音波をマイクのように拾い上げ、画像を作り出すのである。

図2 ■画像種別の概要1

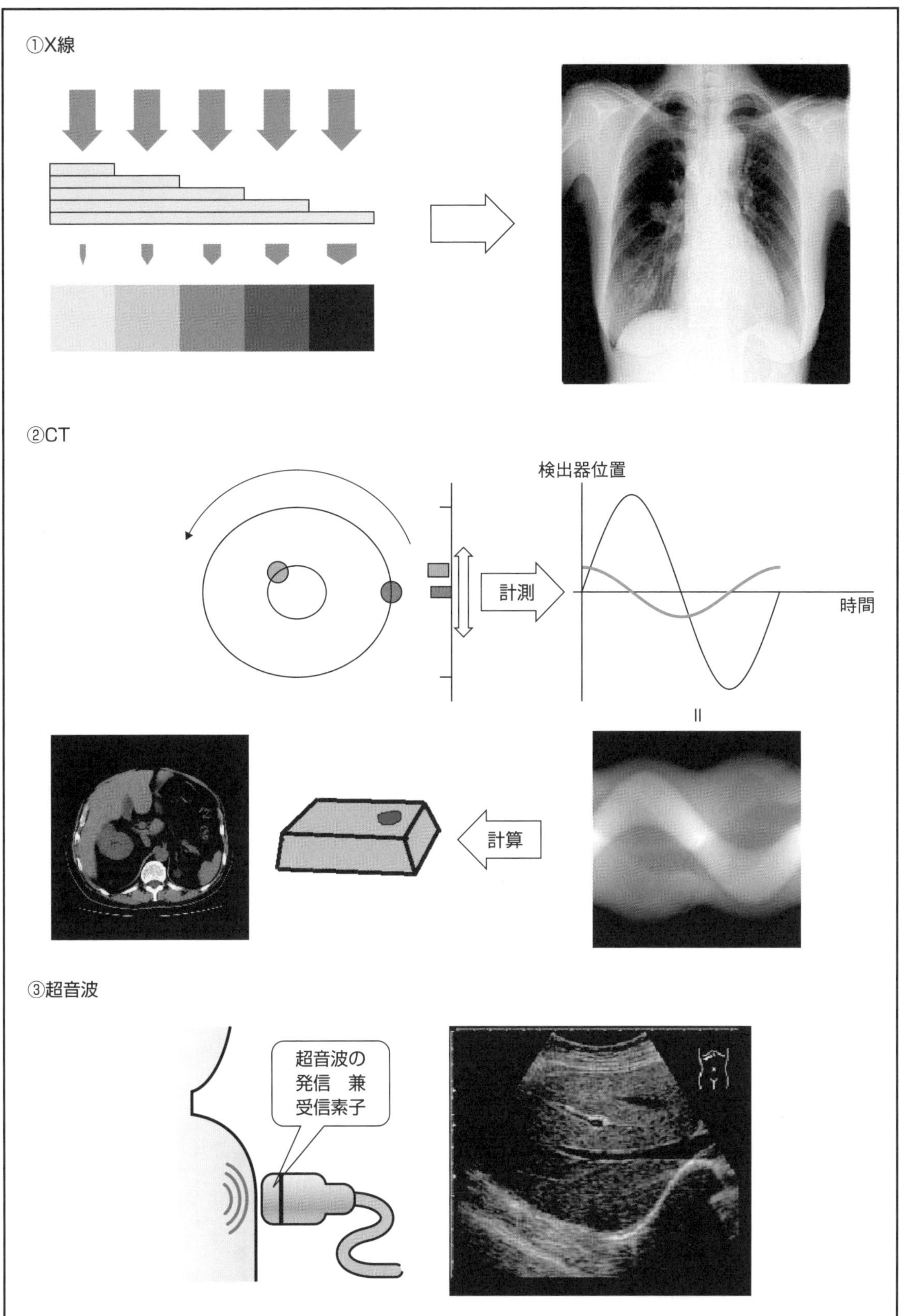

(4) MR(図3④)

MRは、体内のプロトン(水素)原子の密度を画像に表したものである。水素原子の自由な歳差運動※を磁場により一時的に制御し、それを解放した際に出てくる電波を検出して画像を作る。CTと同様にテーブルに横になり、穴の中で撮影するが、クレジットカードなどを持っていれば部屋に入ったとたんにデータが消えてしまうくらいの強い磁場の中で行う。

※歳差運動
図のように回転軸が変化していく運動。

背骨を中央から切断した神経の通り具合など、任意の断面を見ることができる。

(5) 内視鏡(図3⑤)

先端に小さなCCDカメラを備えたいわゆる電子内視鏡と呼ばれるものであり、飲み込んで食道や胃の内面を見る、また肛門から挿入して大腸を見るなど、臓器の内部表面を直接見る装置である。体の内部は暗いため、LEDライトなどにより光を当てるしくみや、水や空気を出すことでお腹を膨らませたり粘液を洗い流したりするためのノズルなどが搭載されている。また、細胞を採取する場合など、必要な場合には鉗子口から鉗子を出し入れできるしくみになっている。

図3 画像種別の概要2

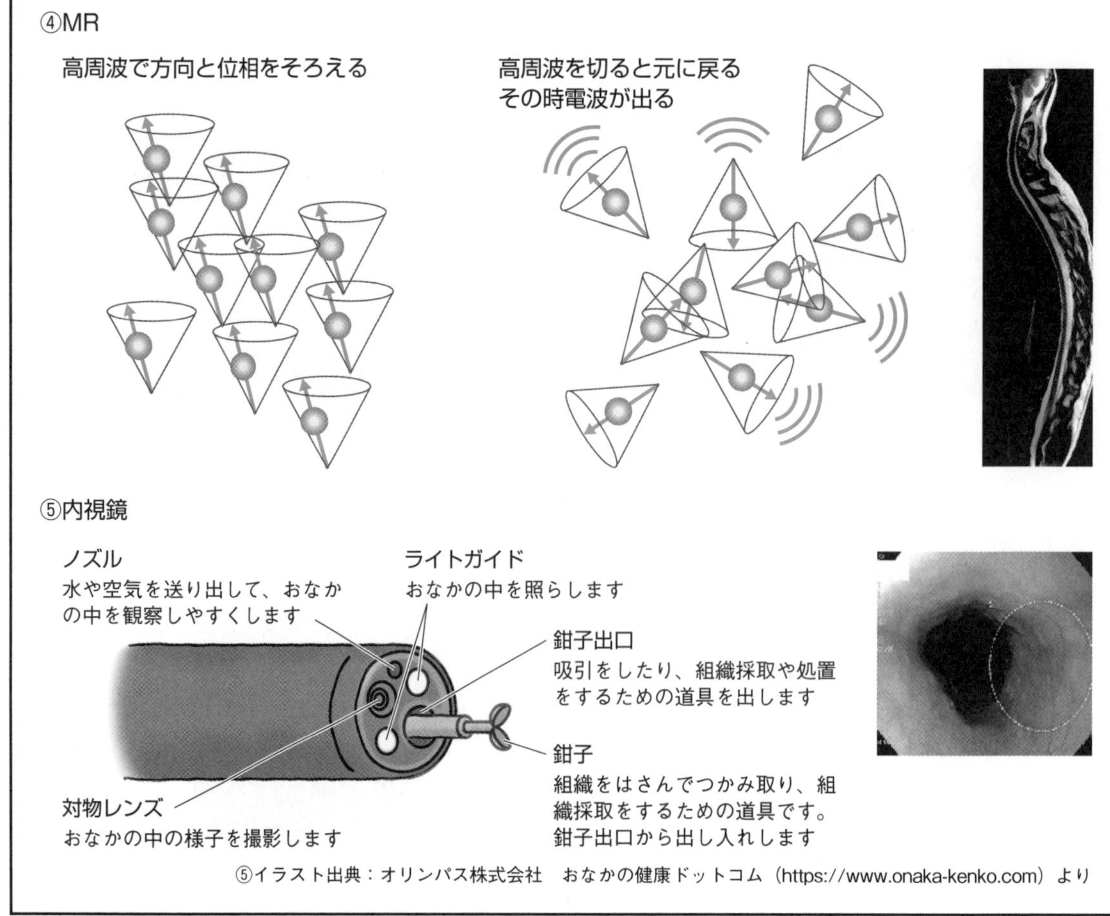

⑤イラスト出典：オリンパス株式会社　おなかの健康ドットコム（https://www.onaka-kenko.com）より

(6) モダリティごとのデータ量

では、PACSの大容量記憶装置に収められる画像のデータ量はどれほどの大きさなのか。モダリティごとにまとめると、おおよそ以下のようになっている。

モダリティ	1枚のサイズ	発生枚数	検査データ
CT、MR	512×512×16ビット=0.5MB	1,000枚	500MB （圧縮後200MB）
超音波	512×512×8ビット×カラー=1MB 動画の場合30枚/秒	5秒=150枚	150MB （圧縮後20MB）
CR※、胸部X線	2,000×2,500×16ビット=10MB	2枚	20MB （圧縮後10MB）
DR※	1,000×1,000×16ビット=2MB 動画の場合30枚/秒	30秒=900枚	1,800MB （圧縮後400MB）
内視鏡	512×512×8ビット×カラー=1MB 動画の場合30枚/秒	10秒=300枚	300MB （圧縮後60MB）

※CR（Computed Radiography）
X線フィルムの代わりにイメージングプレート（IP）を用いたX線撮影。

※DR（Digital Radiography）
デジタル画像処理により瞬時に画像を確認できるX線撮影。

CTやMRなどは、基本的にほとんどが512×512の白黒画像である。これは、ドットの並びが縦横512あることを示している。その濃度の階調は16ビットのうち14ビット、12ビット程度を使用しているが、濃度階調はNビットにつき2のN乗であるため、数千～数万階調という濃度の違いを表現できる。

データ量の面で見ると、512×512×16ビットであり、8ビット=1バイト（Byte）で計算すると約0.5MB（メガバイト）となる。通常の感覚からするとそれほど大きなサイズではないかもしれないが、撮影は1回で500枚、1,000枚といった単位で行われるため、500MBほどのデータ量になる。

超音波では画像サイズは512×512、階調は8ビットであるがカラーである。カラーの場合、RGB（レッド・グリーン・ブルー）が加わるため、1枚あたり、512×512×8ビット×4色となり、バイトで表すとおよそ1MBとなる。動画の場合は30枚/秒を撮影するので、5秒間の検査で150枚＝150MBのデータ量となる。

また、胸部X線なども、今ではフィルムで撮らずにデジタルデータとして撮る。2,000×2,500×16ビットなどで行われ、画像は高級なデジタルカメラほどのものとなる※。正面と横から撮影することが一般的であり、2回撮ることとなる。

※より細かいのは女性用のマンモグラフィーで、4,000×5,000程度でないと小さい石灰化が見えないとされる。現在、マンモグラフィーは4枚ほどの画像が発生するものが一般的だが、新しい装置では20～30枚発生する。

DRは、冠動脈に狭窄がある場合や大動脈にこぶ（動脈瘤）がある場合などを確認する、いわゆる血管造影に用いられる。1,000×1,000×16ビットの白黒であり、動画の場合はこれが1秒に30枚ほどになる。30秒撮影をした場合は900枚となり、合計1,800MB＝1.8GB（ギガバイト）にもなる。

内視鏡検査は512×512×8ビットだが、RGBのカラー画像であるため1枚あたり1MBとなり、動画は30枚/秒として10秒で300枚、300MBが発生する。

このように、一つひとつが驚くほど大きなデータだというわけではない。しかし、1枚の画像が1MBであったとしても、1,000倍になれば1GBに、さらに1,000倍になると1TB（テラバイト）となる※。1年間積もり積もって、これがすべてPACSに収められるとなると、相当なデータ量となるのである。

※イメージとしては、たとえばテレビの全チャンネルの全番組を1週間録画できるような機器が抱えているのが、1TBなどのTB単位である。なお、データの単位については、さらに1,000倍になるとPB（ペタバイト）、さらに上位にはEB（エクサバイト）という単位がある。大きな病院になるとPB単位のハードディスクが使用されている。

2 標準規格・ガイドラインとの関係

2-1.DICOM規格

(1) PACSに関連する規格とガイドライン

CT、MR、内視鏡等、各種モダリティから発生する画像データは、DICOM(→287頁)という規格でほぼ統一されている。

逆に言えば、よほど特殊なことがない限り、DICOM以外のデータは、放射線科の中では使用しない。

DICOMとは、Digital Imaging and Communication in Medicineの略称であるが、「医療において、デジタルでイメージを作る(撮影する)、通信する」という名称のとおり、医用画像における作成と通信の規格である。

一方で、病院内でDICOM以上に広範囲で標準化が進んでいる規格が、検査オーダや、処方箋、会計に使われているHL7(Health Level 7→285頁)という規格である。

HL7では、投薬・薬剤情報など文字データで送られる情報について、この情報はこのように表現する、といった内容と形式が決められている。このHL7を用いることで、日本語を含めた文字情報を、ほぼ表現できるのである。

ただし、文字情報を扱うHL7と画像を扱うDICOMは、全く異なる医療情報分野から発生した2つの規格である。

そのため、この2つの規格をうまく連携させるガイドラインとして、IHE(Integrating Healthcare Enterprise)が提唱する、各種の統合プロファイル※とテクニカル・フレームワーク※がある。

IHEとは、医療連携のための情報統合化プロジェクトであり、医療情報の標準化に向けて、業務フローの標準化とそれを実現するための規格適用ガイドラインの作成を行っている団体である。ここで作られた統合プロファイルとテクニカル・フレームワークにより、たとえば2つの異なる規格の間で患者IDがうまく伝わるように、あるいはレポートがしっかりと戻ってくるように、調整が行われている。

つまり、DICOMとHL7という2つの別の規格を、IHEの統合プロファイルやテクニカル・フレームワークに記述された、この場合はDICOMをこう使いなさい、HL7をこう使いなさいという指針に沿うことで、それらを合体させ、活用していくことができるようになり、結果として業務の標準化が図れるのである。

※統合プロファイル
IHEにより定められた、多くの医療機関で利用できる共通のシステム統合モデル。医療業務のワークフローやそれに必要な規格などを規定している。283・289頁参照。

※テクニカル・フレームワーク
IHEが定義している、医療情報の適切な共有のために必要な具体的な実装方法。技術的な仕様書。

⑵ DICOMの基礎①：「タグ」(図４)

ここからは、DICOMにおけるキーワードを見ていきたい。

ひとつめのキーワードは「タグ」である。

DICOMの情報は、タグからはじまるデータ要素からなっている。同種のタグの集まりをタグモジュールと呼び、各モダリティには必須とオプションのタグモジュールが決まっている。

図４のCT画像の例を見ると、一番下に画像のピクセルデータがある。この画像データがサイズ的に一番大きく、0.5MBといったサイズを持っている。

その上に必須のタグや患者情報などの文字情報がある。これら一つひとつが、ユニークなファイルネームやファイルの目的･内容、患者ID、氏名、生年月日、性別、依頼科、依頼医師、撮影日、予約情報といったものとなっており、情報がずらりと並んでいる状態である。これらはCT画像を１枚撮るごとに毎回発生するものであり、データ要素の数は100程度あるが、サイズは全体で10KBや20KBと小さい。つまり、DICOMの情報は画像データの前にたくさんの文字情報が記録された状態であり、全体のファイルサイズは最後の画像の大きさで決まるといえる。

これらの情報だけで完結して１枚のCT画像が見られるようになっている。どのメーカーの装置で撮影されたCT画像であれ、DICOMに従っている限り、対応するソフトを使えば読むことができる。

図４ DICOMの基礎①：「タグ」

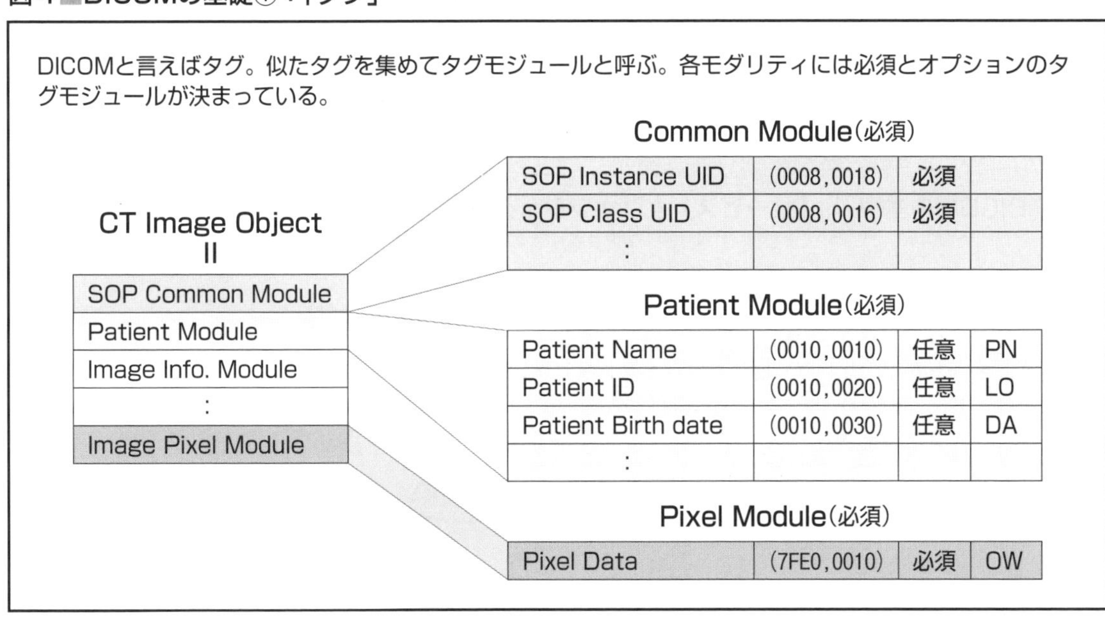

(3) DICOM基礎②：「サービス」と「オブジェクト」(図5)

引き続き、DICOMにおける重要なキーワードをいくつか見ていきたい。

ここで覚えてもらいたい言葉は、「サービス」と「オブジェクト」の2つである。

DICOMにおけるサービスとは、機能を示している。すなわち、保存をする、問い合わせをする、もしくはフィルムに印刷をするなどの機能そのものである。

一方、オブジェクトとは、一つひとつのデータ、情報を示している。たとえば、CT画像やMR画像、検査の予約情報などがオブジェクトと定義されている。

さらに、このサービスとオブジェクトの組み合わせは、サービスオブジェクトペアクラス(SOPクラス)と呼ばれ、個別に定義されている。

たとえば、CT画像を保存する場合には、保存をするというサービスとCT画像というオブジェクトの組み合わせである、CT画像保存クラスが定義されている。これは一般的にCTイメージストレージと呼ばれる。また、検査予約情報の問い合わせには、サービスとしての問い合わせと、オブジェクトとしての検査予約情報を組み合わせた、検査情報検索クラスが定義されている。これは一般的にMWMと呼ばれる。同じように、各種画像を問い合わせる画像検索クラス(QR→261頁)、各種画像をメディアに保存するメディア保存クラス(PDI)が定義されている。

現在DICOMのサービスは40通り以上あり、オブジェクトも200近くあるため、そのかけ算となるSOPクラスは膨大なものとなるが、そのすべてを1つの装置に搭載するということはない。たとえば、このCT装置ではSOPクラスのうちこれとこれとこれが載っています、という仕様を宣言することになるのだが、このように仕様を公開しなくてはならないことも、DICOMの特徴の1つである。

図5 DICOMの基礎②：「サービス」と「オブジェクト」

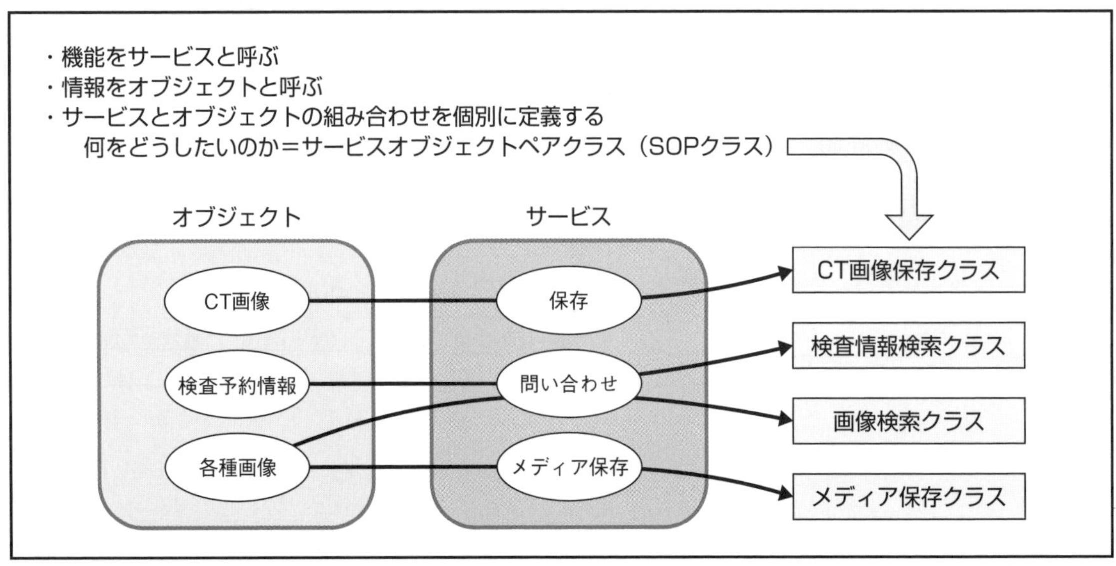

2-2.IHEプロファイル

(1) 病院情報システムにおける画像の流れ（図6）

図1（→195頁）に示したAさんの診療を例に、病院情報システムにおける画像の流れを考えてみよう。

新患登録・ID発行後、診察を受け、診察医師は端末から放射線科へオーダを出す。このオーダ情報はHISのコンピュータからRISに向けて発行され、放射線科はAさんが来しだい撮影の手続に入る。

これをデータの規格という面から見ていくと、ここまでは文字情報が中心であるため、HL7フォーマットにより、オーダのやり取りが行われる。

ただし、放射線科の中に入ると、扱っているデータはDICOM中心の規格で統一されているため、放射線科の受付にあるコンピュータ、すなわちRISにおいて、HISからきたHL7フォーマットのオーダをDICOMフォーマットに変換し、撮影装置に送る。HL7のテキストフォーマットを、タグ番号とデータをペアにして、細かく区切って貼り付けるという作業を行い、表現方法の異なる2つの規格の橋渡しを行うのである。

撮影後、画像自体はDICOMのフォーマットのまま依頼科の方へ返すが、結果の報告レポートについてはオーダの結果として返すため、再度DICOMからHL7に変換する。そして診察医師はDICOMの画像とHL7のレポートの両方をHISが管理する端末画面を見て、湿布薬を処方するなどの次のオーダを出す。

このように、病院の中で2つの規格が入り交じり、必要な場面では変換が行われたうえで運用されている。

図6　病院情報システムにおけるデータの流れ

実際には、検査オーダに伴う各種のデータはHL7フォーマットからDICOMフォーマットに変換の必要がある。

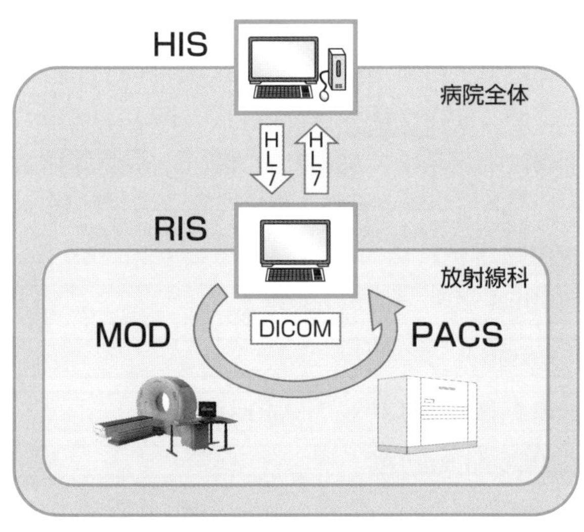

RISがHL7/DICOMの変換を受け持つ

⑵ IHE統合プロファイルの例

では、こういったシステム内における情報の流れは、具体的にどういったコマンドで行われているのか。

前述のとおり、IHEでは統合プロファイルという形で標準的なワークフローを示している(**図7**)。

図8は、もっとも代表的なプロファイルである予約検査ワークフロー(SWF: Scheduled Work Flow)の例を示したもので、予約患者の検査フローを扱うものである。図中に示されているHL7/ADTやDICOM/MWLなどは、HL7やDICOMにおけるそれぞれのコマンドを表している。

これら一つひとつを取り上げての説明は行わないが、HL7の規格におけるこのコマンドで患者を登録し、このコマンドでオーダを出し、そして放射線科に入った後はDICOMのこのコマンドでオーダ情報を渡して、DICOMのこのコマンドで画像を保存し、結果のレポートを返す際はHL7のこのコマンドで返す、といった具合にそれぞれ定められている。

これは、たくさんある運用パターンのなかで、よく使われているものであり、1つの標準パターンが決められているのである。同様に、たとえば一般的な放射線検査や一般的な血管造影、一般的な血液検査といった具合に、多数の標準パターンが定められている。

図7■統合プロファイル一覧

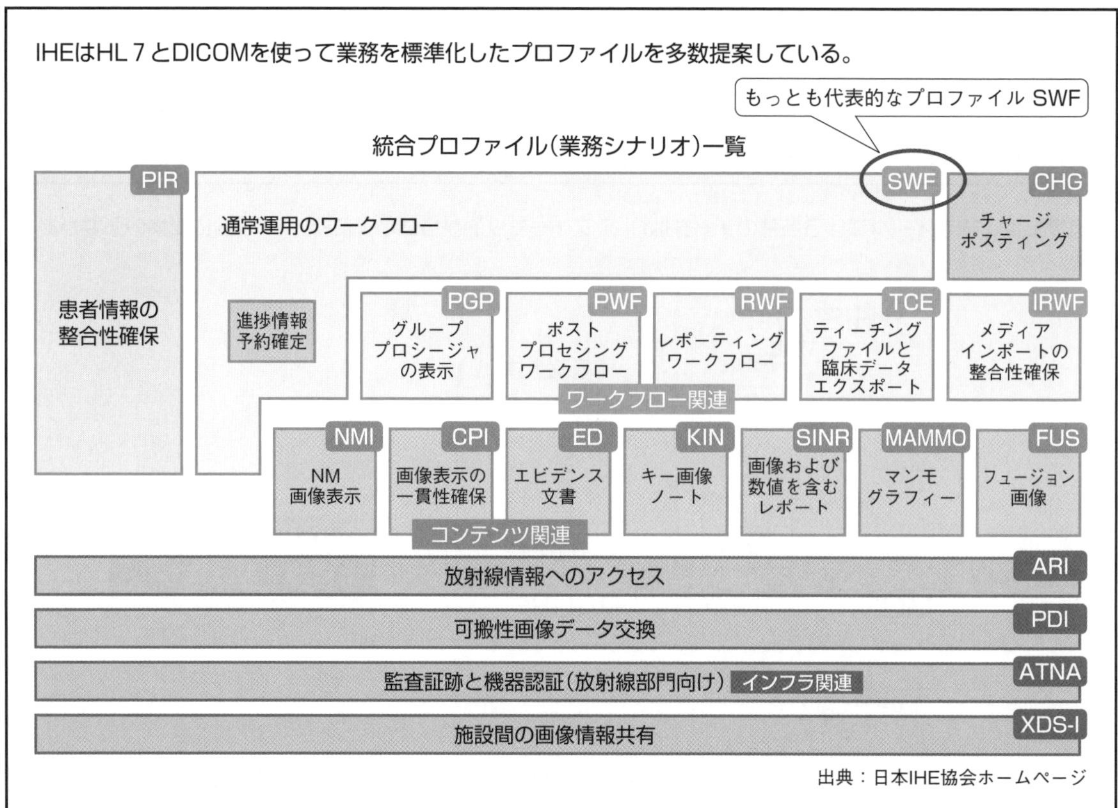

図８ IHEにおけるSWFの例

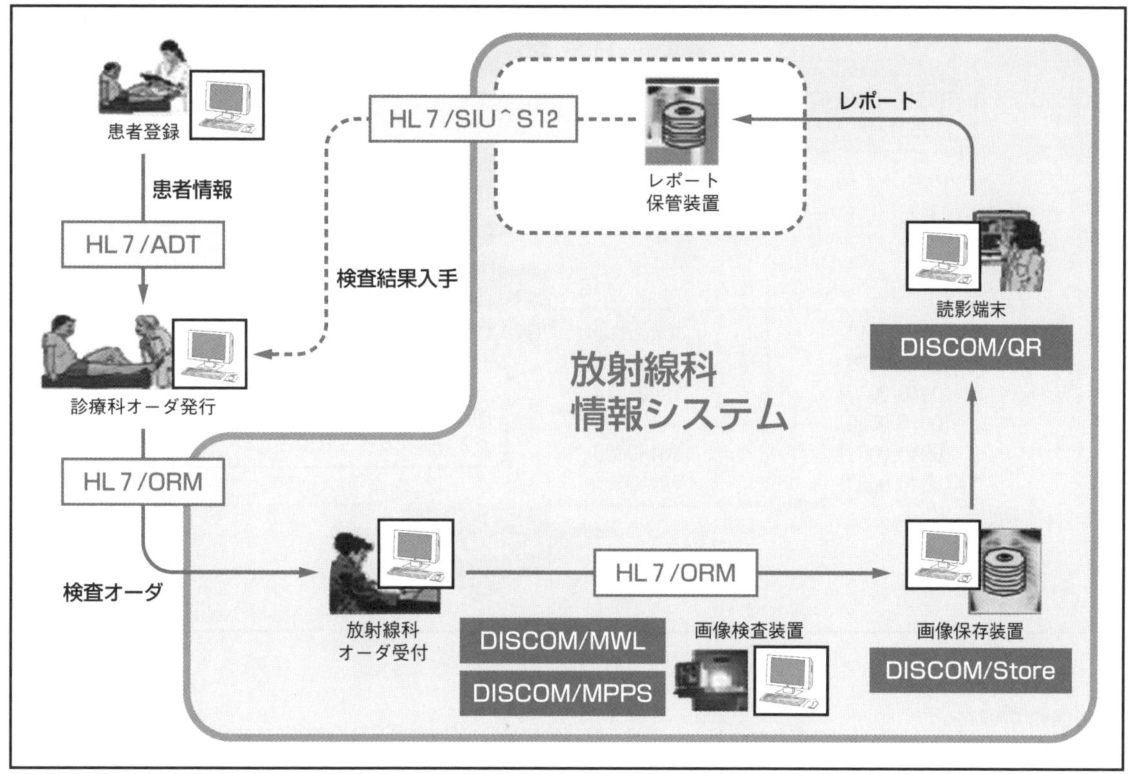

⑶ HL7とDICOMとのコンバージョン（図９）

それでは、RISが行うHL7とDICOMとのコンバージョンでは、具体的にどのようなことが行われているのか。それを知るにはまず、各規格におけるデータの構造を理解する必要がある。

HL7の患者情報は、「PID」というアルファベット３文字からはじまる。その中で３本「｜」を挿入してからIDを記入する、もう２本「｜」を挿入して氏名を記入する、さらに１本「｜」を挿入して生年月日を記入する、といった具合に、「｜」の何本目から何を記入する、といった形で定められている。そのため、何もデータがない場合は、縦棒がずらりと並んでいる状態となる。

それに対してDICOMは、たとえば(0010,0010)の後に氏名を記入する、(0010,0020)の後にIDを記入する、(0010,0030)の後に生年月日を、(0010,0040)の後に性別を記入する、といった具合に、番号を定め、これと一緒にデータを記入するという規格である。こういった頭の番号をタグ番号と呼んでおり、何もデータがない場合はタグ番号の後ろに何も記入しないことになる。

こういった全く異なる規格へのコンバージョンをRISは行っているのである。このとき問題となるのは、DICOMはアルファベットの氏名表記を必須としているが、HL7から来る情報にはその表記がないため、RISが独自にこのアルファベット表記を作成する必要があることである（次頁コラムも参照）。

図9 HL 7とDICOMとのコンバージョン

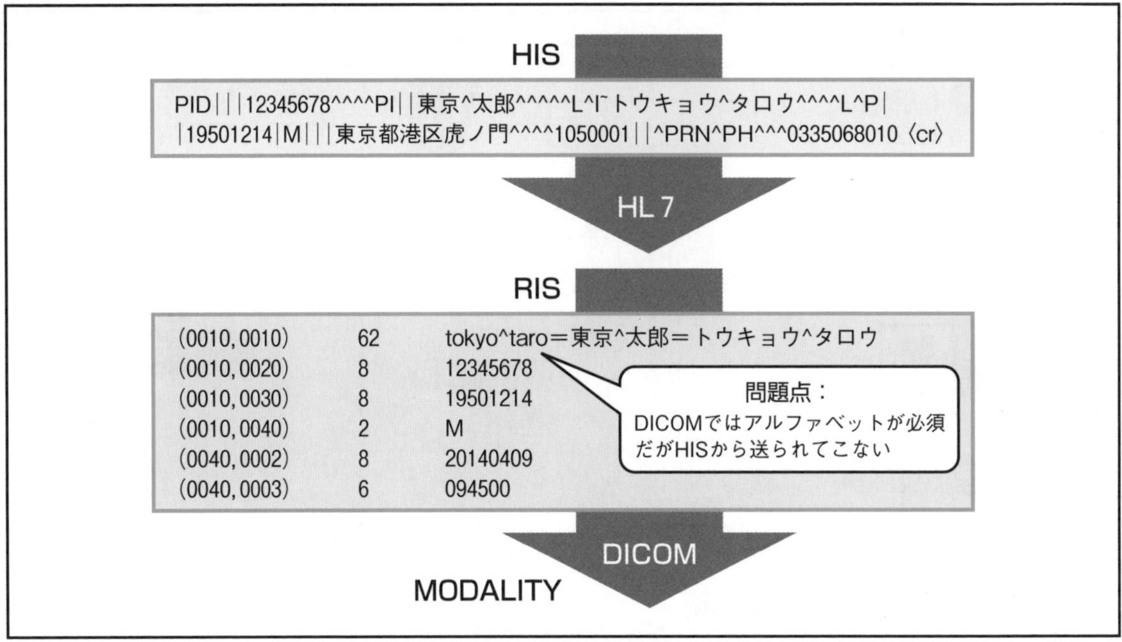

column

アルファベット表記の不統一

アルファベット変換にあたっては、アルファベットの表記が統一されていないという問題がある。たとえば、「トウキョウ^タロウ」をアルファベット表記する場合、「tokyo taro」、「toukyou tarou」、あるいは「to-kyo- taro-」など、さまざまな表現方法がある。この表記方法はRIS、LIS(検体検査)、EIS(内視鏡)などの各メーカーのシステムが独自に決めているのが現状である。同一病院内であれば患者IDで確認できるため、さして問題にはならないが、地域連携のデータ共有などで患者IDが同一でない情報が集まる場合には氏名表記の共通性の担保は大きな問題となる。

日本語のアルファベット表記について、現在主流となっているのは、訓令式とヘボン式である。訓令式とは文部省において定められたローマ字表記であり、学校教育などで用いられる。一方、ヘボン式は外務省において定められており、パスポートなどで自分のサインをする場合に用いられている。具体的な違いとしては、下表のとおりである。

日本語	訓令式	ヘボン式
さ行	sa, si, su, se, so	sa, shi, su, se, so
た行	ta, ti, tu, te, to	ta, chi, tsu, te, to
は行	ha, hi, hu, he, ho	ha, hi, fu, he, ho
わ行	wa, i, e, o	wa, i, e, wo
ざ行	za, zi, zu, ze, zo	za, ji, zu, ze, zo
しゃ行	sya, syu, syo	sha, shu, sho
ちゃ行	tya, tyu, tyo	cha, chu, cho
じゃ行	zya, zyu, zyo	ja, ju, jo
ぢゃ行	zya, zyu, zyo	dya, dyu, dyo

3 医用画像システムの今後の発展

3-1.被ばく線量管理

(1) 被ばく線量管理の標準パターンREM（図10）

人体は、自然界にいるだけで外界から被ばくしている。それに加えて医療被ばくを受けている。CTもX線も、ある程度の照射線量がないと診断できる画質にならない。しかし、必要以上の医療被ばくは避けなければならない。ここでいう必要とは、医師が診断を誤らずに読影できるレベルである。この適切な照射線量が、DRL※として各国および国際機関で定義されている。

DRLを設定するには、医療現場における実際の照射線量を調査・収集する必要がある。IHEはそのためにREM※というデータフローを定義した**（図10）**。通常は画像データを扱うPACSだが、ここでは照射線量データ（RDSR→次頁参照）を保存する。データを閲覧したければPACSにQR（画像検索クラス→202・261頁参照）し、欲しいデータ、たとえば「同じ患者のデータ」、「肝臓を撮影した人のデータ」などといったように抽出することができる。このデータフローで特筆すべきなのは、すべてDICOMの規格のなかで完結する点である。

※DRL（Diagnostic Reference Level）
診断参考レベル。平均的な体格の違いなどにより国によって数値は異なるが、一般的にはCTやX線装置の実際のX線照射量を集めて下から75%の値を標準値としたもの。日本においてもこのDRLの設定・改良の流れが進んでいる。

※REM（Radiation Exposure Monitoring）
HL7とDICOMを基礎に被ばく情報管理に関わるすべてのシステムのデータフォーマットと連携方法を定義した規格。

図10■被ばく線量管理の標準パターンREMのイメージ

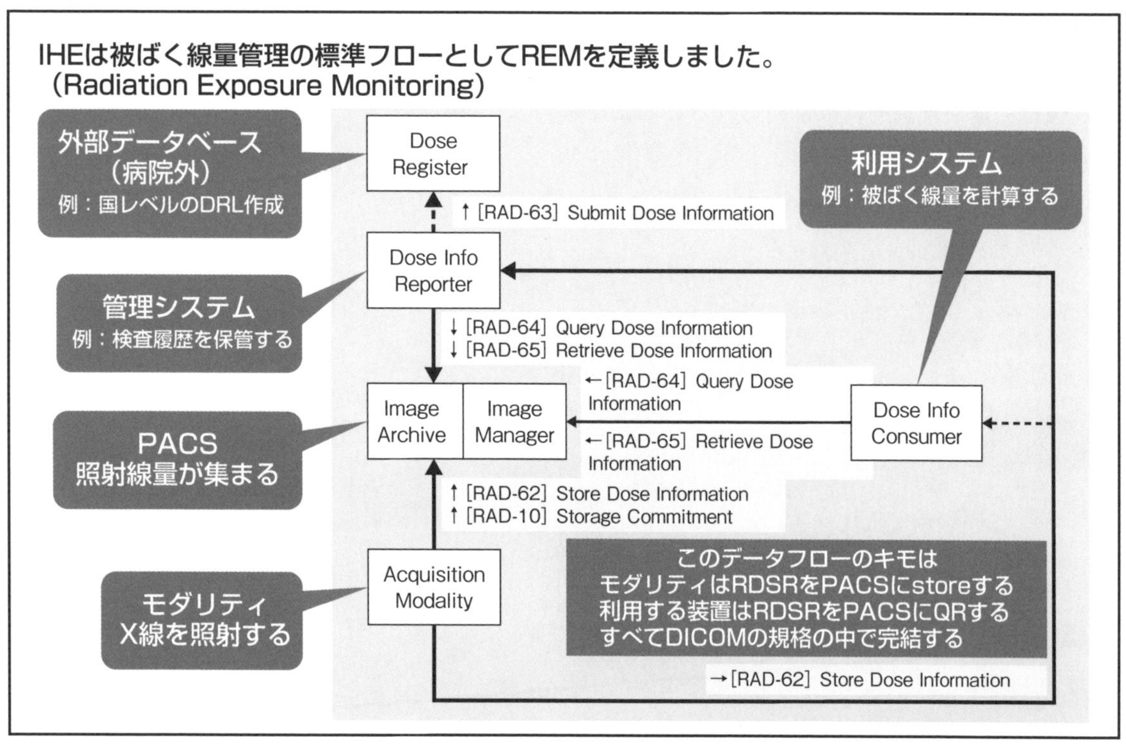

(2) モダリティが線量管理のために出力するRDSR

それでは、被ばく線量管理の標準フローREMにおいて、各種モダリティから出力されるRDSRとは一体どのようなデータなのだろうか。ここではそれについて詳しく説明したい。

RDSRとはRadiation Dose Structured Report（照射線量構造化報告書）の略で、DICOMが定めた線量情報の表現に特化したレポートである。対象モダリティ別にCT装置向けRDSR、X線装置向けRDSR、マンモ装置向けRDSR、核医学装置向けRDSRなどが定義されている。RDSRは装置から見た照射線量（出力線量）を記述したものであり、そのすべてが人体に当たる（吸収される）訳ではない。

装置が出力する照射線量（RDSR）に対して、我々が一般的に知りたいのは人体に対する影響、つまり人体が吸収する被ばく線量である。この被ばく量を記述するRDSRも用意されていて、患者別RDSR（patient-RDSR：p-RDSR）と呼ばれている。

機器向けRDSRと患者向けRDSRの大きな違いは、前者が装置としてのX線出力の総量であるのに対して、後者は体や臓器の大きさを考慮して被ばく量を計算するという点である。すなわち、前者は「測定した値」だが、後者はそれを元に「推定した値」であるということである。ここで推定としたのは、体の大きさの測定方法や臓器のX線吸収率などが現状では一意に決まっていないからである。

たとえば、ある人の生涯被ばく量を求めたいなら、まず「X線の被ばくを伴うすべての検査のRDSR」が必要であり、それに加えて「検査時点での体厚などの情報」や「皮膚や臓器のX線吸収率などの物理的パラメータ」が必要となる。これらが揃って、いわゆる被ばく線量が計算（推定）できることになる。

計算して求められた被ばく線量を長期にわたって積算することで、その人の生涯被ばく量が理論的には求められることになる。

3-2.医用画像における地域医療連携

(1) 地域医療連携における注意点(図11)

※地域医療連携の詳細については248頁以降参照。

最後に、医用画像にかかる地域医療連携について見ていきたい。

医療における地域連携の目的は、地域で医療情報を共有し利活用することである。

ここまでの話は、医用画像の観点から、メーカー内での装置間共有、すなわち、同じメーカーのCTやMRなどの表示共有から、異なるメーカーのCT画像の共有などモダリティ内での画像共有、そして放射線科内での各種画像共有について見てきた。つまり、診療科からの画像参照なども含めて、いわゆる、一般的な院内PACSについて見てきたのである。

言うならば、初診登録を行い発行される患者IDが共通の世界(ドメイン※)の中で、いかに運用・活用していくかという観点で話を進めてきた。

※ドメイン
ネットワーク上における領域。インターネット上の住所にたとえられ、国際的に認定された機関によって管理されている。
IHEは情報の共有範囲をドメインと呼ぶ。

しかし、地域医療連携においては、複数の病院の間で情報を共有していくため、各病院が個別に定めてきた登録方法では、運用が難しい。

たとえば、病院独自の患者IDはもちろんのこと、氏名や生年月日の記し方、検査名や部位名なども病院によって異なることがあるため、個人を特定することが難しいのである。

そのため、地域医療連携、すなわちドメインを超えた医療情報の共有を行う際は、同じ患者であることの確認が必要になる。また、検査名や部位名など施設によって異なる点を調整する(データの変換処理をする)必要も出てくる。

図11 地域医療連携の注意点

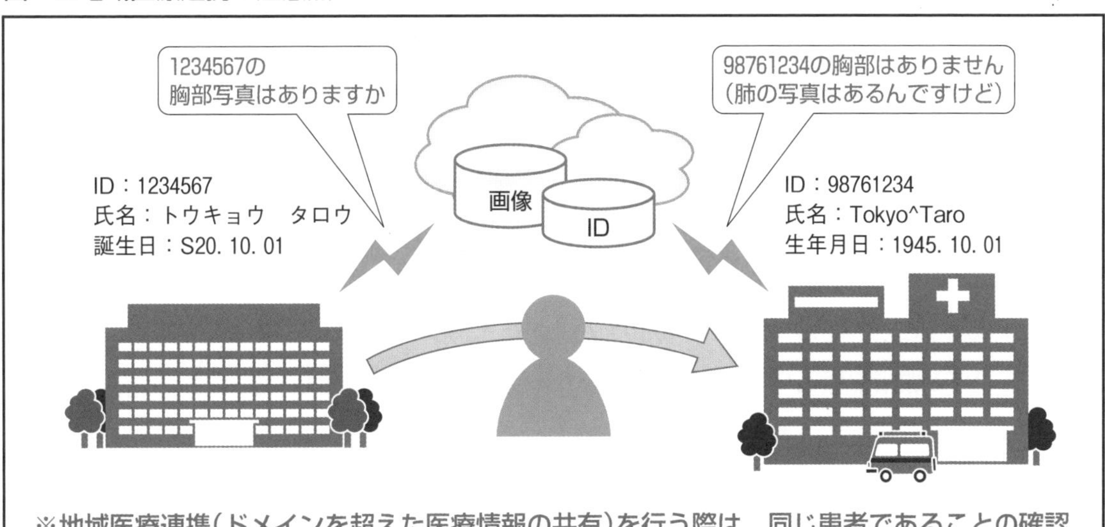

⑵ 地域医療連携における課題と対応（図12）

では、実際に地域医療連携を行うにあたり、どのように対応するのか。

図12の表は、とある市内において、AクリニックとB診療所、そして市立病院が地域医療連携を行う場合の例である。

各医療機関がそれぞれ別の患者IDを持っており、患者の氏名表記もばらばらで、また、生年月日についても和暦・表記なし・西暦と、すべてにおいて異なっている。

同じ患者であってもこうしたばらばらの情報として、地域医療連携における市内の総合データセンターのようなところに上がってくるのである。このように、提供される情報が揃っていない、標準化されていないというのが現状である。

そのため、これらの内容について、共通した情報を定める必要がある。たとえば、IDについては３つの医療機関に共通する番号を振り、氏名についてはどの記述であれヒットするよう作成し、生年月日も共通情報として定める。情報の共有が可能となるよう各医療機関からの情報を整理していかなければならない。

また同時に、誰がどの情報をもとに「この人とこの人は同一人物だ」と判定するのか、その判定の法的責任の所在の明確化や、技術的判断手段の整備などが求められている。

これらが、地域医療連携における大きな課題であるといえる。

このようなID・氏名などの総合管理や、インフラの整備などに務めているのが、JAHISやJIRA※といった団体なのである。

※JIRA（Japan Medical Imaging and Radiological Systems Industries Association）
一般社団法人日本画像医療システム工業会。X線装置、X線CT装置、MRI装置、核医学装置、超音波診断装置、画像処理システムなどの画像診断機器・システム、放射線治療用装置、さらには、これらの関連用品などを開発、製造、販売している企業の団体。

図12 地域医療連携における情報共有の課題

※だれが　どの情報をもとに　この人とこの人は同一人物だと　判定するのか
（法的責任の所在・技術的判断手段）

A-クリニック	B-診療所	市立病院	共通情報
12341234	56785678	98761234	8143001002
トウキョウ タロウ	トーキョー タロー	Tokyo Taro	Toukyou^Tarou＝東京^太郎＝とうきょう^たろう
S40. 10. 01	データなし	19651001	19651001

患者IDは違う（当然）
患者氏名の表記が違う　読み方も変わる可能性
提供される情報が揃っていない（標準化されていない）

どうやって同じ・違う人だと断定しますか ？

ono kotaro
1945年１月１日生まれ
（小野 光太郎）

ono kotaro
1945年１月１日生まれ
（大野 小太郎）

医療用ID ？
標準氏名表記？

第9章

医療情報システムの患者安全に関するリスクマネジメント

1
患者安全に向けた医療情報システム

1-1.医療情報システムと医療過誤

米国医学研究所(IOM)が1999年に発表したレポート「To err is human(人はだれでも間違える)」は、アメリカにおいて年間約5万件から10万件の投薬ミスや医師の判断ミスといった医療過誤が起きており、結果多数の患者が亡くなっていることを明らかにした。このレポート以来、医療過誤や医療の安全に対する関心が世界的に高まった。

わが国における医療情報システムに関わる医療過誤としては、オーダエントリシステムの操作ミスが要因となった2008年の死亡事故がよく記憶されている。これは、サクシゾン(副腎皮質ホルモン剤)を患者に投与すべきところ、冒頭3文字検索で「サクシ」という文字を入力して得られた毒薬のサクシン(筋弛緩剤)を医師が選択し、薬剤師や看護師もミスに気づかずそのまま誤投与してしまったものである。他の病院でも同様に、アルサルミン(潰瘍治療剤)とアルケラン(抗がん剤)とを、医療情報システム上で取り違えて誤投与し、患者の重症化を招いた事故が起きている。

これらの事故はそれぞれ薬品の名称が似ていたことが原因の一つとも考えられるが、注目すべきは医療機関の業務に密接する医療情報システムを使うなかで起きたという点である。すなわち医療健康分野で使用されるソフトウェアは人命にかかわる可能性をはらんでおり、ソフトウェアの開発に関わる者はそのことを常に認識しなければならない。よって開発にあたっては、ソフトウェアの品質を高めるだけでなく、潜在的な危険性を取り除くリスクマネジメントの手法を取り入れることが必要である。

冒頭で述べたレポート「To err is human」では、標準的な処置の基準を定めたり、医療ミスを報告するシステムを作ったりするなど、正しい対策を取ることで医療過誤を減らせると指摘している。この正しい対策というのが、リスクマネジメントということになる。

1-2.患者安全とリスク

(1) 用語の定義と関係性

患者安全に関連する言葉の定義と関係性について考えてみよう。簡単な例として､｢電気ポットのお湯がこぼれて､やけどを負った｣という事態を想定する。

安全　危険状態　お湯がこぼれる

危害　やけどを負う

リスク　やけどの程度と
お湯のこぼれやすさの
組み合わせ

｢やけどを負う｣というのが｢危害｣、つまり具体的な被害である。それが何によって引き起こされたかというと、｢お湯がこぼれる｣という現象である。このようなことを｢危険状態｣という。そして｢リスク｣とは、次のような形で表される。

リスク＝危害の大きさ×危害の発生確率

したがって、想定される危害が｢大やけど｣で、｢お湯がこぼれやすい｣状況(ポットのふたが開きやすい、あるいは置き場所が不安定である)であれば、リスクは大きい、ということになる。

■安全とは

リスクという観点を考慮に入れると、**｢安全｣**とは**｢受け入れられないリスクがないこと｣**と定義される。つまり、絶対的な安全というものはなく、ある程度のリスクはやむを得ないということである。

リスクが受け入れられるかどうかは、｢使用者の利便性｣｢目的適合性｣｢費用対効果｣などの諸要因のバランスで決定される。

たとえば、同じ電気ポットでも、使う人や環境によって、安全となったりならなかったりする。そこで、利用場面を想定したうえでのリスク評価が重要となってくる。

図1 ■リスク評価をふまえた安全

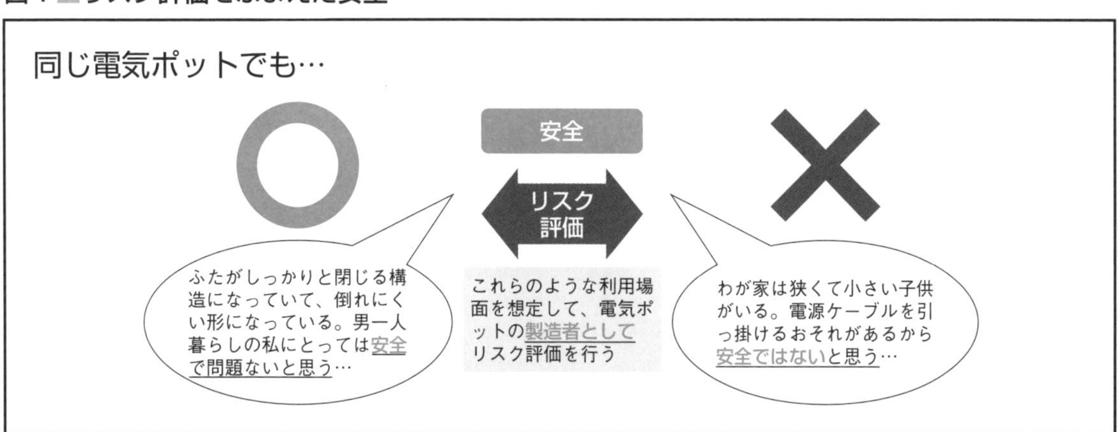

⑵ リスク発生の流れ

今までの内容をまとめると、**図２**のようになる。「危害」の前には「危険状態」があるが、実はさらにその前に「危害の潜在的な源」があることに留意したい。電気ポットの例でいえば、ポットにお湯が入っていることがやけどという危害の潜在的な源となる（**図２**の例１）。そして危害が実際に生じるのは、「電源ケーブルに足を引っ掛け、ポットを倒した」→「ポットのふたが開いて熱いお湯がこぼれた」→「からだにお湯がかかった」という、一連の事象によることがわかる。

この一連の事象において、危害の大きさや危害の発生確率をかけあわせ、リスクの大きさを推定することが、リスクマネジメントの出発点となる。

⑶ セキュリティ侵害による危害

データやシステムのセキュリティの要素※が喪失または低下した状態は「危害の潜在的な源」であり、危害につながる。

※機密性・完全性・可用性が情報セキュリティの３要素とされる。第10章３-１を参照

たとえば電気ポットがスマホからインターネット経由で操作可能な製品だとして、これが不正にアクセスされて加熱スイッチがオンになり、空焚き状態となったことを使用者が気づかずポットに触れてしまえば、やはりやけどを負いかねない（**図２**の例２）。

特にサイバー攻撃が盛んな情勢下では、セキュリティ侵害によるリスク発生を想定することが常に必要とされる。

図２■リスク発生の流れ

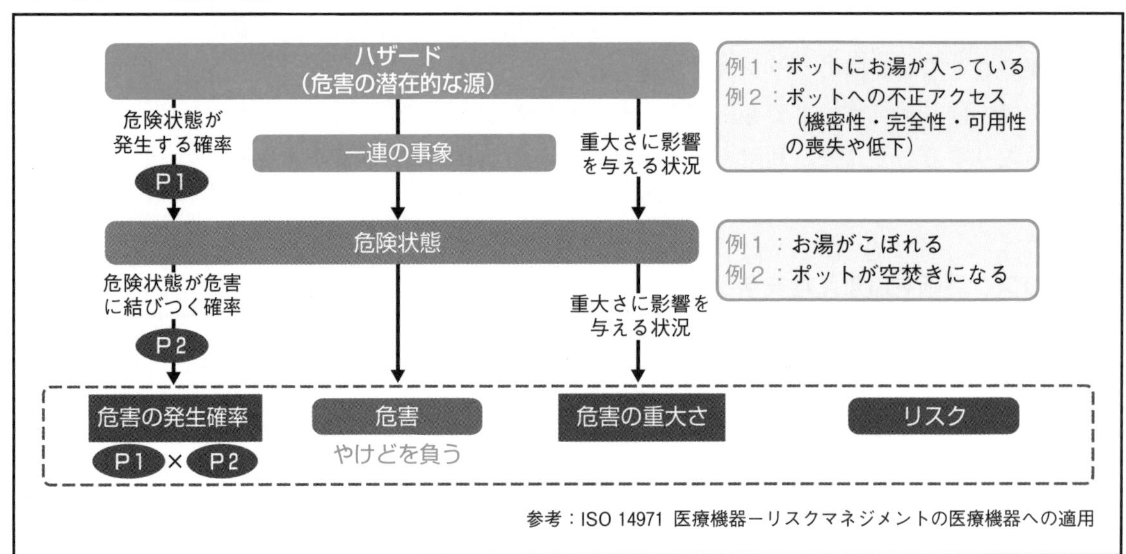

2 リスクマネジメント

2-1.リスクマネジメントのプロセス

前節ではリスクとはどのようなものかを明らかにしてきたが、それではこのリスクをどのようにして低減させていくかを見ていく。**図3**からわかるように、リスクマネジメントは一連のプロセスであり、リスクアセスメントから始まり、製品(システム)が使われるようになってからもモニタリングによりアセスメントにフィードバックしていく。つまりサイクルを回していくプロセスである。

以下、リスクマネジメントの各場面について解説していく。

図3■リスクマネジメントのプロセス

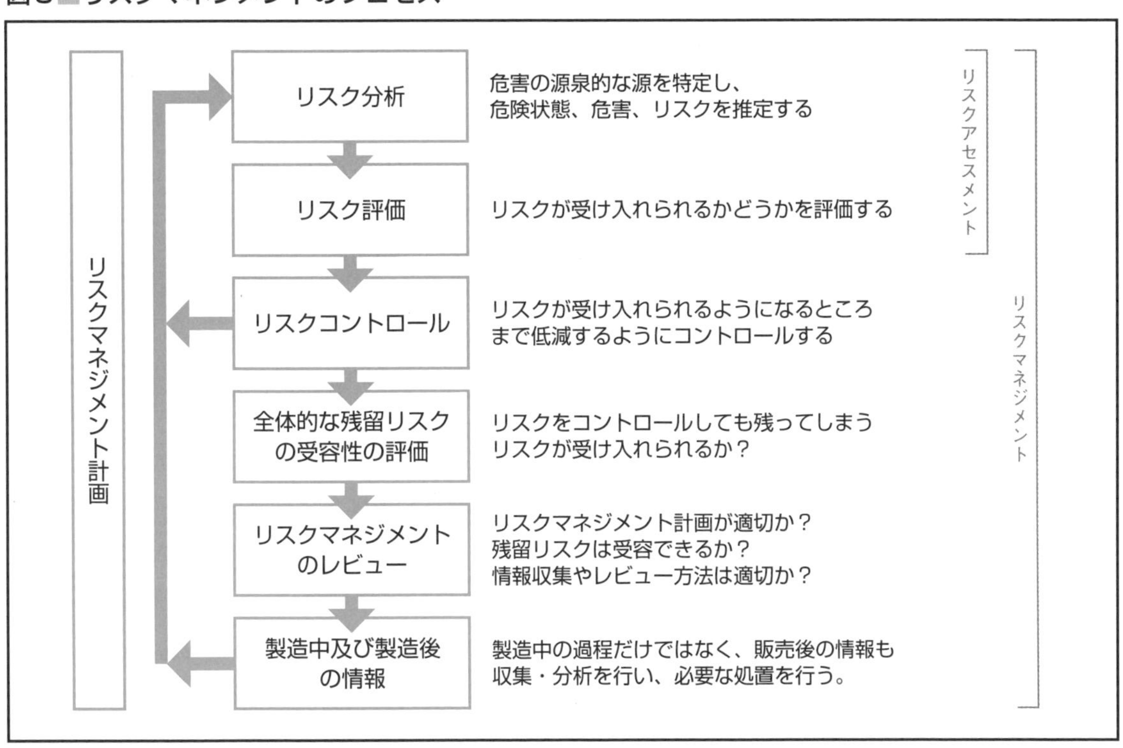

2-2.リスクアセスメント(リスク分析・リスク評価)

(1) リスク分析

リスク分析とは、危害の源泉的な源を特定し、危険状態、危害、リスクを推定することである。

ここで重要となるのが、対象とするプログラムやサービスが、①どのように使われることを想定して製造したものか(意図する使用：Intended Use)を明確にすることと、②間違った使い方(合理的に予見可能な誤使用：Reasonably Foreseeable Misuse)を想定すること、そして③安全に対してどのような特質を持っているかを明確にすることである。これにより、危険状態、危害、リスクを具体的にイメージしやすくなる。

■意図する使用(Intended Use)

同じようなものでも、使用目的が違うと想定されるリスクも異なってくる。たとえば、棒アイスクリームの木製の棒と、それによく似た材質・形状の医療機器である舌圧子とでは、使用目的が異なるので、リスクも変わってくる。舌圧子の場合、医師が患者の口に入れて問題なく診察できるか、という観点からもリスクの検討が行われることになる。

■合理的に予見可能な誤使用(Reasonably Foreseeable Misuse)

プログラムやサービスが常に意図通り使われるとは限らない。たとえば操作ミスやうっかりミスといった「故意ではない場合」、またはアラームなどの安全機能を煩雑に感じた作業者が停止してしまったり、不正アクセスによるサイバー攻撃を受けたりといった「故意の場合」により、誤使用されうる。これらは合理的に予見可能なものとして、いずれも想定に含める必要がある。

■安全に関する特質の特定

リスク分析の手がかりとして、ヘルスソフトウェア※についてのGHS開発ガイドライン※では、その特質を明確にするための質問が示されている。たとえば、「測定機能を持っているか？」「自動診断機能を持っているか？」「他のヘルスソフトウェアとの併用を意図するか？」などである。これにより、たとえば測定機能を持っているものであれば、測定に関連するリスクを考慮する必要があるということがわかる。

※ヘルスソフトウェア
個人の健康管理・維持・向上目的または、医療の提供に使用されることを意図したソフトウェアをいう。

※GHS開発ガイドライン
一般社団法人ヘルスソフトウェア推進協議会が策定・公開しているヘルスソフトウェアを開発するためのガイドライン。

(2) リスク分析の例

ここからは、具体的な事例を挙げながら説明する。製造後に発生したインシデント事例からリスク分析が行われるケースである。

- 対象とするソフトウェア；「処方オーダ」
- インシデント事例；
  - -誤って農薬を飲んでしまった患者が来院。
  - -医師は解毒剤を処方しようとして有機リン中毒解毒剤である「パム静注500mg」を診察室の端末からオーダしようとして、パムと入力したが「3文字以上入力してください」と表示され、目的の薬が表示されなかった。
  - -何度か操作をしたが、同じ結果だったので医師は薬剤部門に確認の電話をした。
  - -その結果、該当の薬が院内に在庫されていることがわかり、電話でオーダした。
  - -幸いなことに患者への処置は無事に終了し、回復した。

このソフトウェアは「処方オーダ」である。その意図する使用は、「医師が薬剤部門に対して薬の処方を指示することを意図して製造したソフトウェア」であり、合理的に予見できる誤使用としては、医師の入力ミス等による「薬剤の取り間違い」が挙げられる。また、安全に関する特質の特定については、次のような設定とする。

①測定機能は持っていない

②自動診断機能は持っていない

③薬剤マスターファイルを参照･検索する機能を持っている

なお、このソフトウェアは薬剤の取り間違いを想定し、3文字以上の入力を必須として、2文字以下の場合は「3文字以上入力してください」と表示する対策は済んでいた。もし「パムジ」と3文字入力していれば、パム静注500mgが表示された。

■「危険状態」「危害」を明確にする

この例でいうと、「危険状態」とは、医師が薬剤部門に指示しようとした薬が端末に表示されないという事態である。また、「危害」とは必要な治療が遅延することである。

■「危険の潜在的な源」の特定

「危険状態」を明確にした後に必要なことは、それを引き起こす要因となった「危害の潜在的な源(ハザード)」を突き止めることである。今の例でいえば、2文字入力では候補となる薬が表示されないという、ソフトウェアの機能不足がハザードということができる(**図4**)。

注意したいのは、同じ危害、危険状態でも、ハザードが異なる場合があることである。この例では、使用者の操作方法に対する知識不足がハザードであるとも考えられる。あるいは全く別の原因、たとえばマスターファイルの更新漏れで、そもそも薬が登録されておらず、そのため表示されなかった、ということもありうる。

図4■「危険状態」、「危害」の明確化と「ハザード」の特定

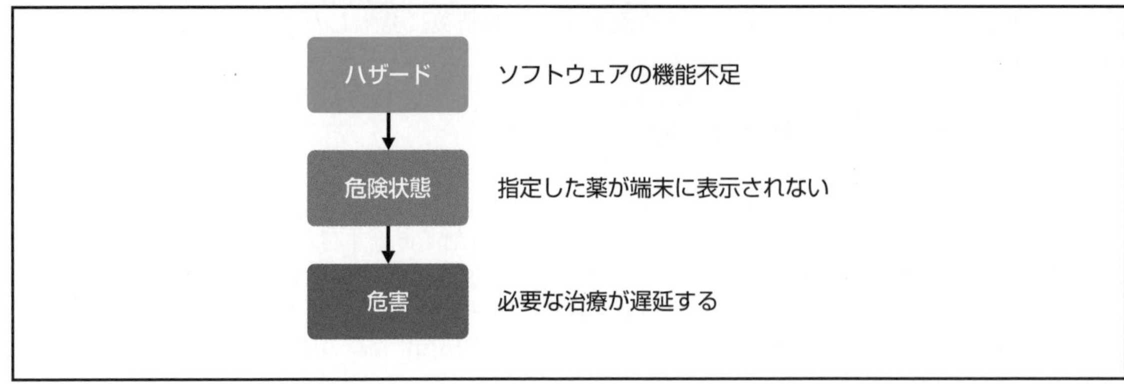

(3) リスク評価

リスク分析によりリスクが明らかになると、次はそのリスクが受け入れられるものかどうかの判断、すなわちリスク評価を行う。ここまでがリスクアセスメントと呼ばれる段階である。

■リスク発生の流れとリスク評価

リスクの大きさは「危害の大きさ」×「危害の発生確率※」(図5)で示される。リスクの大きさをどう評価(受容するかどうか)し、次のステップにどうつなげるかがポイントになる。たとえば、次のような結論に達したとすると、リスクの低減策を講じる必要が出てくる(リスクコントロール)。

※ソフトウェアの場合は危険状態が発生する確率P1を100%としている。

今回は幸いなことに患者に大きな危害がなかったが、今後も同様のことが発生しうる。治療が遅れると患者の健康状態に影響を与えるおそれがある。
→このリスクは受容できない。
→リスクを低減する必要がある。

図5■リスク発生の流れ

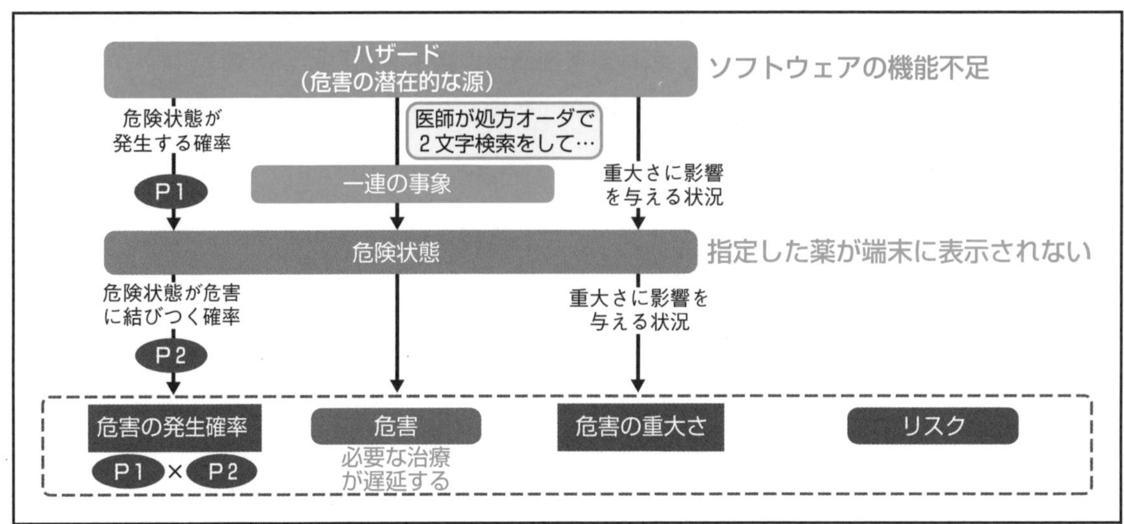

2-3.リスクコントロール以降の流れ

(1) リスクコントロール

リスクアセスメントの結果、受け入れられないリスクがあることが判明したときは、受け入れられる程度にまでリスクを低減させる作業、すなわちリスクコントロールを行う必要がある。

リスクコントロールは次のような手順で行われる。

①リスクコントロール手段の分析

次の優先順位に従って、リスクコントロール手段を検討･特定･実行する。

a)本質的な安全確保のために設計から見直す

b)運用対策などの防護手段を講じる

c)安全性に関する情報を伝える

②リスクコントロール手段の実行

③残留リスク評価

④ベネフィット・リスク分析

残留リスクが受容できず、かつこれ以上のリスクコントロールが現実的ではない場合、ベネフィット※が残留リスクを上回ると判断した場合は次のステップに進む。

※ベネフィット
医療機器の使用が、個人の健康に与えるよい影響もしくは望ましい結果、または患者管理もしくは公衆衛生に与える有益な影響(JIS T 14971)。

⑤リスクコントロール手段から生じるリスクのレビュー

a)新たな危害の潜在的な源または危険状態が発生しないか

b)既に特定した危険状態について推定したリスクが、変わらないか

⑥リスクコントロールの終了

■リスクコントロール手段の分析

リスクを低減するための方策には上記①にあるように3通りある。それぞれの例を図6に示す。

図6■リスクコントロール手段の分析

設計対策	(例) ・2文字検索を許可。「3文字以上で検索してください。2文字検索の場合は選択間違いに注意してください。2文字で検索しますか？」の表示後に2文字検索を許可する。 ・該当なしの場合「薬剤部門に確認してください」とメッセージを出す。など。
運用対策	(例) ・マスターファイル(ユーザが作成)に注意事項や薬効を追記する。 サクシン：筋弛緩剤　など ・3文字以上検索を院内で徹底してもらう。院内説明会の開催など。
表記対策	(例) ・操作マニュアルに注意喚起を記載する。 4文字以上で検索することにより選択対象を絞り込むことが可能です。 検索文字がわからない、採用薬がわからない場合は薬剤部門にお問い合わせください。 など

(2) 全体的な残留リスクの受容性の評価

リスクをコントロールしてもなお残ってしまうリスクをどう考えるか。

まず、リスクコントロール手段の実施後に残るすべての残留リスクを評価する。残留リスクが判断基準に適合しない場合は、さらにリスクコントロール手段を適用する。

残留リスクを受容できると判断した場合、重大な残留リスクをユーザに通知し、残留リスクを開示するために必要な情報を附属資料に記載する。

(3) リスクマネジメントのレビュー

市場出荷に先立ってリスクマネジメント計画の実行についてレビューする。このレビューでは少なくとも、①リスクマネジメント計画が適切に実施されている、②全体的な残留リスクが受容可能である、③製造中および製造後の段階において情報を収集しレビューする適切な方法が定められていること、が必要である。

(4) 製造中および製造後の活動

製品(ソフトウェア)の製造中の過程だけでなく、販売後の情報もモニタリングし、インシデント事例があればリスク分析を行い、新たなリスクマネジメントを行っていくようにする(図７)。

図７ 製造中および製造後の活動

関連情報を積極的に収集・レビューするシステムを確立し、維持する。

1. **情報の収集**……どんな情報を収集するか？
   a)製造中および製造プロセスの監視から得られる情報
   b)ユーザーからの情報
   c)インプリメント、使用および保守の責任者からの情報
   d)サプライチェーンからの情報
   e)一般的に入手可能な情報
   f)一般に認められた最新の技術水準に関する情報
2. **情報のレビュー**……レビューのポイントは？
   ・以前に認識されていなかったハザード又は危険状態が存在するか？
   ・危険状態によって発生したリスクが、受容できなくなったか？
   ・全体的な残留リスクが、ベネフィットに関連して、受容できなくなったか？
   ・一般に認められた最新の技術水準に変更があるか？
3. **処置**……処置の対象は？
   1)個別のプログラム・システム・サービスに関して
   2)リスクマネジメントプロセスに関して

製造後、販売後

・開発中に洗い出したリスクで残留リスクになった内容が利用者先で発生していないか？
・利用者先で新たなリスクとなるような事象が発生していないか？
・同様な製品を提供している施設等で発生した事象が自分たちの製品でも該当しないか？
・社内で新たなリスクの“気づき”がないか？
↓
・製品提供後にも安全に対するマネジメントができる社内での取り組み
・必要とされる対策があれば、提供中の製品の修正や機能変更や補足説明をお客様に行うなどの仕組み
➡より安全な製品提供に結びつける活動を！

JIS T 14971:2020(ISO 14971:2019) 医療機器−リスクマネジメントの医療機器への適用

2-4.患者安全に関する用語の定義

図 8 にこれまでに出てきた患者安全に関する用語の定義をまとめたので、参考にされたい。

図8 主な用語の定義

用語(日本語)	用語(英語)	用語の定義
安全	Safety	受容できないリスクがないこと
ハザード	Hazard	危害の潜在的な源
危険状態	Hazardous Situation	人、財産または環境が、ひとつまたは複数のハザードにさらされる状況
危害	Harm	人の受ける身体的傷害もしくは健康被害、または財産もしくは環境の受ける害
リスク	Risk	危害の発生確率及びその危害の程度の組み合わせ
残留リスク	Residual Risk	保護方策を講じた後にも残るリスク
リスク分析	Risk Analysis	利用可能な情報を体系的に用いてハザードを特定し、リスクを見積もること
リスクの評価	Risk Evaluation	リスク分析に基づき、許容可能なリスクに到達したかどうかを判定する過程
リスクアセスメント	Risk Assessment	リスク分析、リスク評価からなる全てのプロセス
意図する使用(目的)	Intended Use	供給者が提供する情報に基づいた製品、プロセスまたはサービスの使用
合理的に予見可能な誤使用	Reasonably Foreseeable Misuse	容易に予測可能な人間の行動によって引き起こされる使用であるが、製造業者が意図しない方法による製品またはシステムの使用

参照規格：JIS T 14971：2020、JIS T 0063：2020

2-5.リスクマネジメントの対象範囲

医療機器の製造業者は、製品のライフサイクルを通じてリスクマネジメントを行う※。つまり、市販前の開発段階はもとより、市販後の保守の段階においてもリスクマネジメントを行う。リスクマネジメントが終了するのは、製品の保守が終了し、廃棄となったときである。

※JIS T 14971：2012(ISO 14971：2007) 医療機器－リスクマネジメントの医療機器への適用

ヘルスソフトウェアの場合も同様(**図９**)で、ユーザニーズを汲み取って開発を行う初期の段階からリスクアセスメントを実施する。リリース後、ヘルスソフトウェアの保守の段階でも、市販後コミュニケーションによりアクティビティが決定されると、リスクマネジメントが行われる。

■ソフトウェア開発プロセスとソフトウェア保守プロセス

ヘルスソフトウェアのライフサイクル(開発計画から製品保守終了まで)における各プロセスにおいて、最低限実施すべきアクティビティとタスクを規定しているのが、JIS T 2304「医療機器ソフトウェア－ソフトウェアライフサイクルプロセス」である。

プロセスにはソフトウェア開発プロセス(**図10**)および保守のためのソフトウェアプロセス(**図11**)の２つがある。各プロセスは８つのアクティビティから構成され、ソフトウェア安全クラス分類(後述)に応じて実施すべきタスクが規定される。

図９■ライフサイクルを通じたリスクマネジメント

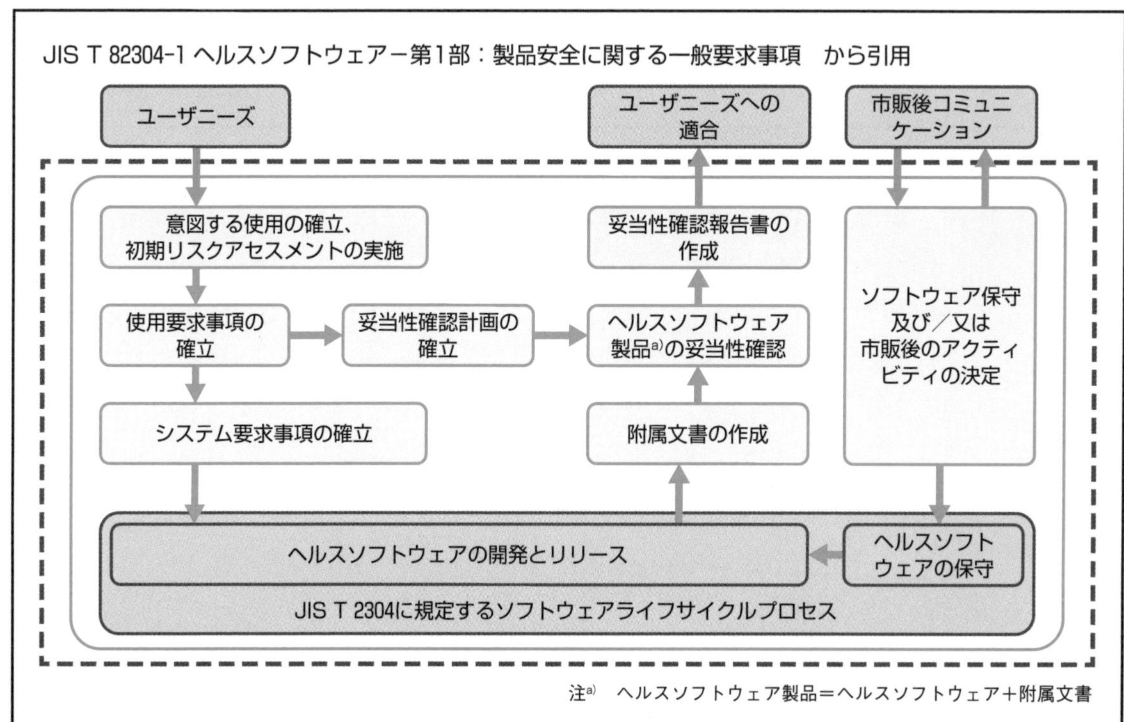

図10■ソフトウェア開発プロセス

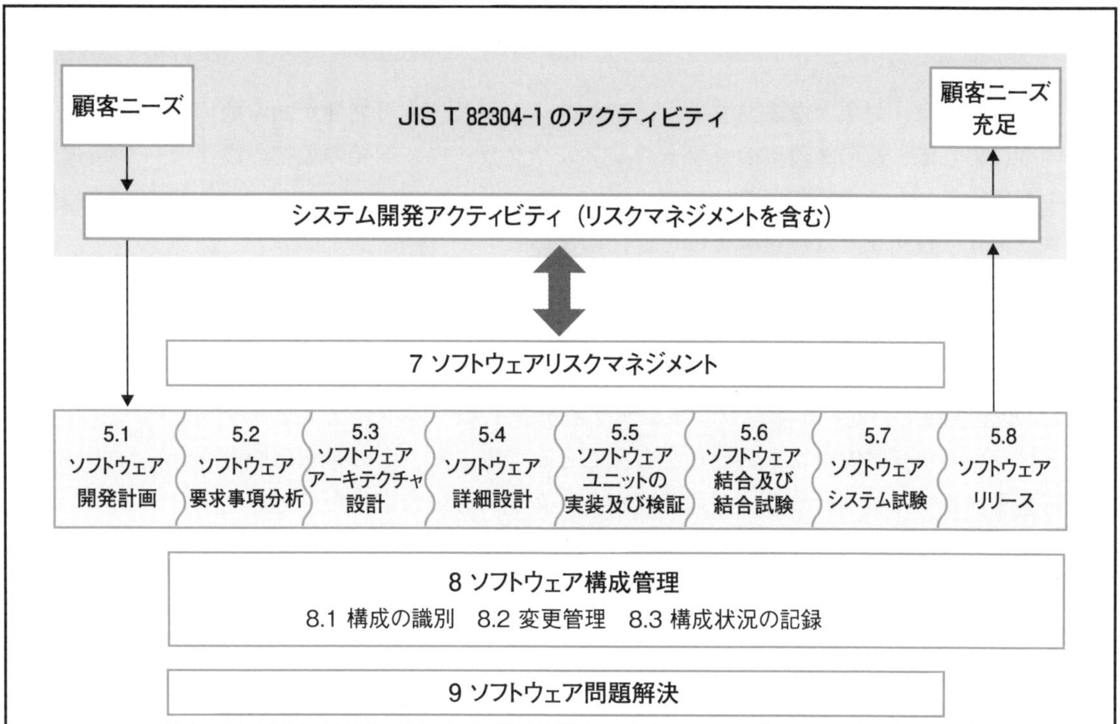

顧客ニーズ
JIS T 82304-1 のアクティビティ
顧客ニーズ充足
システム開発アクティビティ（リスクマネジメントを含む）
7 ソフトウェアリスクマネジメント

5.1 ソフトウェア開発計画	5.2 ソフトウェア要求事項分析	5.3 ソフトウェアアーキテクチャ設計	5.4 ソフトウェア詳細設計	5.5 ソフトウェアユニットの実装及び検証	5.6 ソフトウェア結合及び結合試験	5.7 ソフトウェアシステム試験	5.8 ソフトウェアリリース

8 ソフトウェア構成管理
8.1 構成の識別　8.2 変更管理　8.3 構成状況の記録

9 ソフトウェア問題解決

出典：JIS T 2304：2012（IEC 62304：2006）医療機器ソフトウェア－ソフトウェアライフサイクルプロセスより

図11■ソフトウェア保守プロセス

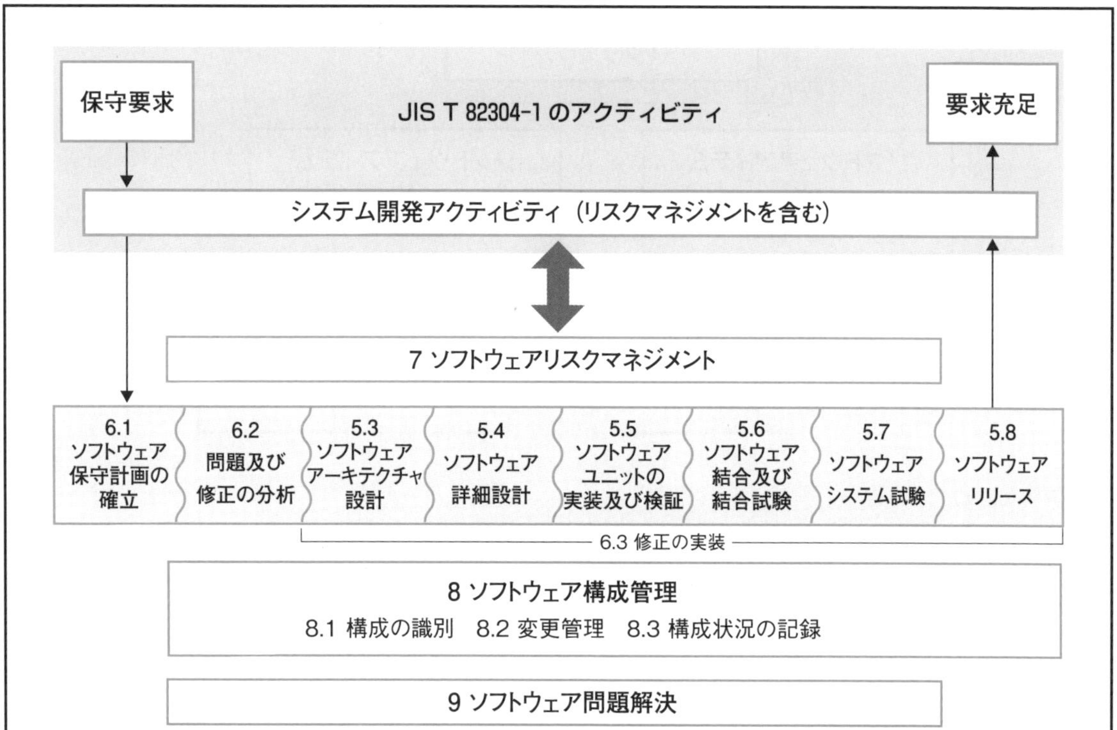

保守要求
JIS T 82304-1 のアクティビティ
要求充足
システム開発アクティビティ（リスクマネジメントを含む）
7 ソフトウェアリスクマネジメント

6.1 ソフトウェア保守計画の確立	6.2 問題及び修正の分析	5.3 ソフトウェアアーキテクチャ設計	5.4 ソフトウェア詳細設計	5.5 ソフトウェアユニットの実装及び検証	5.6 ソフトウェア結合及び結合試験	5.7 ソフトウェアシステム試験	5.8 ソフトウェアリリース

6.3 修正の実装

8 ソフトウェア構成管理
8.1 構成の識別　8.2 変更管理　8.3 構成状況の記録

9 ソフトウェア問題解決

出典：JIS T 2304：2012（IEC 62304：2006）医療機器ソフトウェア－ソフトウェアライフサイクルプロセスより

2-6.安全クラス分類

JIS T 2304では、対象となるソフトウェアシステムが及ぼす可能性がある危害の程度に応じて、次の３段階のソフトウェア安全クラスに、開発の最初の段階から分類することを求めている。

①クラスＡ　負傷または健康障害の可能性はない

②クラスＢ　重傷の可能性はない

③クラスＣ　死亡または重傷の可能性がある

この３段階の安全クラス分類に応じて、ソフトウェアに実施すべき対応(タスク)が規定されている。なお、ソフトウェアを分割したソフトウェアアイテムごとにソフトウェア安全クラス分類を行うことができるが、その対応については、含まれるアイテムのうち一番危険度が高いクラス分類に応じた対応を全アイテムに行うことになる(**図12**)。

図12■ソフトウェアシステムのクラス分類

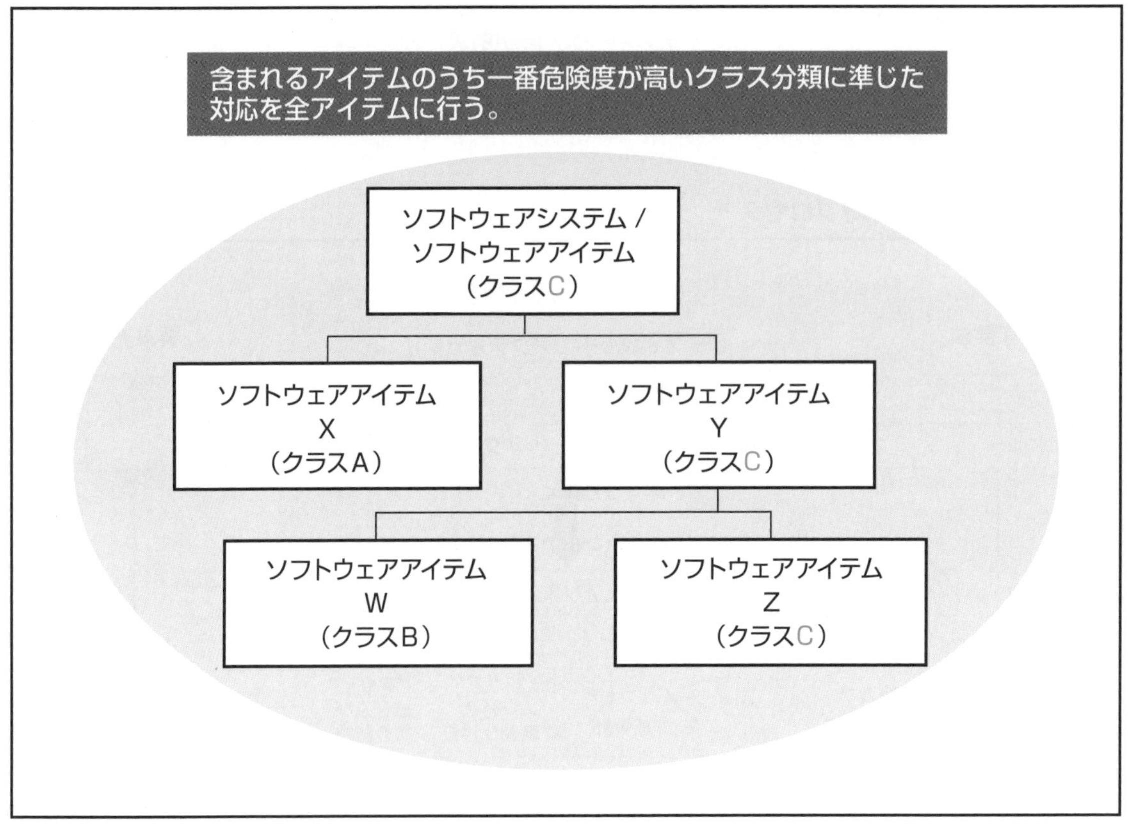

3 リスクマネジメントに関するガイドライン

3-1.JAHIS患者安全ガイドライン

JAHISの安全性・品質企画委員会は、2010年10月に「医療情報システムの患者安全に関するリスクマネジメントガイドライン〈解説編〉」を公表し、2020年7月に「医療情報システムの患者安全に関するリスクマネジメントガイド〈解説編〉」として改版した。この文書は、医療機器および医療機器ソフトウェアの規制に関する国際標準規格(一部は日本産業規格)の概要を説明している。すなわち、医療機器に関するリスクマネジメントの規格である「JIS T 14971」、ユーザビリティに関する規格である「IEC62366」、医療機器ソフトウェアのライフサイクルの規格である「JIS T 2304」などである(**図13**)。加えて、患者安全確保のための一般的な管理手法も解説している。

またJAHISでは、医療情報システムとしてリスクの考慮が必要と考えられる業務について、その機能面・運用面での要点を提示するため「患者安全ガイド〈個別編〉」(技術文書)を制定している。2013年5月には注射業務に特化した検討結果をまとめたJAHIS技術文書「患者安全ガイドライン(注射編)Ver1.0」を制定した。以降、「内服外用編」「輸血編」「病理編」が制定され、JAHISウェブサイトで公表されている。

図13■JAHIS患者安全ガイドラインの体系

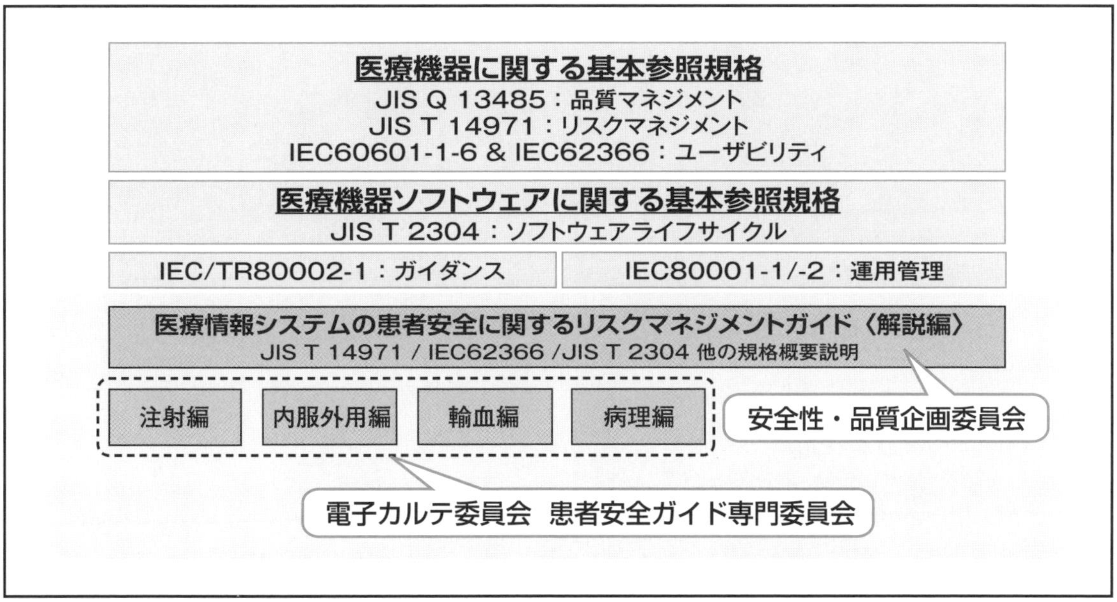

第10章

プライバシーと
セキュリティ

1 医療におけるセキュリティとは

1-1.セキュリティの概念

セキュリティとは、「保護すべき資産」を「脅威」から「守る」ことである。したがって、医療におけるセキュリティを考えるとき、まずポイントとなるのは、(1)保護すべき資産にはどのようなものがあるのか、(2)どのような脅威から守るのか、(3)何が起こりうるのか、(4)どうやって守るのか、の4点である。

(1) 保護すべき資産にはどのようなものがあるのか

ここでいう資産は「情報資産」とし※、本章では情報セキュリティについて記載する。医療機関において保護すべき情報資産には、次のようなものが考えられる。

※そのほか、業務サービスそのもの、病院の職員、病院の評判やイメージなどは医療機関にとって重要なものではあるが、ここでは対象から外す。

> 患者情報や診療情報などの電子化された情報やデータ。それを格納する記憶媒体(CD−ROM、USBメモリなど)と通信設備(ネットワーク、電話、通信回線など)。ハードウェア(コンピュータ、プリンタなど)やソフトウェア(業務アプリケーション、システムプログラムなど)という情報システムの構成要素そのもの。そして電子化された情報以外にも紙カルテ、依頼伝票、紹介状などの紙の情報。

(2) どのような脅威から守るのか

脅威とは「システムまたは組織に損害を与える可能性のある、望ましくないインシデントの潜在的な要因」のことであり、以下のように分類される。

脅威			
偶発的脅威		意図的脅威	環境的脅威
過失	故障	故意	災害
データ入力誤り 運用誤り 誤接続 その他	ハードウェア障害 ソフトウェア障害 回線障害 その他	情報の盗用、改ざん なりすまし、不法侵入 ウィルス、サイバーテロ 物理的破壊、その他	地震 火災 水害 その他

医療機関向けISMSユーザーズガイド(JIS Q 27001：2006(ISO/IEC270001：2005)対応)を引用し一部改変。JIS Q 27001：2014に合わせて説明を修正

また、脅威は次のような不利益をもたらす。

①機密性の欠如(プライバシーの侵害や金銭的損失)

②完全性の欠如(医療過誤や信頼性の低下)

③可用性の欠如(業務の混乱や金銭的損失、システム価値の損失)

④責任追跡性の欠如(障害発生時の責任追及力低下)

これらはシステムや組織のぜい弱性をついて起こる。ぜい弱性とは、一つ以上の脅威に付け込まれる可能性のある資産または管理策の弱点である。

(3) 何が起こりうるのか

「リスク」とは、「ある脅威が脆弱性を利用して資産に損失・損害を与える可能性(危惧)」と「資産価値」の積として考えることができる。

リスク = 危害の大きさ［**資産価値**］
×発生可能性［**脅威×ぜい弱性**］

図 1 の例で考えてみると、組織の管理者が起きてほしくないと思っていることは、「重要なシステム情報の消失」という事態である。この例では、ここに至る道筋を示している。

ディスクは本来「壊れうる」というぜい弱性をもっており、何らかの要因による「ディスククラッシュ」というハードウェア障害が実際に起こりうる。同様に、情報システムを設置している施設も「消滅(破壊)しうる」というぜい弱性があり、たとえば「火災」により施設ごと失われてしまう。このように、「脅威」が「ぜい弱性」をつくことで、「リスク」が現実のものとなる。

(4) どうやって守るのか

そこで、起きてほしくない事態に対して、何らかの対策を講じる必要がある。このためには、これまでに説明した「資産価値」、「脅威」、「ぜい弱性」と「リスク」の間に成立する関係を考えると理解しやすい。

たとえば、「資産価値」「脅威」「ぜい弱性」の大きさを1～3の数値で示した場合、「リスク」の大きさは1×1×1＝1から3×3×3＝27までとなる。

この関係によれば、「ぜい弱性が存在しても、脅威が小さければリスクは小さい」、「大きな脅威とぜい弱性が存在しても、資産の価値が小さいとリスクは小さい」というようなことがわかるだろう。**図 1** の例では、ディスククラッシ

図 1 ■脅威とぜい弱性の関係の一例

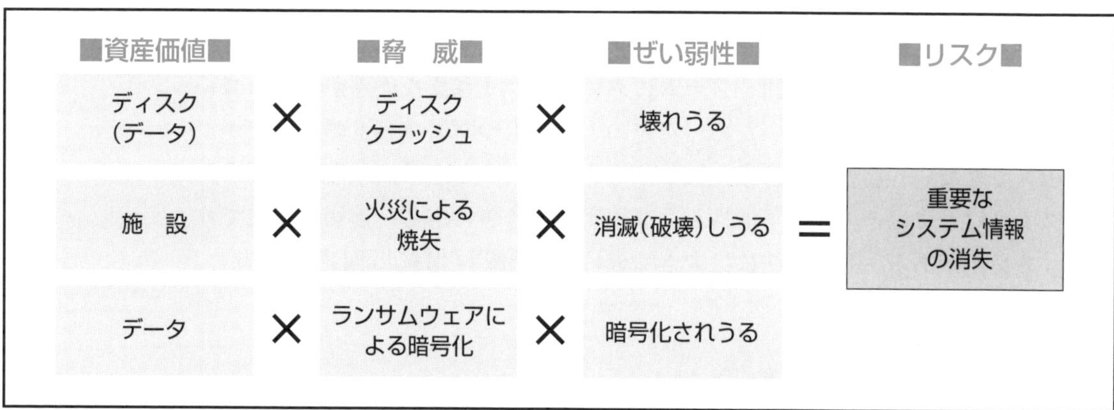

ュという脅威によりディスクが壊れうること、火災による焼失という脅威により施設の消滅(破壊)が発生しうること、ランサムウェアによる暗号化という脅威によりデータが暗号化されうること、が想定されることを示している。いずれの場合も、リスク(起きては困ること)は重要なシステム情報の消失である。

脅威を小さくする対策には、「サーバ室の空調を管理して、ディスクの熱破壊が起きにくくする」、「スプリンクラー等を備えて火災が大きくなる前に消し止める」等が考えられる。ぜい弱性を小さくする対策には、ディスクは壊れるものと考えて「必要に応じて定期的にバックアップをとる」、天災等は完全には防げないと考えて「他の施設に複製を置く」、「ランサムウェアによる暗号化」に対しては「ネットワーク的に分離したオフライン領域(媒体等)に複製を置く」といった対策が考えられる。なお、上記3つの脆弱性対策としてのバックアップについては、CISA※が運営するUS-CERT※が2012年に提唱したバックアップの3-2-1ルール(「3つのデータ(2つ以上のデータの複製)」「2種類以上の異なる媒体で保管」「データの1つは遠隔地やオフサイトで保管」)が有効である。

※CISA
米国国土安全保障省のサイバーセキュリティ・インフラセキュリティ庁

※US-CERT(United States Computer Emergency Readiness Team)
米国コンピュータ緊急事態対策チーム

一般的には、脅威を小さくすることは難しく、対策はぜい弱性を小さくすることが中心になる。これ以外にも、重要な情報を少なくすることでもリスクは小さくなるので、可能な限り資産を少なくすることも有効な対策である。

情報セキュリティとは、このようにトータルのリスクを受容範囲に収めることを目的として、さまざまな対策を行うということである(**図2**)。さらに、その受容できるレベルは重要な経営判断となる。

【受容できるレベルの例】	
●被害額	被害額が100万円／年以下
●発生頻度	事故の発生確率が2回／年未満
●MTTR※	システム停止が1時間以内

※MTTR(Mean Time To Recovery)
平均復旧時間

情報セキュリティ対策を実施する際はバランスを図る視点も重要である。費用のかかる対策を講じぜい弱性を小さくした結果、リスクは受容範囲に収まったものの、予想以上のコストがかかった、などの場合は、適切なセキュリティ対策を行えているとはいえないだろう。また、機密性に関して対策を講じ、情報のもれる脅威を徹底的に小さくした結果、可用性の欠如につながった、などの場合も考えられる。医療情報システムにおいてはさまざまな人々がアクセスできる必要が生じる場合が多いため、特定の1人がもつパスワードのみでしかアクセスできない、などの場合は、扱いづらいシステムとなりかねない。

リスクに対してはその発生可能性および損害の大きさに応じ、適切な方法で対応する必要がある。対応方法には大きく分けて「低減」「保有」「回避」「共有」の4つがある(**図3**)。

図2■リスクの低減による対応の考え方

1）守るべき対象（資産）を明確にする	何を守るか
2）資産ごとに脅威とぜい弱性を分析する	どこに危険があるか
3）リスクを評価する（リスクアセスメント）	影響は受容できるか
4）リスクの大きい部分に対策を講じる	ぜい弱性を小さく、資産価値を小さく

すべてのぜい弱性を取り除くことはできず、すべての脅威をなくすこともできないため、

経営判断で定めた受容レベルにリスクを低減する

図3■リスクへの対応方法

低減：ぜい弱性に対して情報セキュリティ対策を講じることにより、脅威発生の可能性を下げること。たとえば、情報の暗号化、認証、冗長化。

保有：特にリスクを低減するためのセキュリティ対策を行わず許容範囲内として受容すること。実施すべきセキュリティ対策が見当たらない場合、コストに見合うリスク対応の効果が得られない場合など。

回避：脅威発生の要因を停止あるいは全く別の方法に変更することにより、リスクが発生する可能性を取り去る。保有することによるリスクの方が極端に大きな場合に有効。

共有：リスクを他者と共有すること。たとえば、リスク保険などで損失を充当。社内の情報システム運用を他社に委託し、契約により被害を受けた場合は損害賠償などの形で損失を充当するなど。

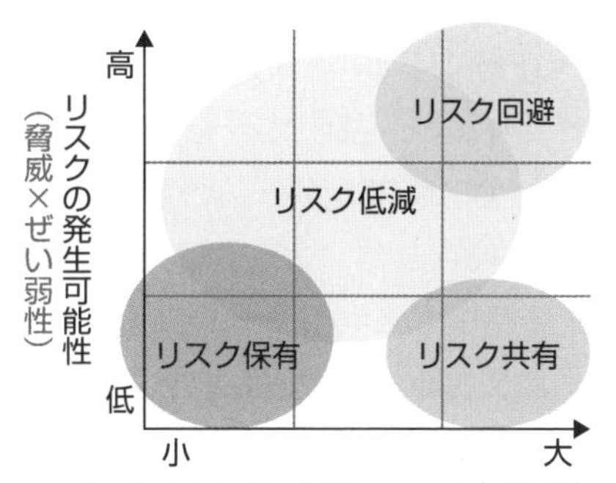

リスクへの対応（概念図）

IPA情報セキュリティマネジメントとPDCAサイクルの図をJIS Q 27001：2014により一部改変

1-2.重要な保護すべき資産である医療情報

(1) 個人情報

個人情報とは、生存する個人に関する情報であって、次のいずれかに該当するものをいう。

①当該情報に含まれる氏名、生年月日その他の記述等(文書、図画もしくは電磁的記録に記載され、もしくは記録され、または音声、動作その他の方法を用いて表された一切の事項(個人識別符号を除く)をいう)により特定の個人を識別することができるもの(他の情報と容易に照合することができ、それにより特定の個人を識別することができることとなるものを含む)。

②「個人識別符号」が含まれるもの(個人識別符号に該当するものとしては「ア」「イ」がある)。

ア　身体の一部の特徴を電子計算機のために変換した符号
⇒DNA塩基配列、顔の容貌、虹彩、声紋、歩行の態様、手指の静脈、指紋・掌紋

イ　サービス利用や書類において対象者ごとに割り振られる符号
⇒公的な番号(旅券番号、基礎年金番号、免許証番号、住民票コード、マイナンバー、各種保険証等)

■医療における個人情報

医療における個人情報は、「医療・介護関係事業者における個人情報の適切な取扱いのためのガイダンス」において次のように定義されている。

> 「個人情報」とは、生存する「個人に関する情報」であって、当該情報に含まれる氏名、生年月日、その他の記述等により特定の個人を識別することができるもの(他の情報と容易に照合することができ、それにより特定の個人を識別することができるものを含む。)、又は個人識別符号が含まれるものをいう。「個人に関する情報」は、氏名、住所、性別、生年月日、顔画像等個人を識別する情報に限られず、ある個人の身体、財産、職種、肩書等の属性に関して、事実、判断、評価を表す全ての情報であり、評価情報、公刊物等によって公にされている情報や、映像、音声による情報も含まれ、暗号化等によって秘匿化されているか否かを問わない。
> また、例えば診療録には、患者について客観的な検査をしたデータもあれば、それに対して医師が行った判断や評価も書かれている。これら全体が患者個人に関する情報に当たるものであるが、あわせて、当該診療録を作成した医師の側からみると、自分が行った判断や評価を書いているものであるので、医師個人に関する情報とも言うことができる。したがって、診療録等に記載されている情報の中には、患者と医師等双方の個人情報という二面性を持っている部分もあることに留意が必要である。
> なお、死者に関する情報※が、同時に、遺族等の生存する個人に関する情報でもある場合には、当該生存する個人に関する情報となる。

※医療・介護分野においては、亡くなった方の情報は、遺族等の生存する個人の情報に該当するかによらず、個人情報と同等の安全管理措置を講ずる必要がある。

患者のIDなどは記号と数字であれば、それだけでは個人を特定しにくいが、IDと対応する氏名の一覧表が容易に参照できる場合には、個人情報に該当する。また、患者の顔などが識別できるビデオや、録音データ、患者名が含まれる通信ログなども個人情報に該当するので注意が必要である。

⑵ 要配慮個人情報

要配慮個人情報とは、個人情報保護法の2015年法改正により新たに導入された類型であり、人種、信条、社会的身分、病歴、前科、犯罪被害情報、その他本人に対する不当な差別、偏見その他の不利益が生じないようにその取扱いに特に配慮を要する情報をいう。

また、「病歴」に類するものには以下が含まれる。

ア　身体障害、知的障害、精神障害等があること

イ　医師等により行われた健康診断その他の検査の結果

ウ　医師等により行われた保健指導、診療、調剤情報

つまり、医療現場で扱う個人情報の多くが要配慮個人情報に該当する。なお、要配慮個人情報を取得したり、第三者提供したりするには、原則として事前に本人の同意を得る必要がある。医療においては、取得された要配慮個人情報は患者自身の医療サービスの提供のために利用されることが明らかであるため、通常必要と考えられる範囲の利用目的を掲示等により明らかにし、患者、被保険者等から特段の意思表示がない場合は「黙示の同意」を得られているものとする。

⑶ 匿名加工情報

匿名加工情報とは、同じく個人情報保護法の2015年法改正により新たに導入された類型である。特定の個人を識別することができないように個人情報を加工し、当該個人情報を復元できないようにした情報をいう。

匿名加工情報は、個人情報保護法で規定された以下の最低限の規律に従って作成される※。

①特定の個人を識別することができる記述等(例：氏名)の全部または一部を削除する

②個人識別符号の全部を削除する

③個人情報と他の情報とを連結する符号を削除する

④特異な記述等(例：年齢116歳)を削除する

⑤個人情報とデータベース内の他の個人情報との差異等の性質を勘案し、適切な措置を講ずる

※匿名加工情報の作成は、本人特定や個人情報復元ができてしまう可能性を、技術的にすべて排除することまでは求められない。一般人および一般的な事業者の能力・手法等を基準として、通常の方法で特定・復元ができないような状態を求めるものとされる。
なお、匿名加工された情報であっても取扱いは自由ではなく、第三者への提供や利用においては個人情報保護法に定められた規則に従う必要がある。個人を特定するような行為は禁止されている。

⑷ 仮名加工情報

仮名加工情報とは、個人情報の区分に応じて定められた措置を講じて、他の情報と照合しない限り特定の個人を識別することができないように個人情報を加工した情報をいう。個人情報保護法の2020年法改正により新たに導入された。仮名加工情報は以下の最低限の規律に従って作成される。

①特定の個人を識別することができる記述等(氏名)の全部または一部を削除する

②個人識別符号の全部を削除する

③不正に利用されることにより財産的被害が生じるおそれがある記述等(例：

クレジットカード番号)を削除する

仮名加工情報には「データ分析に利用しやすい」「利用目的が変更可能」「ただし第三者には提供不可で、組織内および委託、共同利用に限る」等の特徴がある。

(5) 匿名加工医療情報

匿名加工医療情報とは、2017年に公布され2018年に施行された「医療分野の研究開発に資するための匿名加工医療情報に関する法律(次世代医療基盤法)」により新たに導入された類型である。

次世代医療基盤法では、医療情報の管理や利活用のための匿名化を行う認定匿名加工医療情報作成事業者(認定事業者)を認定する制度を設けており、この認定事業者により匿名加工された匿名加工医療情報が研究機関や企業に提供されて、医療分野の研究開発に利用される。この法において、医療機関等は、患者に書面を提示し、本人が提供の拒否を申し出ない限り(一定の要件を満たすオプトアウトによる同意)、認定事業者に対して医療情報を提供できる。

2 プライバシー保護にまつわる法令・ガイドライン

2-1.不正アクセス禁止法と個人情報保護法

セキュリティとプライバシー保護について規定している法律は数多くあるが、ここでは代表的な法律として、「不正アクセス禁止法」と「個人情報保護法」について説明する。

⑴ 不正アクセス禁止法

不正アクセス行為の禁止等に関する法律(不正アクセス禁止法)は2000年2月に施行された法律で、コンピュータシステムへの不正アクセスを禁止し、処罰を規定している。正規のアカウント※所有者になりすましてネットワークに侵入したり、セキュリティホール※を攻撃したりすることなどが、不正アクセスである。

この法律のポイントは、システム管理者に対し、不正アクセス防御の努力義務を課しているという点である。システム管理者は不正アクセスされないようなシステムを構築しなければならず、その防御体制が不十分と判断されると、被害が発生しても不正アクセス禁止法で処罰されないことがありうる。

⑵ 個人情報保護法

個人情報の保護に関する法律(個人情報保護法)は、個人の権利・利益の保護と個人情報の有用性とのバランスを図ることを目的として定められた法律である。情報化の急速な進展により、個人の権利利益の侵害の危険性が高まったこと、国際的な動向等※を受けて2003年に公布、2005年より全面施行された。

また、個人情報保護法が制定された当初は想定されなかったようなパーソナルデータ※の利活用が可能となったこと等を踏まえ、「定義の明確化」「個人情報の適正な活用・流通の確保」「グローバル化への対応」等を目的として、2015年9月に改正個人情報保護法が公布された(全面施行は2017年5月30日)。

個人情報保護法は、基本理念や各主体の責務等のほか、個人情報取扱事業者※の義務(次頁の表)や罰則等を定めている(**図4**)。

※アカウント
OSやネットワークを通してコンピュータを利用するための固有のIDナンバーやその権利。ユーザーの認識や個別の情報管理のために用いられる。

※セキュリティホール
コンピュータシステムなどで、本来の手順を踏まずにアクセスが可能になるような保護設計上の欠陥。

※個人情報保護に関する法制定等の国際的な動向は、1980年にOECDが採択した「プライバシーガイドライン」を端緒とする。このガイドラインに含まれる8原則は個人情報保護法にも生かされている。

※パーソナルデータ
「個人情報」に限定されない、個人の行動・状態に関するデータ。ビッグデータとしての適正な利活用が期待されている。

※個人情報取扱事業者
個人情報データベース等(紙媒体、電子媒体を問わず、特定の個人情報を検索できるように体系的に構成したもの)を事業活動に利用している者をいう。

①利用目的の明示と目的外利用の禁止	どのような目的で個人情報を利用するかを明らかにして、それ以外の目的では利用してはならない
②情報の適正な取得	不正な手段で個人情報を取得してはならない
③正確性の確保	取り扱う個人情報は正確なものでなければならない
④安全性の確保	個人情報を漏出、滅失してはならない
⑤透明性の確保	個人情報を扱うしくみの透明性を確保しなければならない
⑥苦情の適切な処理	私の情報は削除してほしいというような場合、適切に処理しなければならない

●法第16条から第40条に個人情報取扱事業者の義務が規定されている

図4■個人情報保護に関する法律・ガイドラインの体系イメージ

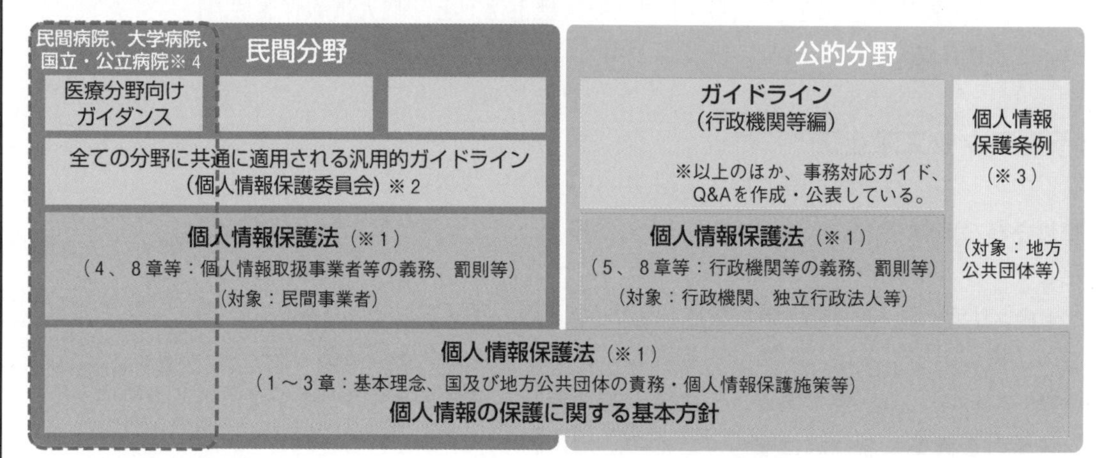

※1　個人情報の保護に関する法律
※2　個人情報の保護に関する法律についてのガイドライン（通則編、外国にある第三者への提供編、第三者提供時の確認・記録義務編、仮名加工情報・匿名加工情報編、認定個人情報保護団体編）
※3　令和3年の個人情報保護法の改正により、現在、各条令で規定されている地方公共団体の個人情報保護制度についても個人情報保護法第5章等において全国的な共通ルールを規定し、全体の所管が個人情報保護委員会に一元化されることとなる（令和5年春施行予定）。
※4　民間病院、公立病院、独立行政法人病院（国立病院機構、旧国立大学病院等）に対し、医療分野の集約が医療分野向けガイダンスで先行実施。

個人情報保護委員会「個人情報保護に関する法律・ガイドラインの体系イメージ」引用・改変

2-2.個人情報の適切な取扱いのためのガイドライン

個人情報保護法の規定は一般的·抽象的なものであり、より具体的な規制は、すべての民間分野に共通な「個人情報の保護に関する法律についてのガイドライン」または特定分野向けのガイダンスによって明らかにされる。このうち医療分野向けとしては、個人情報保護委員会・厚生労働省「医療・介護関係事業者における個人情報の適切な取扱いのためのガイダンス※」がある。同ガイダンスは医療・介護関係事業者※における個人情報の適正な取扱いの確保に関する活動を支援するため、具体的な留意点や事例、個人情報取扱事業者として義務等を示している。なお、業務の一部を委託された事業者が講じるべき安全管理措置も規定しているため、ベンダーの業務とも密接に関連する。

※従来は民間病院と大学病院・公立病院で参照すべきガイドラインが分かれていたが、2022年4月より医療分野の集約が実施され、本ガイダンスに統一された。

※医療・介護関係事業者
具体的には、①医療機関等(病院、診療所、助産所、薬局、訪問看護ステーション等)、②介護関係事業者(居宅サービス事業、居宅介護支援事業、介護保険施設、その他の高齢者福祉サービス事業を行う者)。

■医療情報システムに関する「安全管理ガイドライン」

医療情報システムの導入と運用における安全対策の考え方は、厚生労働省「医療情報システムの安全管理に関するガイドライン」(2005年3月公表;2022年3月第5.2版改定※)に示されている。

これは、①法令に保存義務が規定されている診療録および診療諸記録の電子媒体による保存に関するガイドラインや、②医療機関等における個人情報保護のための情報システム運用管理ガイドラインを含んだガイドラインとして作成されたものであり、ネットワークのセキュリティ要件や災害等の非常時の対応、クラウドサービスの要件に関する記述等を新設・改正するなど、必要に応じ改定されている。医療機関等にとって情報システムを運用・管理する際のバイブルとしての位置づけであり、ベンダーは医療機関がこれを遵守できるような製品・システムを提供しなければならない。

※第5.1版ではクラウドサービス事業者との責任分界点や二要素認証等が、第5.2版ではバックアップの強化や全体構成図整備要求等の考え方が盛り込まれた。83・84頁参照。

なお、このガイドラインの中には、「診療録及び診療諸記録を外部に保存する際の基準」として、総務省・経済産業省から発出されているガイドラインに準拠することを要求している。

■医療情報を取り扱う事業者のための「提供事業者ガイドライン」

一方で総務省・経済産業省より「医療情報を取り扱う情報システム・サービスの提供事業者における安全管理ガイドライン」が示されている(2020年8月策定;2022年8月改定)。これは医療機関等との契約等に基づいて医療情報システムやサービスを提供する事業者を対象に※医療分野における法的事項や制度上の要求事項を記載したものである。セキュリティ対策の妥当性と限界について正しい共通理解と明示的な合意のもと、医療情報システム等を運用するためのリスクコミュニケーションの実施をめざしているのが特徴である。

※直接的な契約関係になくても、システムに必要な資源や役務を提供する事業者(サプライチェーン)は対象となる。

これら厚生労働省・総務省・経済産業省のガイドラインは、3省2ガイドライン※などといわれ、相互に補完する内容となっている。

※2018年までは「3省4ガイドライン」、2020年までは「3省3ガイドライン」だったが、総務省と経済産業省のガイドラインが整理・一本化されて現在に至る。

3
情報セキュリティ管理

3-1.情報セキュリティ管理と侵害

(1) 情報セキュリティの管理

情報セキュリティの考え方にはCIAとよばれる3つの観点がある。

C(Confidentiality)＝機密性。アクセス許可された者だけが情報にアクセスできることを確実にすること。

I(Integrity)＝完全性。情報およびその処理方法が、正確であることおよび完全であることを保護すること。

A(Availability)＝可用性。許可された利用者が必要なときに、情報および関連する資産にアクセスできることを確実にすること。

このCIAを維持することが情報セキュリティを管理することである。

(2) 情報セキュリティ侵害の事例

では、情報セキュリティの侵害とは実際はどのようなことなのか、いくつか例をあげてみる。

①データの盗難・詐取・流出(サーバ内部のデータを盗む、通信経路上で盗聴するなど)
②サービス妨害(DoS：Denial of Services)(サーバの処理能力を超えるような大量のリクエストやデータを送信する、セキュリティホールをついてシステムをダウンさせるなどの業務妨害行為)
③不正なリソースの使用(サーバ・ネットワーク等の不正な利用、権限を越えての使用など)
④データの改ざん(サーバ内部のデータを不正に改変する(ホームページの改ざんなど))
⑤なりすまし(他人のふりをしてデータにアクセスする)
⑥事後否認(事後になっての利用事実の否定)

これらは前述のCIAのどの侵害に該当するのだろうか。

C(機密性)の侵害に該当するのが①、③、⑤

I(完全性)の侵害に該当するのが④、⑤、⑥

A(可用性)の侵害に該当するのが②

以上のように考えることができる。

1つの事例がCIAの複数の観点での侵害になるケースがあることに注意すること。

(3) 情報セキュリティ侵害がもたらすもの

情報セキュリティ侵害がもたらす被害としては次のようなものがある。いずれも重大な損失であるため、有効な対策が要求される。

①医療サービスの低下と利益の喪失	システム停止による医療行為への影響や診療報酬の喪失が考えられる
②信用・ブランドイメージの低下	医療機関としての信頼や患者の喪失が考えられる
③復旧コストの発生	システムを復旧するための時間と労力がコストとして発生する
④訴訟・賠償請求	個人情報やその他情報が漏洩した場合にその被害者から訴訟を提起され損害賠償責任を負う可能性がある
⑤法的責任	個人情報保護法による関係者や医療機関への罰則規定がある

3-2.情報セキュリティ管理の考え方と手法

(1) 情報セキュリティ管理の考え方

医療機関等における情報セキュリティ管理の指針として、「医療情報システムの安全管理に関するガイドライン」が示されているが、その中で述べられている基本的なセキュリティ管理の考え方にふれておく。

■PDCAモデルによる管理

情報セキュリティ管理(ISMS＝Information Security Management System)の考え方として、「PDCAモデルによる情報セキュリティ管理」というやり方が大原則としてある(**図5**)。これはPlan(計画)・Do(実施)・Check(点検)・Act(処置)の4つのサイクルを回すことによって情報セキュリティの管理を継続的に改善(スパイラルアップ)しようというものである。

■総合的な実施

また、対策は1つだけでなく、複数の対策を組み合わせて、総合的に実施することがきわめて大切である。

組み合わせる対策には次の4つがある。

①組織的安全管理対策＝組織体制や規定類を整備・運用、事故または違反への対処などを決める。

②物理的安全対策＝入退館の管理をきちんとするといった設備的な対策、盗難防止用チェーンの設置など、機器・装置・情報媒体等の物理的な保護。

③技術的安全対策＝認証やアクセスコントロール、アクセスログの記録、不正ソフトウェア監視など技術的な情報セキュリティ対策を導入する。

④人的安全対策＝職員や業務委託先との秘守義務契約や管理、教育訓練など。

こういった全般的な対策をPDCAで回していくというのが情報セキュリティ管理の考え方の全体像である。

図5■PDCAモデルによる情報セキュリティ管理

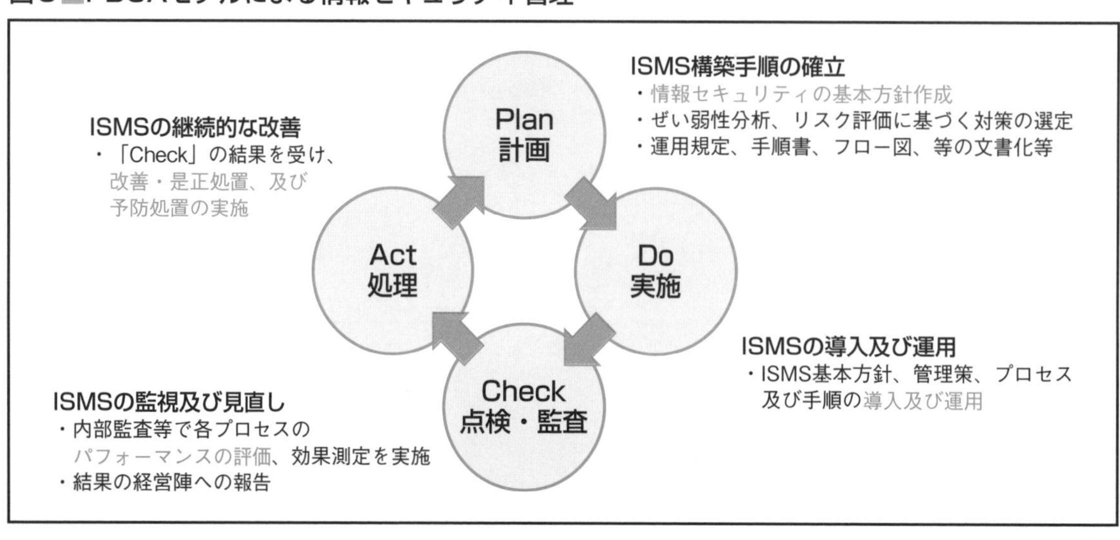

⑵ 情報セキュリティ対策の技術

情報セキュリティの技術的な対策については以下のようなものがある（図6）。

①ファイアウォール

ネットワーク上でパケットフィルタリング※を中心にアクセスコントロールを行う。特定の許可されたIPアドレスおよびポート番号もしくはサービス名以外のアクセスを拒否したり、逆に送信先を制限する。

②侵入検知システム（IDS：Intrusion Detection System）

ネットワーク上でパケット※を監視し、攻撃を検知してアラート※を発生させたり、不正なアクセスや許可されないファイルの改変を検知したりする。

③侵入防御システム（IPS：Intrusion Prevention System）

ネットワーク上でパケットを監視し、攻撃を検知してトラフィックを遮断するなどの防御措置を取る。

④VPN（Virtual Private Network）

広域ネットワーク上において、暗号化技術等を使って特定の拠点・ホスト同士でしか通信できないように仮想的な専用回線（閉域網）を構築する。外部からの盗聴、侵入をともに防止する。

⑤ユーザー認証

拡大するなりすまし被害の対策として、以下の認証を２つ以上組み合わせることが推奨されている。

○記憶（本人の記憶によるもの）：パスワードを使用

○生体認証（本人の生体的特徴によるもの）：指紋、虹彩※、静脈等の身体的特徴を使用

○ハードウェアトークン（所持しているものによるもの）：ICカード、PKI（次頁参照）等を使用

⑥暗号化

盗聴や改ざんなどの脅威を防御するために、当事者以外には解読できないようにする方法である。例えば人が読むことができる平文から、見た目が無意味に思われる暗号文に変換し、復号化によって平文に戻すことができる。

⑦アクセス制御

たとえば管理者、業務担当者、メンバーという種別を立て、どのようなものにだれがアクセスできるかを制御する。

（○：アクセス権あり、×：アクセス権なし）

	ログサーバ	業務系サーバ	DBサーバ	グループウェア
管理者	○	○	○	○
業務担当者	×	○	○	○
グループメンバー	×	×	×	○

⑧監査証跡（Audit Trail）

「いつ、だれが、だれの」情報にアクセスしたかなどの情報を記録する機能のこと。

※パケットとパケットフィルタリング
パケットとは、コンピュータでデータのやり取りに使われている基本単位。パケットフィルタリングとは、ルータやファイアウォールが持っている機能の1つで、送られてきたパケットを検査して通過させるかどうかを判断する機能。

※アラート
パソコンで使用中のシステムから発せられる不正な操作や異常に対する警報文や警報音。

※虹彩
角膜と水晶体の間にある薄い膜。

⑨**ノード認証**(Node Authentication)

通信相手が認証された端末を用いているか検証し、適切な相手との通信であるかを確かめる技術をいう。

■PKI

PKI※とは、ネットワーク上で本人確認をすることができる「証明書(電子的な身分証明書)」を正しく発行し、配布することで、正しい相手と通信を行っていることを保証できるセキュリティインフラのことを示している。証明書には情報を暗号化する鍵(「公開鍵:Public Key」とよばれ、通信したい相手に自由に配布することができる)と、暗号化された情報を元に戻す鍵(「秘密鍵:Private Key」とよばれ、本人のみが保管すべき鍵)が含まれている。

証明書を受け取った人は送られた証明書の公開鍵を使って送りたい情報を暗号化し、証明書の相手に送り返す。送り返された情報の暗号は、情報を受け取った本人のもつ秘密鍵でしか復号化(暗号化された情報を元に戻すこと)ができないので、お互いを信頼し、安全な通信をすることができる。そこで注意しなくてはならないのは、証明書の発行元(認証局)の信用度である。利用者は、証明書に記載されている認証局を元に、信頼しうるものかどうかを適切に判断する必要がある。

わが国では厚生労働省が認証局証明書ポリシを作成し、保健医療福祉分野PKI(ヘルスケアPKI、HPKI)のルート認証局※を設置している。HPKIは医師・薬剤師・看護師など27種類の国家資格と、院長・管理薬剤師など5種類の管理者資格を電子的に認証することができる唯一の電子証明書である。

※PKI
公開鍵基盤(Public Key Infrastructure)。

※ルート認証局
階層の最上位に位置する認証局のこと。ルート認証局と相互接続できるサブ認証局として、医療情報システム開発センター(MEDIS)の電子認証局、日本医師会の日本医師会認証局(日本医師会 電子認証センター)、日本薬剤師会の認証局などが運営されている。

図6■セキュリティの技術的な対策

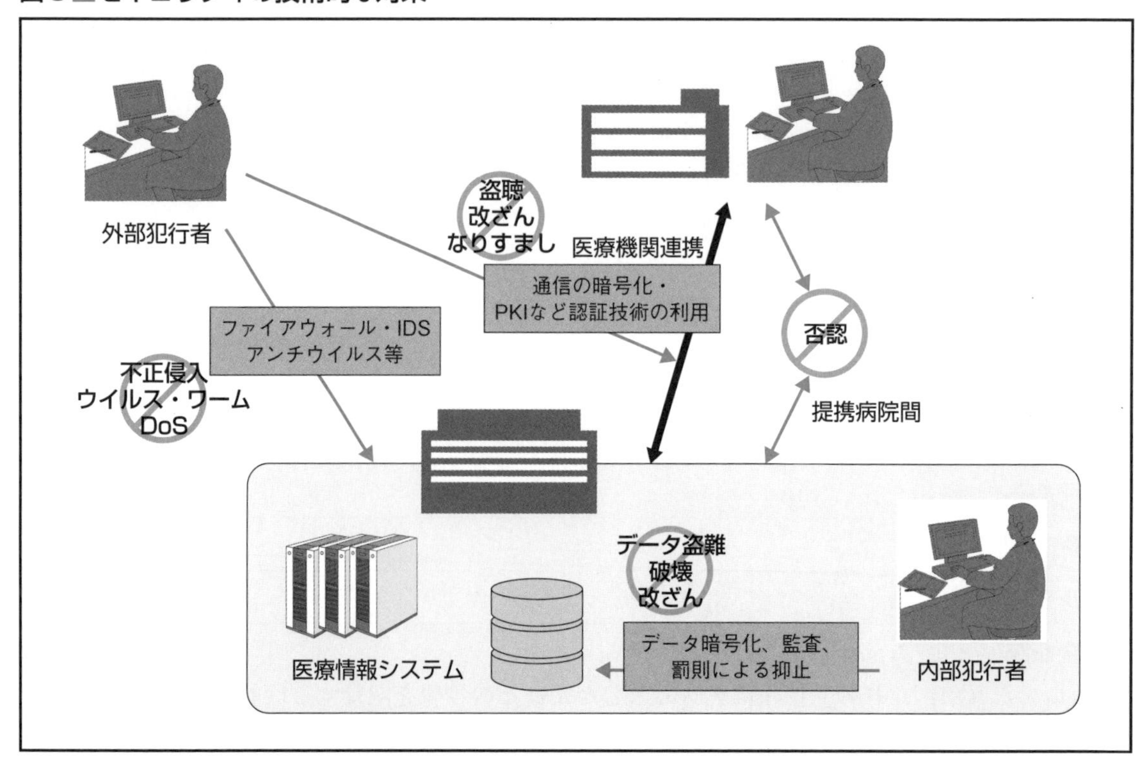

3-3.標準化の動向

セキュリティはこれで大丈夫というレベルは、人によって、あるいは組織や国によってさまざまである。そこで、情報セキュリティの管理・維持のレベルを判断する基準、標準化が必要となる。

国のレベルでの基準にはJIS(Japanese Industrial Standard：日本産業規格)があり、国際的な基準には ISO(International Organization for Standardization：国際標準化機構)が定めた国際標準(一般にISO規格と呼ばれる)がある。

ISOには多数のTC(専門委員会)があり、保健医療情報および保健医療情報通信技術の標準化についてはTC215(Health Informatics)で扱われている。更に、TC215にはいくつかのTF(タスクフォース)とWG(作業グループ)があり、セキュリティや患者安全、プライバシーに関する標準化はWG 4 が扱っている。

このWG 4 には、日本からも多数のメンバーが議論に参加しており、医療情報の保管とバックアップ、医療情報システムの権限管理やアクセス制御、公開鍵基盤の適用、ISMSの医療への適用、監査証跡、リモート保守等々のセキュリティに関する標準化が議論されている。

■適合性認証制度

国際標準を基準とした情報セキュリティに関する認証制度として、CC(Common Criteria)とISMS(Information Security Management System)がある。

CCは、ISO/IEC 15408(JIS X 5070)に基づき、IT製品や情報システムを評価する認証制度であり、ISMSは、ISO/IEC 27001(JIS Q 27001)に基づき、組織内での情報セキュリティの仕組みについて評価する認証制度である。

このほか、国内には JIS Q 15001(個人情報保護マネジメントシステム-要求事項)に基づき、個人情報について適切な保護措置を講ずる体制を整備している事業者を評価するプライバシーマーク制度がある。

■業界のガイドライン

医療・介護関係業界における標準化については、「医療・介護関係事業者における個人情報の適切な取扱いのためのガイダンス」および「医療情報システムの安全管理に関するガイドライン」が重要である(**図 7**)。また必要に応じて、業界が自主的に策定している個別領域ごとのガイドラインを参照すべきである。

図7■法令と業界ガイドライン

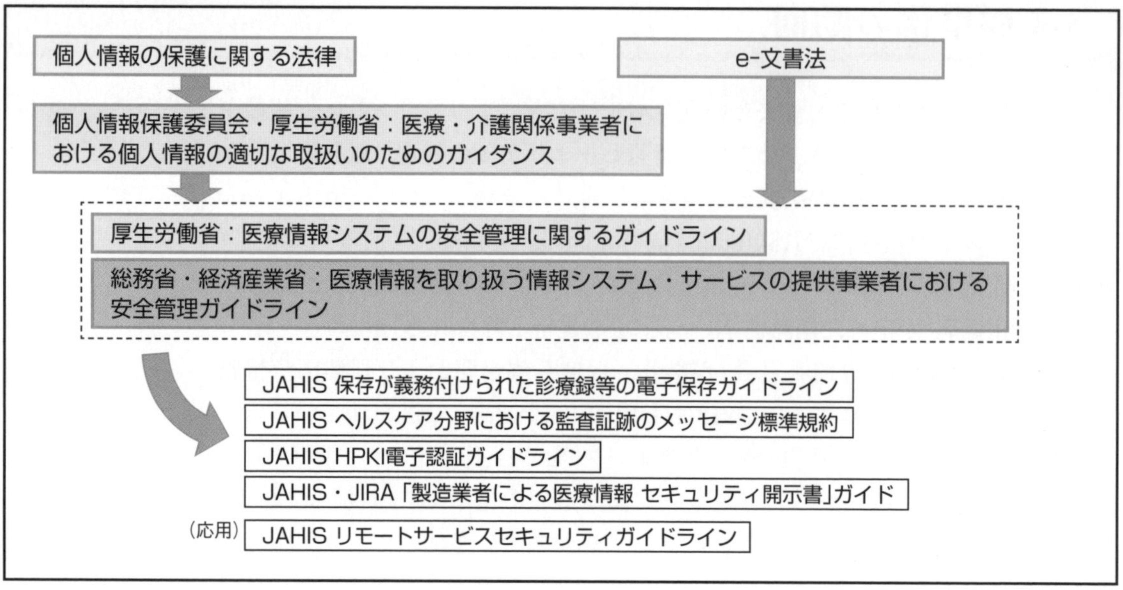

個人情報の保護に関する法律

e-文書法

個人情報保護委員会・厚生労働省：医療・介護関係事業者における個人情報の適切な取扱いのためのガイダンス

厚生労働省：医療情報システムの安全管理に関するガイドライン

総務省・経済産業省：医療情報を取り扱う情報システム・サービスの提供事業者における安全管理ガイドライン

JAHIS 保存が義務付けられた診療録等の電子保存ガイドライン

JAHIS ヘルスケア分野における監査証跡のメッセージ標準規約

JAHIS HPKI電子認証ガイドライン

JAHIS・JIRA「製造業者による医療情報 セキュリティ開示書」ガイド

（応用） JAHIS リモートサービスセキュリティガイドライン

3-4.サイバーセキュリティ

「医療情報システムの安全管理に関するガイドライン」では、医療に関わる情報を扱うすべての情報システムについて、不正ソフトウェア対策やネットワーク上からの不正アクセス対策等のサイバーセキュリティ対策も含めた技術的安全対策等を実施するよう求めている。

■サイバー攻撃とマルウェア

サイバー攻撃とは、通信などネットワークに侵入して壊したり、データを盗んだりする行為をいう。下表は代表的なもの。

Dos攻撃/DDos攻撃	サーバやネットワークに過剰な負荷をかけたり、ぜい弱性をついたりする攻撃。1対1の攻撃がDos攻撃、n対1で一斉に攻撃するのがDDoS攻撃
ハッキング/クラッキング	善悪を問わず高いコンピュータ技術を用いる行為(システムへの侵入や破壊も含む)がハッキング、悪意をもった侵入や破壊がクラッキング
ゼロディ攻撃	セキュリティホールが発見されたときに、その存在が広く公表される前に、そのぜい弱性を悪用して行う攻撃
バッファオーバーフロー攻撃	入力バッファサイズを超えた不正なデータをコンピュータに送りつけて、誤動作を起こさせる攻撃
OSコマンド・インジェクション	不正な入力データによりOSコマンドを呼び出し、不正なファイルアクセスを行う攻撃
ブルートフォースアタック	パスワードを総当たり攻撃して、不正にログインする攻撃
クリプトジャッキング	攻撃対象のCPUリソースを不正に使用するなどにより、仮想通貨を得ることを目的とした攻撃
標的型攻撃	機密情報を盗み取る等の目的で、特定の個人や組織を狙った攻撃
フィッシング	正規のWebサービスになりすまし、ターゲットからログイン情報等を盗み出す詐欺行為

サイバー攻撃の多くでマルウェア※が用いられる。下表は代表的なもの。

ウイルス	他のプログラムやデータに寄生して、そのプログラムの動作を妨げたり、有害な作用を及ぼすプログラムのこと。感染機能や自己拡散機能をもつ
ワーム	独立したファイルとして存在し、他のプログラムの動作を妨げたり、有害な作用を及ぼすプログラムのこと。自身を複製して他のコンピュータ等に拡散する機能をもつ
トロイの木馬	有益なアプリケーション等のファイルに偽装してコンピュータに侵入し、攻撃者の意図する動作を秘密裏に行うプログラム
スパイウェア	感染したパソコンの内部情報を秘密裏に外部に送信するプログラム
ボット	攻撃者による外部からの命令を受けて、他のコンピュータやネットワークへの攻撃やデータの窃取など有害な処理を行うプログラム
ランサムウェア	コンピュータに侵入し、プログラムやデータ等を暗号化して利用を制限し、制限解除のための身代金を要求するプログラム

■近年のセキュリティ対策の考え方

近年ではいたずらや愉快犯のレベルをはるかに超え、機密情報を盗み取ることなどを目的として特定の個人や組織を狙う「標的型攻撃」が横行している※。

※マルウェア(Malware)
malicious software(悪意のあるソフトウェア)からの造語で、不正かつ有害な動作を意図して作られたソフトウェアやコードの総称。感染した端末からメール関連情報を窃取するウイルスの一種である「Emotet」が2019年頃から大流行した。

※IPA「『高度標的型攻撃』対策に向けたシステム設計ガイド」では、特別な攻撃意図および計画性をもって、標的とする組織の情報システム内部に深く継続的に侵入して、基幹業務システムや社会インフラシステムを破壊する攻撃を「高度標的型攻撃」と呼び、さらなる対策を呼びかけている。

医療分野においては、厚生労働省「医療情報システムの安全管理に関するガイドライン」に近年のサイバー攻撃を含む具体的な対策が記載されている。ガイドラインの考え方に基づき、対策を行うことにより、多くのサイバー攻撃への対処が可能である。

かつてのセキュリティ対策ではファイアウォール等を用いて医療機関の内部の入り口を守ることに主眼が置かれていた(境界防御)。しかし、医療業務を行う上でのサプライチェーン全体を把握し、医療機関の内外に対するさまざまな攻撃を想定し、それぞれの攻撃に対する対策が必要となっている(**図8**)。

図8■セキュリティ対策の考え方

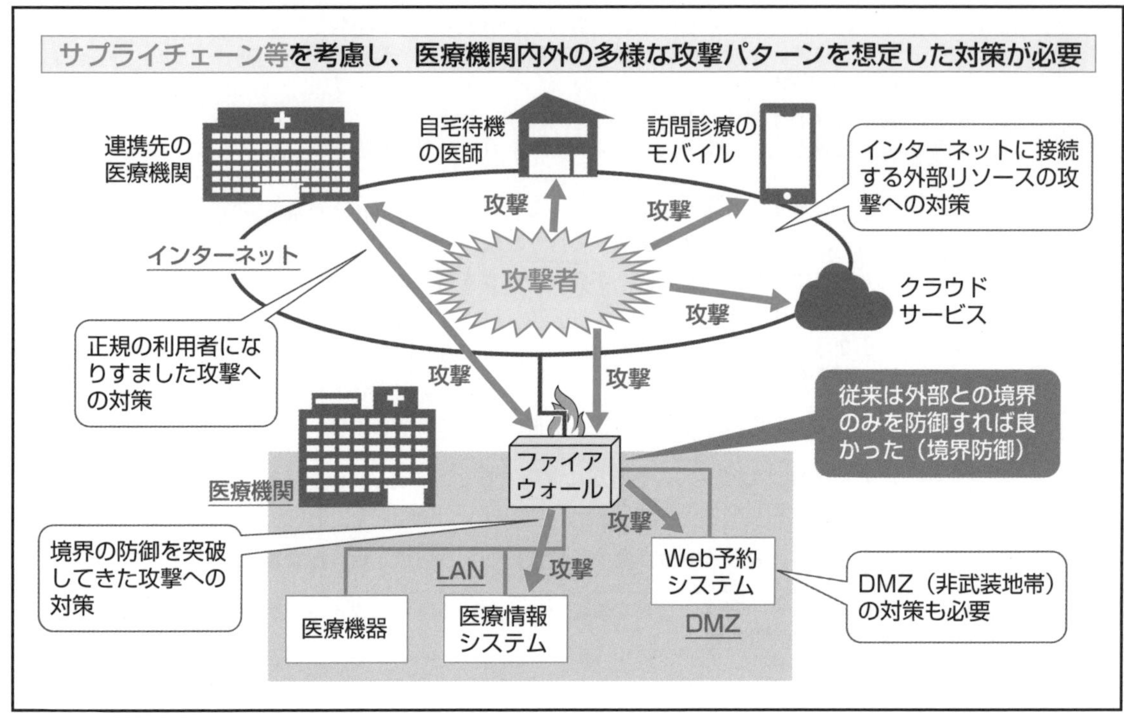

第11章

地域医療システム

1 社会的背景と地域医療情報連携ネットワーク

1．地域医療に関わる社会的な状況
2．地域医療情報連携ネットワークとは
3．地域包括ケアシステムと医療計画

2 普及の流れと今後の方向性（行政動向等）

1．2000年度から地域医療再生基金（2009年度～2013年度）まで
2．地域医療介護総合確保基金（2014年度～）
3．データヘルス改革による推進
4．地域医療情報連携に関連する診療報酬

3 導入に際して留意すべきガイドライン

4 地域医療情報連携システムにおける標準規格

1．地域医療情報連携システムと標準規格の位置づけ
2．❶SS-MIXと標準化ストレージ
3．❷DICOM Q／R
4．❸IHE-ITI（地域医療情報連携における情報連携基盤技術仕様）
5．HL7 FHIRによる地域医療情報連携システムの普及推進

5 ICT導入時に留意すべき事項

1．費用対効果の検証
2．運営主体の設置と運営
3．同意の取得と共有すべき情報の範囲
4．セキュリティに関する検討

1
社会的背景と地域医療情報連携ネットワーク

1-1.地域医療に関わる社会的な状況

本章では「地域医療情報連携ネットワーク」と「地域医療情報連携システム」について解説していくが、まずは地域医療の現状を見ていきたい。

超少子高齢・人口減少社会が迫る昨今、①医療ニーズの高い後期高齢者の増加や新薬・先進医療の開発などにより医療費は増大しており、②家族の介護力などの低下のため退院したくても帰れない在宅復帰体制の不足も生じている。また、③医師の燃えつきなどや救急患者の受け入れ困難(たらい回し)など、医師の働き方改革を要する状況があり、さらに④新型コロナウイルス感染症の流行に関連し、保健所との連携や自宅療養者への対応なども求められている。

こうした課題への対策としては、①では重複投薬・頻回受診の削減や地域連携クリティカルパスの活用、②では在宅医療・介護の連携や生活支援なども含めた後述する地域包括ケアシステムの推進があげられる。③では情報連携を前提とした急性期・回復期などの病床機能分化や外来機能分化、④では入院や空床の情報を地域で共有するしくみやオンライン診療の活用などがあげられる。

こうした対策に共通することは、一つの医療機関において完結するものではないという点である※。各問題が密接に関与するこうした課題解決のために期待が高まっているのが、地域医療情報連携ネットワークとなっている(図1)。

※他の医療機関や介護サービス事業所等、保健所などとの情報共有が必要であり、またオンライン診療などについても診療したことのない患者を一から診ていくことは非効率であり、過去の診療情報の取得などが重要となってくる。

図1 ■地域医療に関わる昨今の社会的な状況

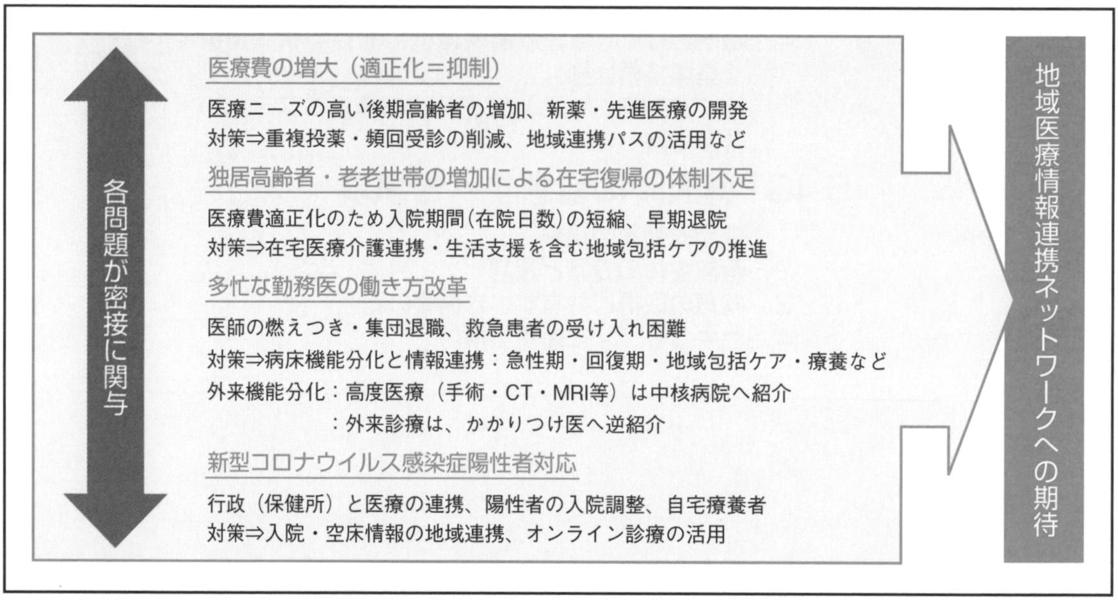

各問題が密接に関与

医療費の増大（適正化＝抑制）

医療ニーズの高い後期高齢者の増加、新薬・先進医療の開発
対策⇒重複投薬・頻回受診の削減、地域連携パスの活用など

独居高齢者・老老世帯の増加による在宅復帰の体制不足

医療費適正化のため入院期間(在院日数)の短縮、早期退院
対策⇒在宅医療介護連携・生活支援を含む地域包括ケアの推進

多忙な勤務医の働き方改革

医師の燃えつき・集団退職、救急患者の受け入れ困難
対策⇒病床機能分化と情報連携：急性期・回復期・地域包括ケア・療養など
外来機能分化：高度医療（手術・CT・MRI等）は中核病院へ紹介
：外来診療は、かかりつけ医へ逆紹介

新型コロナウイルス感染症陽性者対応

行政（保健所）と医療の連携、陽性者の入院調整、自宅療養者
対策⇒入院・空床情報の地域連携、オンライン診療の活用

地域医療情報連携ネットワークへの期待

1-2.地域医療情報連携ネットワークとは

(1) 医療機関の垣根を越えた医療情報の共有

地域医療情報連携ネットワークとは、患者の同意を得た上で、医療機関間において、診療上必要な医療情報を電子的に共有・閲覧できるしくみであり、また、高度急性期医療、急性期医療、回復期医療、慢性期医療、在宅医療・介護それぞれでの連携体制を構築するものである。

地域の医療機関等の間で、患者の医療情報を、ICTを活用して共有するネットワークを構築することにより、医療サービスの質の向上や効率的な医療の提供が期待されている。

たとえば、とある診療所の医師が、別の病院での治療歴がある初診患者に対し他院での治療内容を尋ねたとしても、患者が医師に正確な説明をすることは難しい場合がある。

この時、病院と診療所で地域医療情報連携ネットワークが築かれ、相互の医療情報を閲覧できるしくみができていれば、医師は患者の同意を得ることで、自ら他院でのカルテを閲覧することができる。

これにより、診療に関する多くの判断材料が得られるほか、検査・投薬の重複も防げ、患者に対する適切な治療を提供することができるようになる。

(2) 地域ニーズに応じた効果的な構築

こうした地域医療情報連携ネットワークは、医療・保健・救急・介護などの多数の機関・プレイヤーが連携し、地域住民を取り巻いているイメージとなっている(**図2**)。その対象とする範囲は、住民の構成や医師の地域偏在など※、多様な要因による地域ニーズによって異なっている。

※医師の地域偏在
たとえば、人口10万人当たりの医師総数を二次医療圏(252頁参照)で見ていくと、総医師の多い地域は、1,353人の東京都・区中央部(第1位)などの都心部を除き、福岡県・久留米の488人(第4位)、島根県・出雲の476人(第5位)など、西日本に多く見られる。一方、人口10万人当たりの医師数が100人台である地域は東日本に多くあり、その開きは大きく、全体としては西高東低の傾向が見られる。なお、この傾向は人口10万対病床数でも同様の傾向が見られる(日医総研ワーキングペーパーより)。

2019年度厚生労働省調べによると、後述する基金(253頁以降参照)を活用して構築した地域医療情報連携ネットワークは全国に218とされており、このうち全県単位でのネットワークは27存在している。その他の都道府県では、二次医療圏単位(ネットワーク数104)や市町村単位(同32)、市町村未満(同15)、その他(同40)と多様性があるのが特徴である(このほか、群馬県や京都府では基金を活用せずに構築したネットワークが稼働している)。

地域医療情報連携ネットワークの実施により得られた効果を調査すると、上位から「患者サービスが向上した」「医療機関間の人的ネットワークが進んだ」「患者紹介の円滑化が進んだ」「従事者間の連携が向上した」「診療所にとって地域中核病院のサポートが受けられるようになった」「患者の負担が軽減した」など、さまざまな効果があげられている(**図3**)。

このように、地域の資源やニーズに即し、多数のネットワークが構築され、さまざまな効果を発揮している。

図2■地域医療情報連携ネットワークのイメージ

地域中核病院
検査センタなど
大学病院
リハビリ病院
医療
医師会
診療所
調剤薬局
地域をとりまく多岐に渡る機関とプレイヤー
保健所・地域保健センター
訪問看護ステーション
患者
家族
行政
対象とする範囲は地域のニーズにより
変わるため多様性があるのが特徴
保健
地域包括支援センター
特別養護老人ホーム
救急
消防
介護

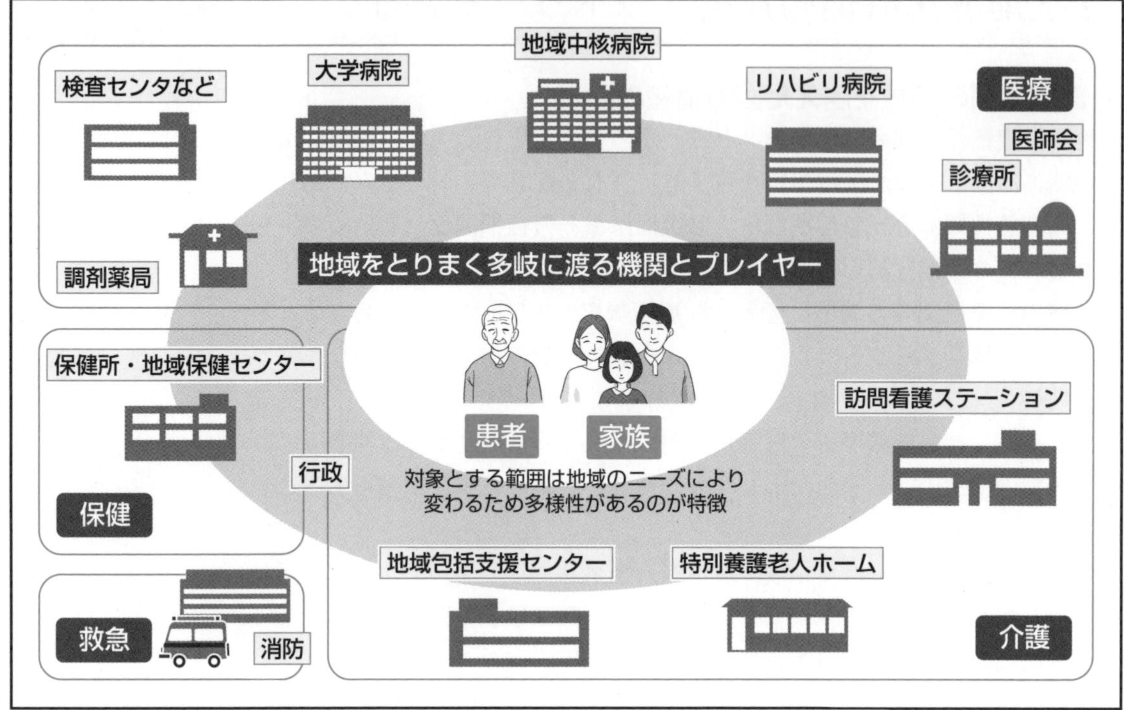

図3■地域医療情報連携ネットワークの効果

●地域医療情報連携ネットワークの実施による効果について調査を実施（平成30年度）。
●具体的な効果として、「患者サービスが向上した」120件が最も多く、次いで「医療機関間の人的ネットワークが進んだ」110件、「患者紹介の円滑化が進んだ」110件等であった。

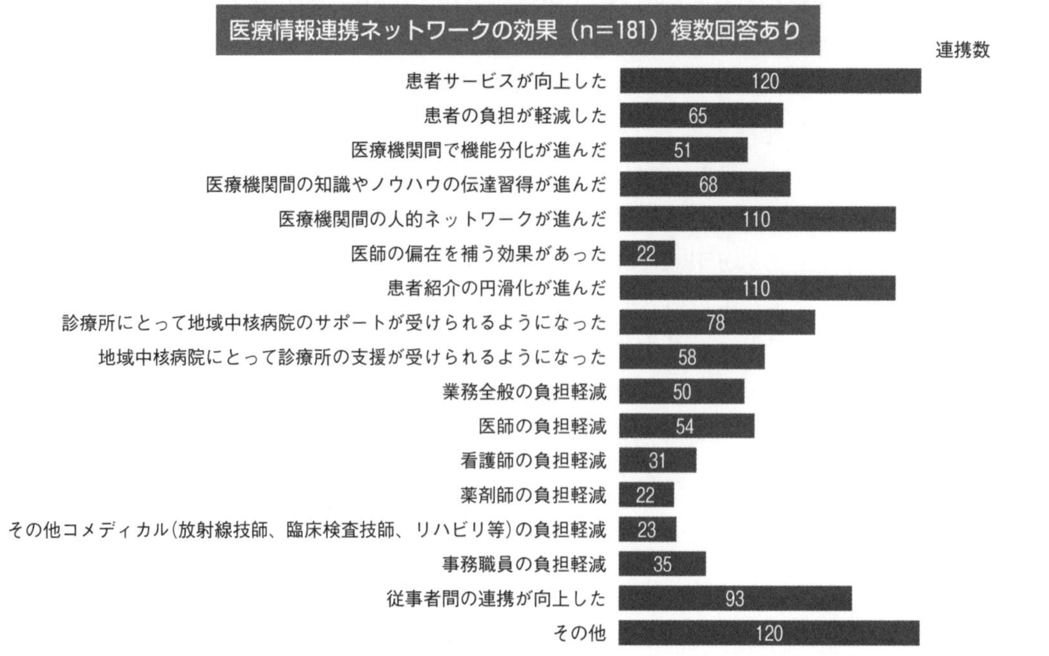

医療情報連携ネットワークの効果（n=181）複数回答あり
連携数
患者サービスが向上した 120
患者の負担が軽減した 65
医療機関間で機能分化が進んだ 51
医療機関間の知識やノウハウの伝達習得が進んだ 68
医療機関間の人的ネットワークが進んだ 110
医師の偏在を補う効果があった 22
患者紹介の円滑化が進んだ 110
診療所にとって地域中核病院のサポートが受けられるようになった 78
地域中核病院にとって診療所の支援が受けられるようになった 58
業務全般の負担軽減 50
医師の負担軽減 54
看護師の負担軽減 31
薬剤師の負担軽減 22
その他コメディカル（放射線技師、臨床検査技師、リハビリ等）の負担軽減 23
事務職員の負担軽減 35
従事者間の連携が向上した 93
その他 120

出典：「医療情報連携ネットワークに係る現状調査（H30年度厚生労働省調査）」より（令和3年12月9日第84回社会保障審議会医療部会資料掲載）

1-3.地域包括ケアシステムと医療計画

(1) 地域包括ケアシステム

先述のとおり地域医療情報連携ネットワークでは多くの機関・プレイヤーが関わっており、介護・生活支援などとの連携も重要なテーマとなっている。こうした連携について、国では、今後の超少子高齢社会・人口減少社会へと進んでいくにあたり、地域包括ケアシステムの実現・推進を進めている。

地域包括ケアシステムとは、住まい・医療・介護・予防・生活支援が一体的に提供されるしくみのことを指しており、高齢となり、重度な要介護状態となっても、住み慣れた地域で自分らしい暮らしを人生の最後まで続けられる体制の構築が推進されているのである(**図4**)。地域包括ケアシステムは、日常生活圏域、具体的には中学校区単位を想定している。これはおおむね30分以内に必要なサービスが提供される範囲である。

地域ごとに課題はさまざまであり、医療連携・救急搬送・服薬管理などの医療分野のほか、介護連携・在宅医療・看取りなどの介護と医療が一体的に提供されるもの、フレイル※・摂食や口腔ケア・独居・閉じこもり・孤立・買い物難民など多岐にわたる。地域医療情報連携ネットワーク・地域包括ケアシステムいずれの場合であっても、地域の課題を見据えて、その課題解決の手段としてネットワークやICTがあるということを念頭に置くことが重要である。

※フレイル(虚弱)
「フレイル」とは、厚生労働省では「フレイル診療ガイド2018年版」(日本老年医学会/国立長寿医療研究センター、2018)の定義が多く用いられており、要介護状態の前段階であり、「身体的脆弱性のみならず精神心理的脆弱性や社会的脆弱性などの多面的な問題を抱えやすく、自立障害や死亡を含む健康障害を招きやすいハイリスク状態」とされている。

図4■地域包括ケアシステムの概要

○住まい・医療・介護・予防・生活支援が一体的に提供される地域包括ケアシステムの実現により、重度な要介護状態となっても、住み慣れた地域で自分らしい暮らしを人生の最後まで続けることができるようになります。
○認知症は、超高齢社会の大きな不安要因。今後、認知症高齢者の増加が見込まれることから、認知症高齢者の地域での生活を支えるためにも、地域包括ケアシステムの構築が重要です。
○人口が横ばいで75歳以上人口が急増する大都市部、75歳以上人口の増加は緩やかだが人口は減少する町村部等、高齢化の進展状況には大きな地域差が生じています。
地域包括ケアシステムは、保険者である市町村や、都道府県が、地域の自主性や主体性に基づき、地域の特性に応じて作り上げていくことが必要です。

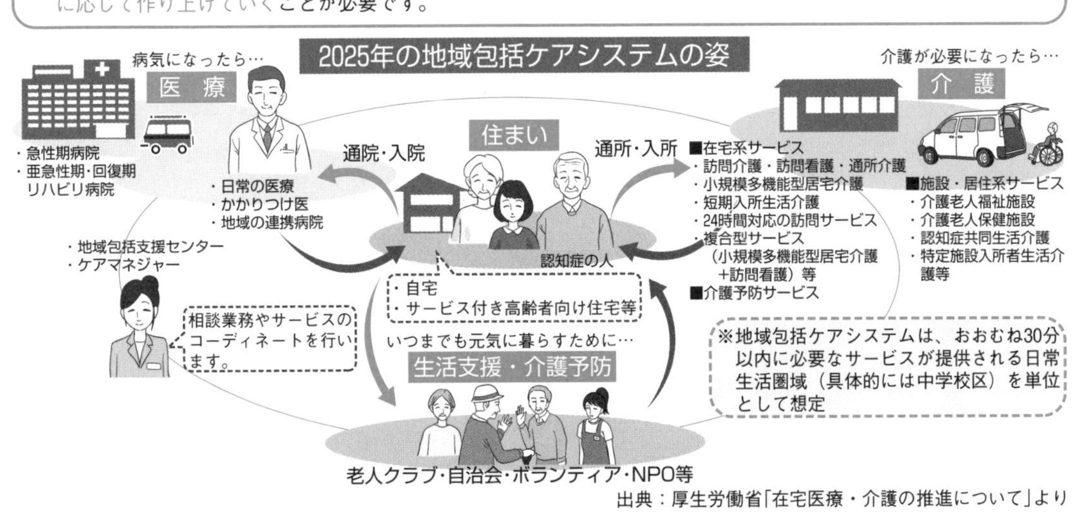

出典:厚生労働省「在宅医療・介護の推進について」より

⑵ 医療計画（保健医療計画※）

地域医療情報連携ネットワークを見ていくにあたり、もう一つ注目するべきは、医療計画である。医療計画とは、医療法に基づき都道府県が地域の実情に応じて策定する計画であり、現在は第７次医療計画（2018年～2023年）の計画期間中となっている。基本的に複数の市町村を一つの単位とする二次医療圏（図５）ごとに、基準病床数のほか、以下の観点などを記載する。

※保健医療計画
医療法で規定されている「医療計画」は、都道府県によっては「○○県保健医療計画」という名称を用いるケースも多い。本書の範囲では同義の用語と考えてよい。

❶急性期から回復期、慢性期までを含めた一体的な医療提供体制の構築

❷疾病・事業横断的な医療提供体制の構築

❸５疾病（がん・脳卒中・心筋梗塞等の心血管疾患・糖尿病・精神疾患）・５事業（救急医療、災害時における医療、へき地の医療、周産期医療、小児医療）及び在宅医療に係る指標の見直し等による政策循環のしくみの強化

❹市町村等の介護保険事業計画等の他の計画との整合性の確保

厚生労働省のホームページには各都道府県の医療計画が掲載されており、各地域における医療体制・ネットワーク等の方向性を確認できる※。

なお、2024年から2029年までを計画期間とする第８次医療計画では、上記❸に「新興感染症等の感染拡大時における医療」が追加され、５疾病・６事業＋在宅医療に変更される。

※ネットワークを支援するシステムは二次医療圏を対象としたものが多いが、たとえばドクターヘリの運用などについて、県全体（三次医療圏）を対象としたネットワークやそれに対応したシステムも構築されている。

図５ 医療圏の設定と二次医療圏の例（東京都）

医療圏については、一次医療圏・二次医療圏・三次医療圏に分けられる。

種類	定義	範囲
一次医療圏	健康管理、予防、一般的な疾病や外傷等に対処して、住民の日常生活に密着した医療・保健・福祉サービスを提供する医療圏	基本的に市町村を単位とする
二次医療圏	特殊な医療を除く入院治療を主体とした一般の医療需要に対応するために設定する医療圏	基本的に複数の市町村を一つの単位とする
三次医療圏	一次医療圏や二次医療圏で対応することが困難で特殊な医療需要に対応し、より広域なサービスを提供する医療圏	基本的に都道府県を一つの単位とする

二次医療圏では、たとえば「東京都保健医療計画」においては、次のような13圏域が設定されている。

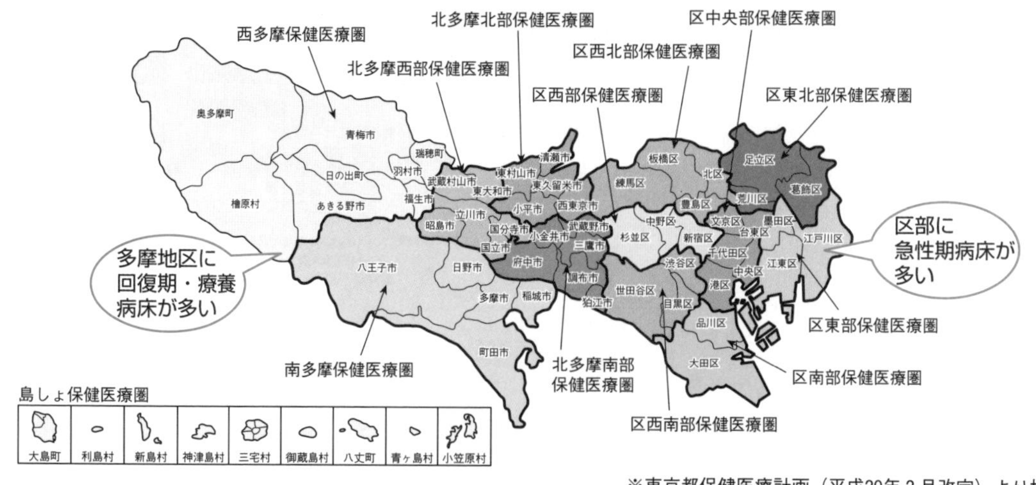

※東京都保健医療計画（平成30年３月改定）より抜粋

2 普及の流れと今後の方向性（行政動向等）

2-1.2000年度から地域医療再生基金（2009年度～2013年度）まで

医療分野におけるIT化に関する省庁としては、厚生労働省・経済産業省・総務省等があげられる。これら省庁主導による地域連携は、経済産業省の2000年度補正予算にて行われた「先進的情報技術活用型医療機関等ネットワーク化推進事業（電子カルテの共有モデル事業）」から始まったと言えるだろう。しかし、技術的な問題などがあり、2004年の段階ではかなりの地域（参加26地域中10地域）が休止に追い込まれた。事業期間終了後は医療機関の費用負担が重くなる、入力が面倒、といった理由でうまくいかなかったようである。

このような状況から大きく前進するきっかけとなったのが、2009年度第１次補正予算において、厚生労働省から各都道府県に交付された地域医療再生基金である。これは、地域の医師確保、救急医療の確保など、地域における課題の解決を図るため、都道府県に設置された。

従来の病院ごと（点）への支援ではなく、都道府県が策定する「地域医療再生計画」に基づく対象地域全体（面：二次医療圏※など）への支援として、2,350億円の予算がつけられた。また、2010年度補正予算においては都道府県単位（三次医療圏、一次・二次医療圏を含む広域医療圏）を対象とし、地域医療再生計画に基づく事業を支援する総額2,100億円が計上されている。その後も2012年度補正予算まで、予算づけが行われた。

※一次医療圏・二次医療圏・三次医療圏→前頁

この基金が呼び水となり、地域医療情報連携システムの構築が急増し、2010年では61件にとどまっていたものが2017年には累積で270件にまで広がり、現在に至っている（日医総研ワーキングペーパー「ICTを利用した全国地域医療連携の概況（2017年度版）」）。

基金でのポイントは２つあり、１つ目は、実証事業ではないということである。地域医療再生基金とは、医師の偏在・医療の疲弊などの対策として、従前からある保健医療計画※を補填するため、地域医療再生計画を立てて提出した都道府県に対し予算を基金として渡すものである。つまり、厚生労働省の予算によって事業を行うため、実証実験だから終わったとはならず、ベンダーを含むすべての関係者がしっかりと地域を支えていくこととなる。２つ目は、原則2013年度までに執行することである※。そのため、以降は利用料などを集めることにより、維持・運用を継続していくことになる。

※保健医療計画→前頁

※2009年度・2010年度補正予算においては、計画期間は2013年度までとなっていた。

2-2.地域医療介護総合確保基金(2014年度～)

2014年度からは、新たな財政支援制度として、地域医療介護総合確保基金が創設された。これは、「医療介護総合確保推進法」が成立(2014年6月)し、この法律の下に策定された「地域における医療及び介護を総合的に確保するための基本的な方針(総合確保方針)」のなかで、ICT(情報通信技術)を活用した取り組みが明記されたことを受けたものである※。

※具体的には、「標準的な規格に基づいた相互運用性の確保や将来の拡張性を考慮しコスト低減に努める等、情報通信技術(ICT)の活用を持続可能なものとして進めていくことが重要である」と記されている。

地域医療再生基金と若干異なり、総合確保基金では介護が入ってきている。基金の使途には在宅医療・介護サービスの充実に必要な事業も含まれ、地域医療情報連携システムの構築に必ずしも全額が振り分けられるわけではないが、基金の対象事業として筆頭にあげられているのが、「地域医療構想※の達成に向けた医療機関の施設又は設備の整備に関する事業」であり、令和4年予算では、全体で公費1,853億円(医療分1,029億円、介護分824億円)が計上されている。

※地域医療構想
医療法において、医療計画のなかに位置づけられた将来の医療提供体制に関する構想。2025年に向け、病床の機能分化・連携を進めるため、医療機能ごとに医療需要と病床の必要量を推計し、定めるものとされている。

■地域医療介護総合確保基金の流れ

総合確保基金は、都道府県や市町村が作成する計画とセットとなっている(図6)。都道府県が国に計画を提出し、これを受けて国が事業に要する費用の3分の2を負担する(都道府県は残りの3分の1を負担)。なお、介護については、介護保険の管轄が市町村であることから、市町村が計画を立て、都道府県に提出する流れとなる。

図6■地域医療介護総合確保基金の概要

○団塊の世代が75歳以上となる2025年を展望すれば、病床の機能分化・連携、在宅医療・介護の推進、医療・介護従事者の確保・勤務環境の改善等、「効率的かつ質の高い医療提供体制の構築」と「地域包括ケアシステムの構築」が急務の課題。
○このため、平成26年度から消費税増収分等を活用した財政支援制度(地域医療介護総合確保基金)を創設し、各都道府県に設置。各都道府県は、都道府県計画を作成し、当該計画に基づき事業を実施。

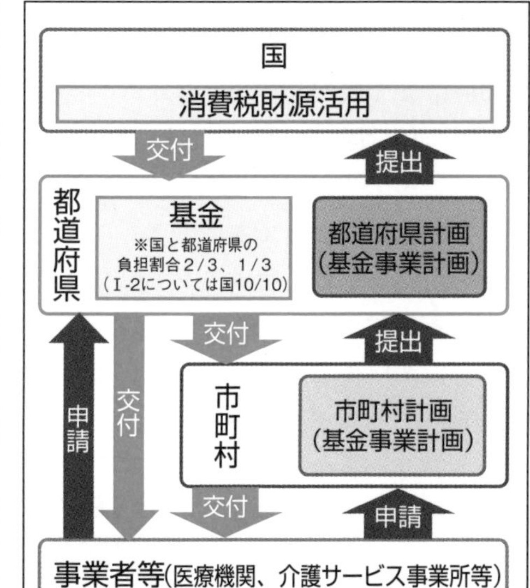

都道府県計画及び市町村計画(基金事業計画)

○基金に関する基本的事項
- 公正かつ透明なプロセスの確保(関係者の意見を反映させる仕組みの整備)
- 事業主体間の公平性など公正性・透明性の確保
- 診療報酬・介護報酬等との役割分担

○都道府県計画及び市町村計画の基本的な記載事項
医療介護総合確保区域の設定※1/目標と計画期間(原則1年間)/事業の内容、費用の額等/事業の評価方法※2
※1 都道府県は、二次医療圏及び老人福祉圏域を念頭に置きつつ、地域の実情を踏まえて設定。市町村は、日常生活圏域を念頭に設定。
※2 都道府県は、市町村の協力を得つつ、事業の事後評価等を実施
国は都道府県の事業を検証し、基金の配分等に活用

○都道府県は市町村計画の事業をとりまとめて、都道府県計画を作成

地域医療介護総合確保基金の対象事業

Ⅰ-1 地域医療構想の達成に向けた医療機関の施設又は設備の整備に関する事業
Ⅰ-2 地域医療構想の達成に向けた病床の機能又は病床数の変更に関する事業
Ⅱ 居宅等における医療の提供に関する事業
Ⅲ 介護施設等の整備に関する事業(地域密着型サービス等)
Ⅳ 医療従事者の確保に関する事業
Ⅴ 介護従事者の確保に関する事業
Ⅵ 勤務医の労働時間短縮に向けた体制の整備に関する事業

2-3.データヘルス改革による推進

行政動向としては、現在厚生労働省で進められているデータヘルス改革の動きも重要なポイントとなっている※。これは、健康・医療・介護施策という、これまでデータが分散してきたICTインフラを、有機的に連結させる動きであり、2021年６月には2025年度までの工程表が示されている。

※データヘルス改革の詳細については、第1章16頁以降参照。

このうち、「医療・介護分野での情報利活用の推進」を見ていくと、全国的に電子カルテ情報を閲覧可能とする基盤のあり方について2022年度内に結論を得て、以降、システムの課題整理・開発へと進めていくスケジュールが示されている(情報共有可能な医療機関はこれにかかわらず順次共有)。医療情報を患者や全国の医療機関等で確認できるしくみとしては、オンライン資格確認等システムの活用があげられている。こうした改革後の効果として、かかりつけ医療機関が被災した場合に他の保健医療機関で患者の情報が確認できる、救急搬送された意識障害の患者等についてより適切で迅速な診断・治療が実施できるなどの効果のほか、医療従事者の問診・確認の負担軽減や重複投薬等の削減などが期待されている。

また、介護・医療間の情報共有を可能とするための標準化についても、基盤のあり方について検討が進められており、2023年度内に結論を得て、以降システムの開発へとつなげていく見込みとされている(図７)。

図７■データヘルス改革工程表(医療・介護分野での情報利活用の推進より一部を抜粋)

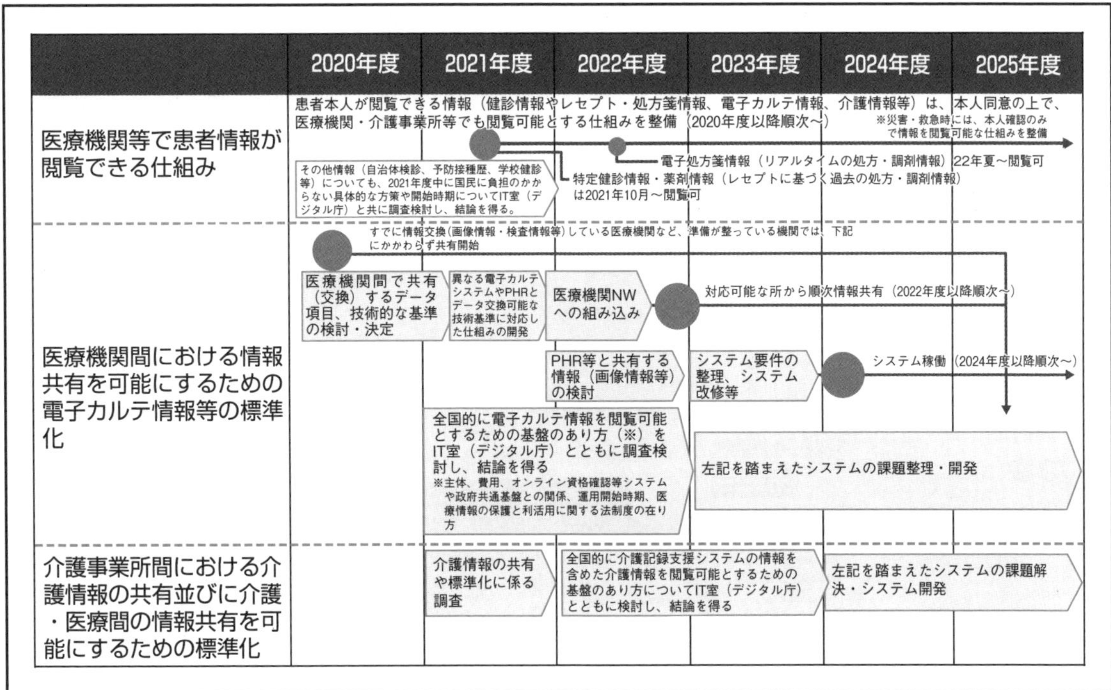

2-4.地域医療情報連携に関連する診療報酬

地域医療情報連携ネットワークの推進は、保険診療の対価であり、医療機関にとっての最大の収入源である診療報酬上の評価からも見て取れる※。

※診療報酬制度については第4章102頁以降参照。

たとえば、診療情報提供料(Ⅰ)という診療行為のなかに検査・画像情報提供加算という点数が設定されている。これは、診療情報提供書とあわせて、画像情報・検査結果等を電子的方法により提供した場合に算定できる点数である。一方、情報を受け取る側においても、電子的情報を受け取った際に算定できる電子的診療情報評価料が設定されている。これらの点数の算定には、施設基準等※により、地域医療情報連携ネットワークの環境が必要となっている。

※施設基準等
個別の診療行為・加算等を算定するために必要な、施設等に関する要件。厚生労働大臣が定める。

こうした連携のしくみの推進は、直近の診療報酬改定である令和4年度の改定でも見受けられる。救急患者の受け入れや病棟での機能分担、外来機能の分化・連携や、外来から在宅への連携などを推進するための評価が実施されている(図8)。特に、紹介受診重点医療機関※に関する評価が多数見受けられ、今後はここを中心にネットワークが進んでいく可能性も見込まれる。このように、診療報酬の流れを見ていくことからも、地域医療情報連携ネットワークの方向性をうかがうことができる。

※紹介受診重点医療機関
医療資源を重点的に活用する外来を地域で基幹的に担う医療機関。紹介患者への外来を基本としており、一般病床200床以上の病院の場合、紹介状がない患者等の外来受診時の定額負担の対象となる。

図8■令和4年度診療報酬改定における連携推進に関する評価

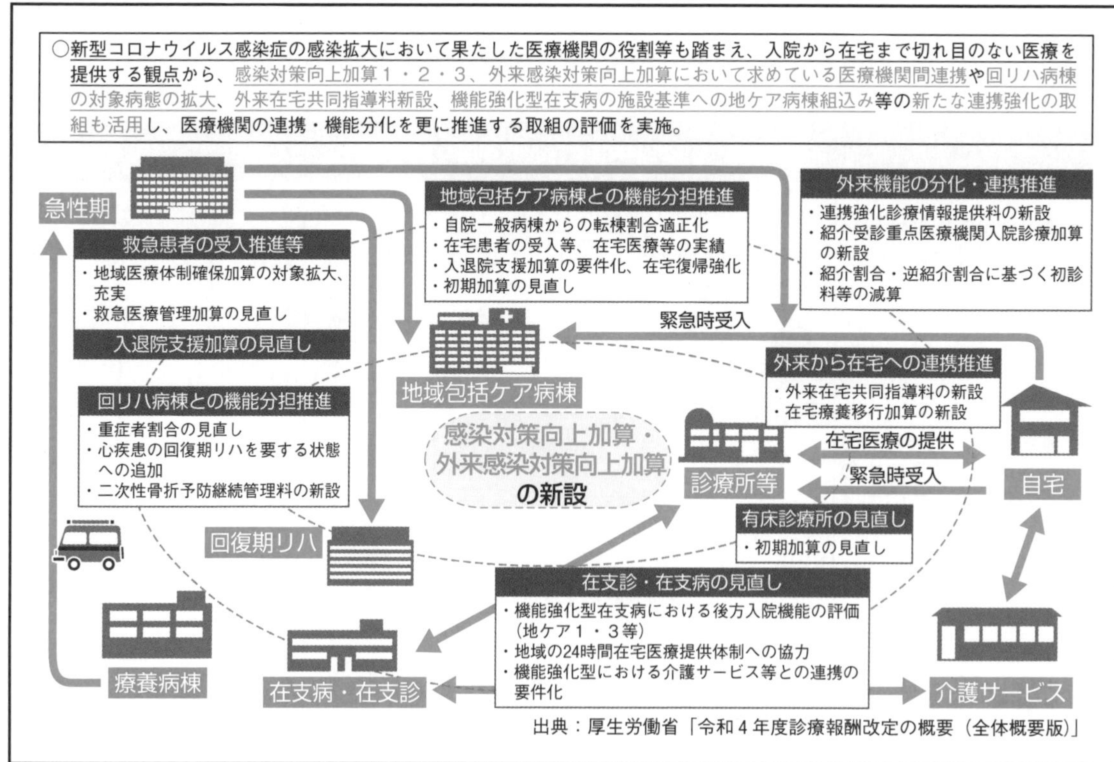

出典:厚生労働省「令和4年度診療報酬改定の概要(全体概要版)」

3 導入に際して留意すべきガイドライン

地域医療情報連携ネットワークをICTで支える地域医療情報連携システムの導入に際しては、留意するべき国の定めるガイドラインがある(図9)。

一つは、厚生労働省の「医療情報システムの安全管理に関するガイドライン」であり、医療機関等※における電子的な医療情報の取扱いに係る責任者を対象としている。もう一つは経済産業省・総務省の「医療情報を取り扱う情報システム・サービスの提供事業者における安全管理ガイドライン」であり、医療情報システム等を提供する事業者が対象となっている。

これら3省の2つのガイドライン※は、互いの整合性を踏まえながら、その時々の課題に対応して改訂が加えられている。これらについて知っておくことは、今後地域医療情報連携を主体としている協議会など(運営主体)から受託管理事業者へ業務委託などを行う際に重要となる。

このほか、医療・介護関係者向けの個人情報に関するガイダンスとして、「医療・介護関係事業者における個人情報の適切な取扱いのためのガイダンス」が示されており、システム開発者も把握しておくべき内容といえる。

※ここで言う医療機関等とは、ガイドラインのなかでは病院、一般診療所、歯科診療所、助産所、薬局、訪問看護ステーション、介護事業者、医療情報連携ネットワーク運営事業者等として示されている。

※ここで示した3省2ガイドラインの詳細については、第3章83頁以降参照

図9 医療情報にまつわる主なガイドラインの関係

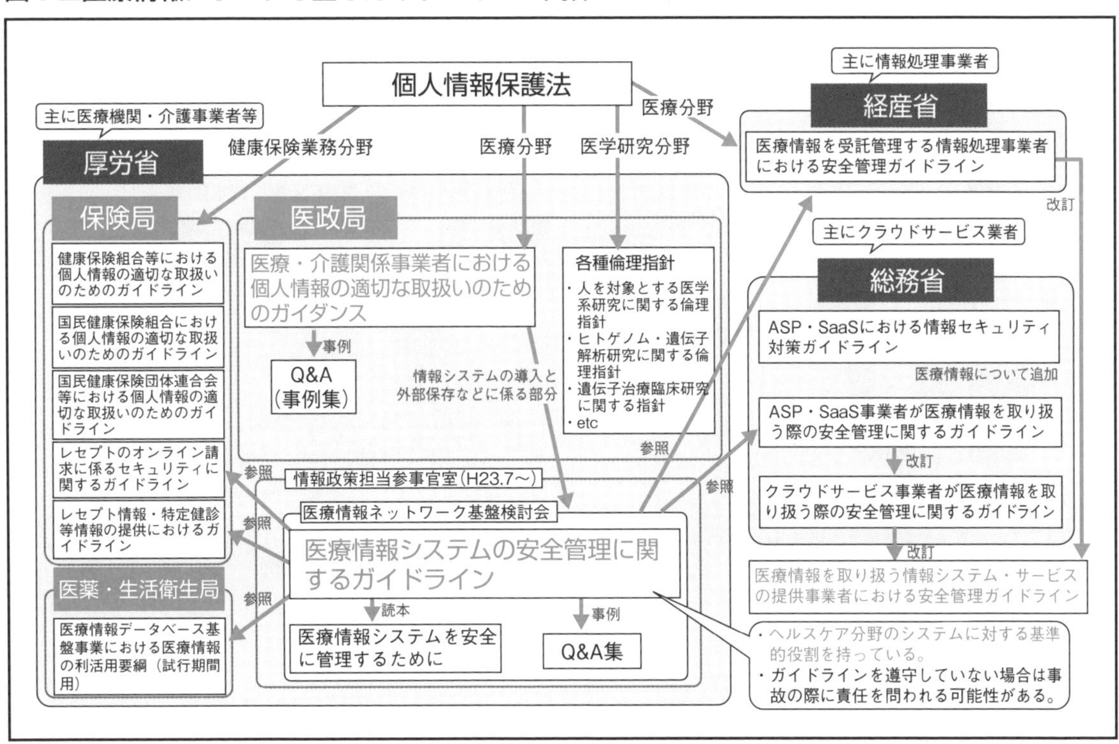

4 地域医療情報連携システムにおける標準規格

4-1.地域医療情報連携システムと標準規格の位置づけ

地域医療情報連携システムは、医療機関間の情報共有・閲覧をICTでサポートするものであるため、それぞれが採用しているシステム同士で、情報を円滑に受け渡しできる必要がある。この、データをやり取りするための標準的な取り決め・標準規格をそれぞれにおいて実装していることが重要である。

保健医療情報分野では、厚生労働省が医政局長通知で定めた厚生労働省標準規格※が示されている。この通知では、①情報が必要時に利用可能であることを確保する観点から有用であり、かつ②地域医療連携や医療安全に資するものであること、③医療機関等で医療情報システムの標準化や相互運用性を確保していく上で必須であることから、今後厚生労働省において実施する医療情報システムに関する各種施策や補助事業等では、厚生労働省標準規格の実装を踏まえるものとされている。ここでは、このうち地域医療情報連携システムにおいて特に関連深い厚生労働省標準規格、❶「SS-MIX2(HS026)」、❷「DICOM(HS011)」、❸「IHE-ITI(HS031)」について見ていく(**図10**)。

※厚生労働省標準規格→280頁。本章で紹介する厚生労働省標準規格の正式名称は以下のとおりである。
❶HS026 SS-MIX2 ストレージ仕様書および構築ガイドライン
❷HS011 医療におけるデジタル画像と通信(DICOM)
❸HS031 地域医療連携における情報連携基盤技術仕様。
なお、この標準規格への登録は、医療情報標準化推進協議会(HELICS協議会→281頁)の審議・提言を経て行われる。

図10■地域医療情報連携システムと標準規格の位置づけ

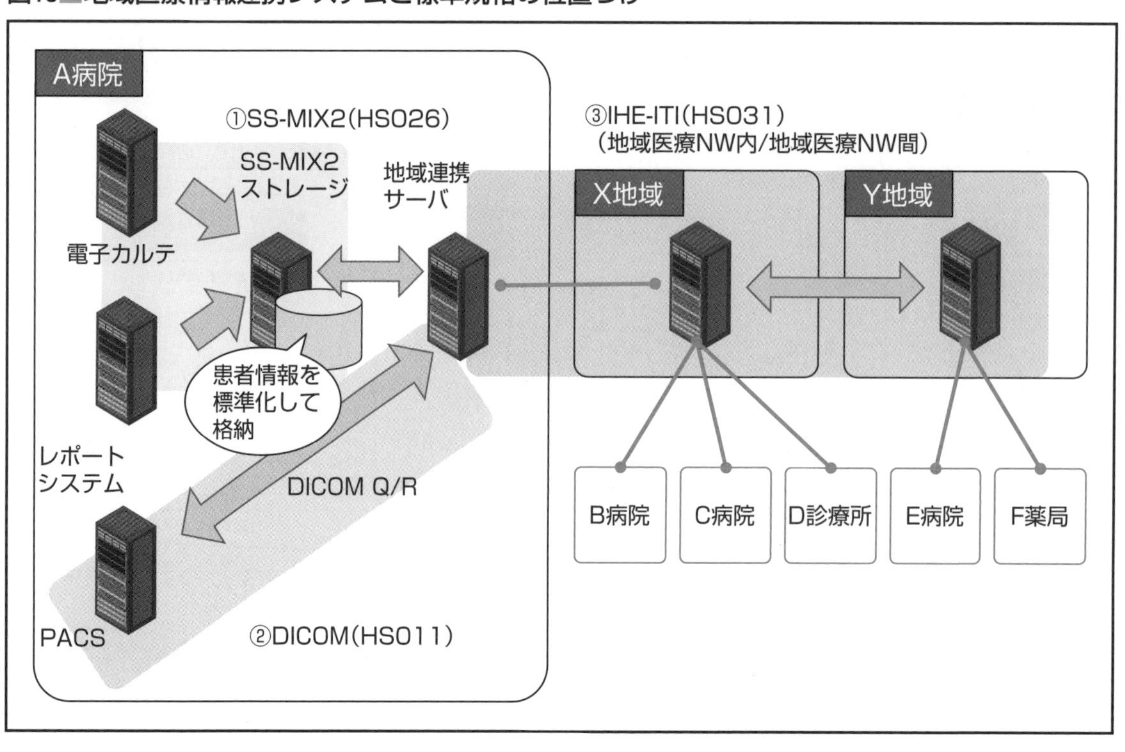

4-2.❶SS-MIXと標準化ストレージ

(1) SS-MIXとは

静岡県下の医療機関間にて診療情報交換を目的に行われた実証事業「静岡県版電子カルテシステム」(2004年度)の成果である、標準的な診療情報提供書が編集できる「標準化ストレージ」という概念をもとに、医療機関を対象とした医療情報の交換・共有による医療の質の向上を目的とした「厚生労働省電子的診療情報交換推進事業」(SS-MIX：Standardized Structured Medical record Information eXchange)が実施された(2006年度)。その後、電子カルテデータを標準的な形式で格納して活用を図る「SS-MIX標準化ストレージ」の普及推進が、SS-MIX普及推進コンソーシアムを中心に図られ、さらに2016年には改訂されたSS-MIX2標準化ストレージ仕様書と構築ガイドラインが厚生労働省標準規格として追加されている※。

※SS-MIX標準化ストレージ仕様書の改訂は、日本医療情報学会(JAMI)が厚生労働省の委託を受けてSS-MIX普及推進コンソーシアムと共同で実施した。2022年３月には、日本医療情報学会のホームページに、SS-MIX2仕様書・ガイドラインのVer.1.2hが公開されている。

標準化ストレージとは、さまざまなインフラから配信される情報を蓄積するとともに、標準的な診療情報提供書が編集できる概念であり、SS-MIX標準化ストレージでは、既存の院内システムで発生・送信される主要なデータを、標準的な形式・コード・構造で蓄積する(**図11**)。

蓄積されたデータは院内で採用しているシステムの種別を問わず、さまざまなプログラムやシステムでの利用が可能となる。

これにより、システム障害時の過去データの参照、システム更新時の既存データの引継ぎのほか、標準形式で保存されていることから地域医療情報連携ネットワークにおいて医療機関間の連携のためのリポジトリに活用されるなど、さまざまな利活用につながっている。

図11■SS-MIX標準化ストレージの概要

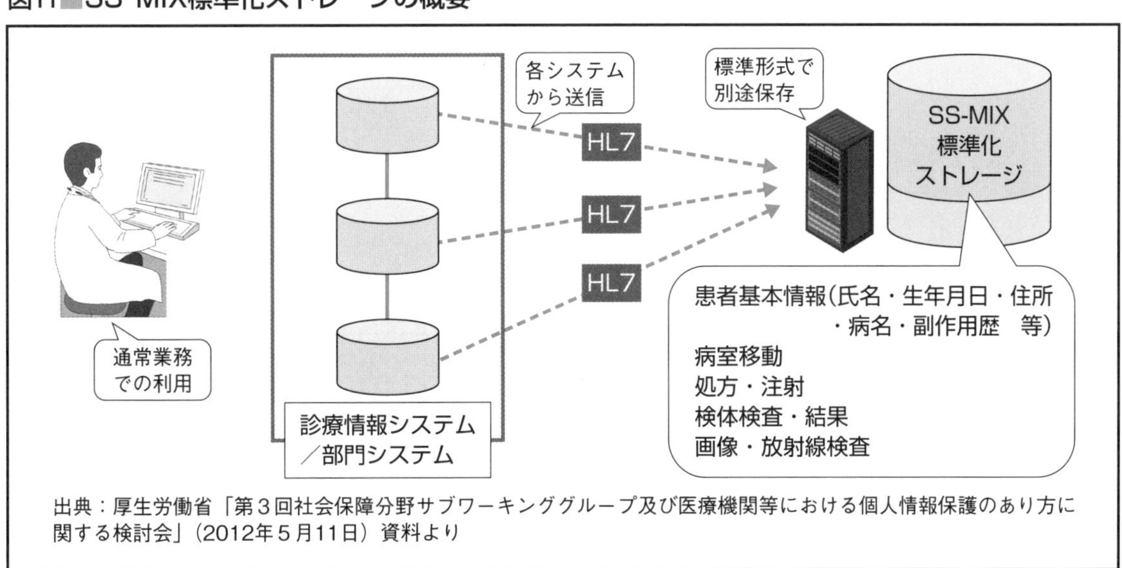

出典：厚生労働省「第３回社会保障分野サブワーキンググループ及び医療機関等における個人情報保護のあり方に関する検討会」(2012年５月11日) 資料より

(2) SS-MIX標準化ストレージの構造と拡張ストレージ

患者基本情報や処方などの情報を格納するSS-MIX標準化ストレージは、フォルダ構造上にHL7※ファイルを格納するという、シンプルな構成となっている。そのため、小規模のベンダーでも対応しやすく、連携テストも行いやすいという特徴を持っている（**図12**）。

※HL7→285頁

一方、SS-MIX標準化ストレージに格納する以外の、HL7で標準化されていない文書や画像などについては、SS-MIX標準化ストレージと同様の構成をもって拡張ストレージに格納する（標準化ストレージの拡張）。

たとえば、HTML、XML等で記述されたファイルやPDFに代表される印刷イメージファイル、テキスト情報や、広く一般的に利用されているワープロ・表計算等のソフトウェアにて作成された文書ファイル、JPEG、TIFF、ビットマップ等の画像ファイルなどが該当する。

なお、診療情報交換のための診療文書を記述する規約である、HL7 CDAを使ったドキュメントについては、JAHIS標準※においても複数整備している。地域医療情報連携に関しては、利用率の高い経過記録を、「JAHIS地域医療連携における経過記録構造化記述規約ver.1.0」として公開している。

※JAHIS標準→281頁

図12■SS-MIX標準化ストレージの構造

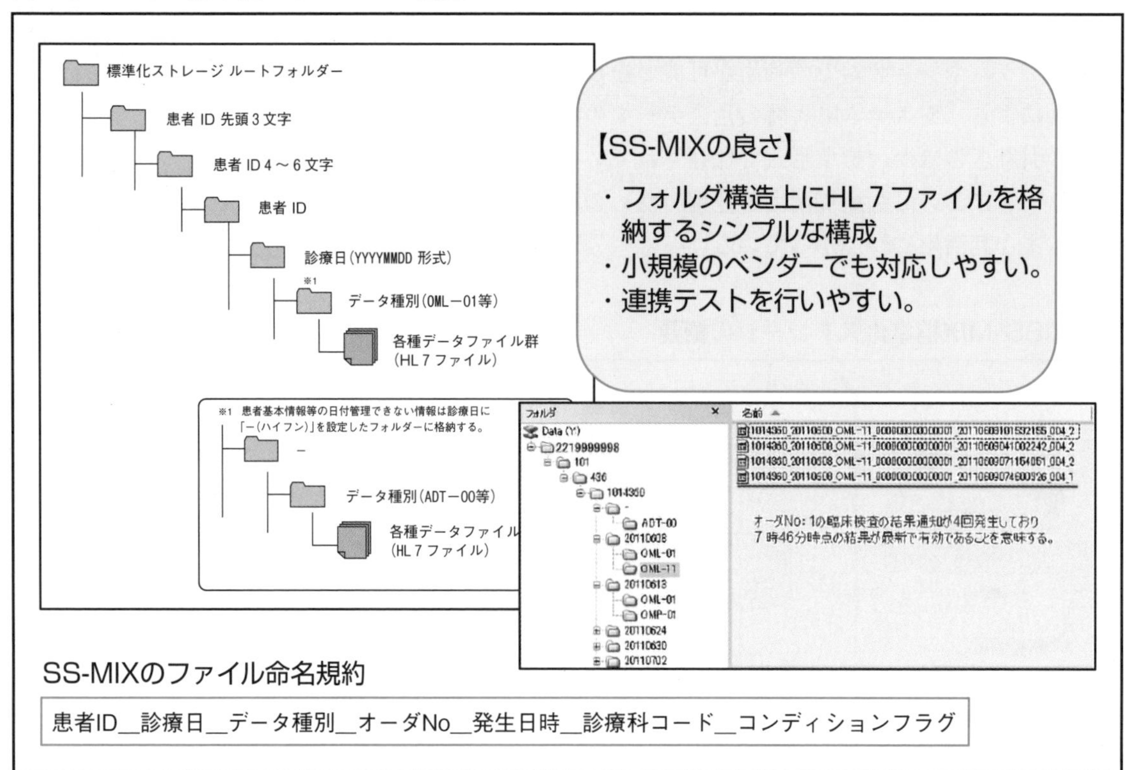

4-3. ❷DICOM Q／R

DICOM※とは「Digital Imaging and Communications in Medicine」の略であり、ACR(米国放射線学会)とNEMA(米国電気機器工業会)が制定した医療情報交換のための標準規格である。

主に医用画像に関する通信プロトコルの、デファクトスタンダードとなっており、情報交換の媒体としてネットワークまたはオフラインメディア(CD、DVD等)を使用するが、医用画像のやり取りのみでなく、画像検査全体に関わるワークフローの改善を目的として拡張が進められている。

そんなDICOMのサービス(機能)のなかでも、医用画像システム(PACS)端末と地域連携システムとの間で一般的に運用されているサービスが、Query/Retrieve(DICOM Q/R)である。

これは、DICOMデータを問い合わせ、検索(取得)する機能となっており、同意患者の検査・画像情報の取得に役立っている。

PACSストレージは非常に大容量で高額となることもあるので、同意した患者の必要な期間のデータだけを、地域医療情報連携システムに取り込むために活用されている(図13)。

※DICOM→第８章200頁、医療情報システムの標準化について287頁参照。

図13 DICOM Q/Rの概要

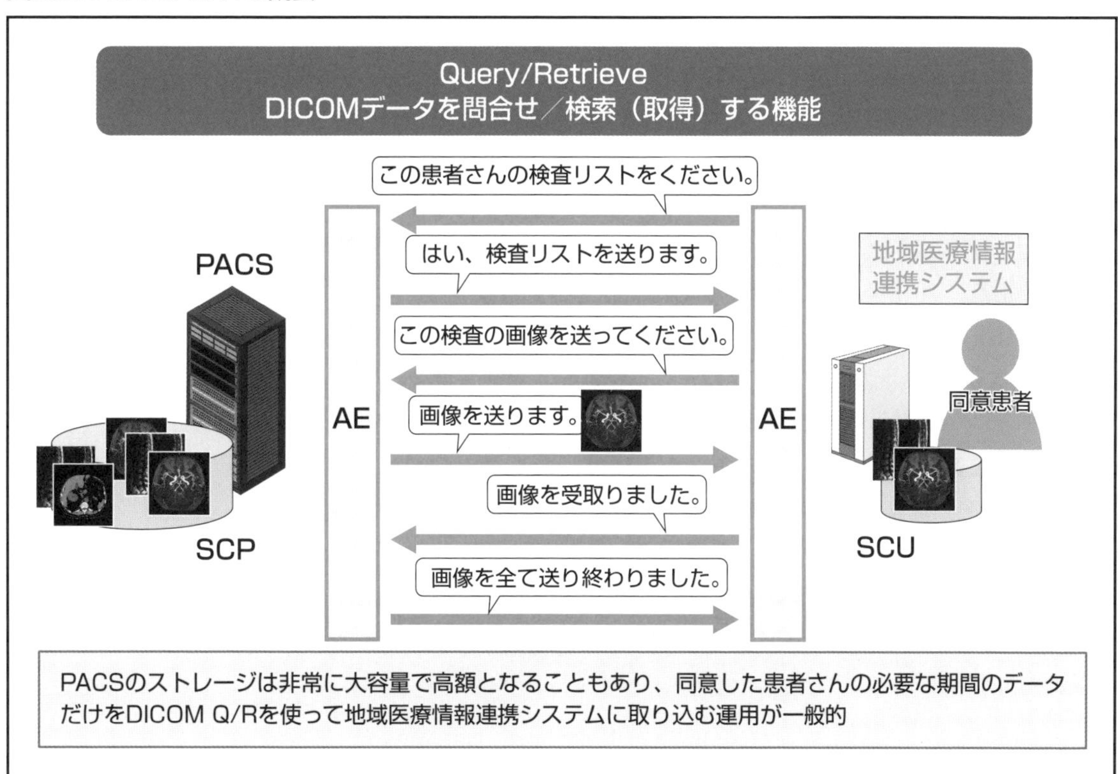

4-4. ③IHE-ITI（地域医療情報連携における情報連携基盤技術仕様）

地域医療情報連携にあたっては、データの中身や保存のやり方だけでなく、作業手順、やり取りのルール、いわば業務シナリオ（統合プロファイル）を定める必要がある。これを定めている国際的なプロジェクトがIHE（Integrating the Healthcare Enterprise）※である。そのなかでも、情報を取り扱う技術の基盤（IT Infrastructure）-ITIは、特に地域医療情報連携に関連が深いものであり、セキュリティ基盤、医療情報連携基盤、患者ID参照基盤などにより構成された、ワークフローの基盤となる統合プロファイル集となっている**（図14）**。具体的には、患者ID相互参照の「PIX」、患者基本情報の問い合わせ「PDQ」、施設間情報共有「XDS」、コミュニティ間連携「XCA」などで構成されている※。

この「PIX」は患者IDの統合を行う統合プロファイルであり、患者の名寄せ情報を共有する重要な役割を担っている。たとえば、紹介元A病院（地域ネットワークのXシステムを使用）と紹介先のB病院（地域ネットワークのYシステムを使用）の間で患者情報を共有する時、PIX連携により送信された患者基本情報と名寄せ情報を、統合MPI※で共通IDを付与し統合することにより、一つの患者の情報として閲覧できるようになる。また、相互に関連づけされた患者IDの情報が更新されれば、患者ID相互参照更新通知（ITI-46）として、各地域連携ネットワークのシステムにも通知されることとなる**（図15）**。

※IHE（Integrating the Healthcare Enterprise）
医療連携のための情報統合化プロジェクト。業務フローに従ったDICOM、HL7といった標準規格の適用ガイドラインを作成し、システムへの実装、接続テストを実施する体制を構築。

※XDS、XCAについては、特に画像のための共有ないし連携に関する統合プロファイルとして、それぞれ「XDS-I」「XCA-I」がある。

※MPI（Master Patient Index）
患者の診療情報を共有する施設、あるいは、地域医療情報連携ドメインにおいて、登録されたすべての患者に関する情報を管理するデータベース。

■JAHISによる実装ガイドとIHEコネクタソンによる推進

この仕様（地域医療情報連携における情報連携基盤技術仕様）は、2016年３月に「HS031 地域医療連携における情報連携基盤技術仕様」として厚生労働省標準規格に認定された。これに先立ち、JAHISでは「IHE-ITIを用いた医療情報連携基盤の実装ガイド」を2015年３月に策定・公表している。

これは、IHE-ITIを、各ベンダーがどのように実装するべきかを明確化したガイドであり、2018年１月には第3.1版が公開されている。

また、IHEでは年に一度、各ベンダーが一堂に集う、IHE-Jコネクタソンを実施している。「コネクタソン」とは、「コネクト」と「マラソン」をあわせた造語であり、一週間ほどの長期間にわたり、異なるシステムや機器との相互接続のテストを行うものとなっている。ここでは、たくさんの統合プロファイルに関して検証が実施されるが、IHE-ITIに関するものも多数あり、地域医療情報連携に関するシステムの構築に貢献している。

なお、2021年には23のベンダーが参加し、ITIに関してはCT、PAM、PDQ、PDQm、PDQV3、PIXV3、XCA、XDS.bの統合プロファイルについて検証が行われている。

図14 IHE-ITI統合プロファイルの全体像

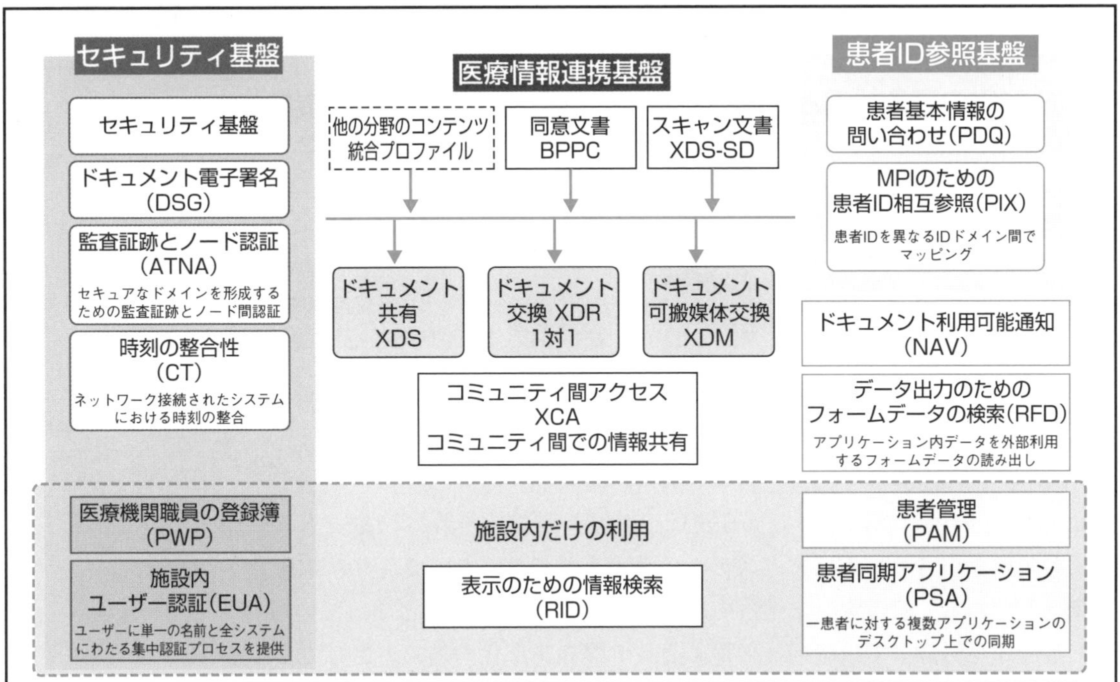

セキュリティ基盤
セキュリティ基盤
ドキュメント電子署名 (DSG)
監査証跡とノード認証 (ATNA)
セキュアなドメインを形成するための監査証跡とノード間認証
時刻の整合性 (CT)
ネットワーク接続されたシステムにおける時刻の整合
医療情報連携基盤
他の分野のコンテンツ統合プロファイル
同意文書 BPPC
スキャン文書 XDS-SD
ドキュメント共有 XDS
ドキュメント交換 XDR 1対1
ドキュメント可搬媒体交換 XDM
コミュニティ間アクセス XCA コミュニティ間での情報共有
患者ID参照基盤
患者基本情報の問い合わせ(PDQ)
MPIのための患者ID相互参照(PIX)
患者IDを異なるIDドメイン間でマッピング
ドキュメント利用可能通知 (NAV)
データ出力のためのフォームデータの検索(RFD)
アプリケーション内データを外部利用するフォームデータの読み出し
医療機関職員の登録簿 (PWP)
施設内ユーザー認証(EUA)
ユーザーに単一の名前と全システムにわたる集中認証プロセスを提供
施設内だけの利用
表示のための情報検索 (RID)
患者管理 (PAM)
患者同期アプリケーション (PSA)
一患者に対する複数アプリケーションのデスクトップ上での同期

PIX(Patient Identifier Cross-referencing):複数のシステムで別々に管理されている患者識別情報の整合性を確保し、各システムを越えた患者単位の検索を可能とする電文仕様。患者IDで患者情報サーバに検索を行う
PDQ(Patient Demographics Query):患者基本情報の照会の為の電文仕様。患者名などの患者基本情報で患者情報サーバに検索を行う
XDS.b(Cross Enterprise Document Sharing):施設間で特定の患者の診療文書を共有する方法を提供するための電文仕様
XDS-I.b(Cross-enterprise Document Sharing for Imaging):施設間で患者の画像ドキュメントを共有する方法を定めた電文仕様
XCA(Cross Community Access):地域連携ネットワーク間で診療情報文書を共有する方法を提供するための電文仕様
XCA-I(Cross-Community Access for Imaging):地域連携ネットワーク間で患者の画像ドキュメントを共有する方法を定めた電文仕様
ATNA(Audit Trail and Node Authentication):セキュリティ管理者による監査、ログの記録、アクセス制限等の監査証跡の仕組み

図15 PIXによる患者IDの統合

紹介元 A病院(地域ネットX)
①来院
②診察
③患者同意取得&診療情報提供書発行 (自院の患者IDを記載)
④地域連携システムに患者登録
患者&診療情報提供書
紹介先 B病院(地域ネットY)
⑤患者がB病院に来院
⑥受付に診療情報提供書を提出
⑦A病院からの情報をもとに地域連携システムに患者登録
ITI-46
統合MPI
●患者基本情報(PIX連携)
氏名、性別、生年月日、住所等
●名寄せ情報(PIX連携)
共通ID:300
X:100
A病院:001
Y:200
B病院:002
Xシステム
●患者基本情報(PIX連携)
氏名、性別、生年月日、住所等
●名寄せ情報(PIX連携)
ネットX:100
A病院:001
共通ID:300
Yシステム
●患者基本情報(PIX連携)
氏名、性別、生年月日、住所等
●名寄せ情報(PIX連携)
ネットY:200
B病院:002
共通ID:300

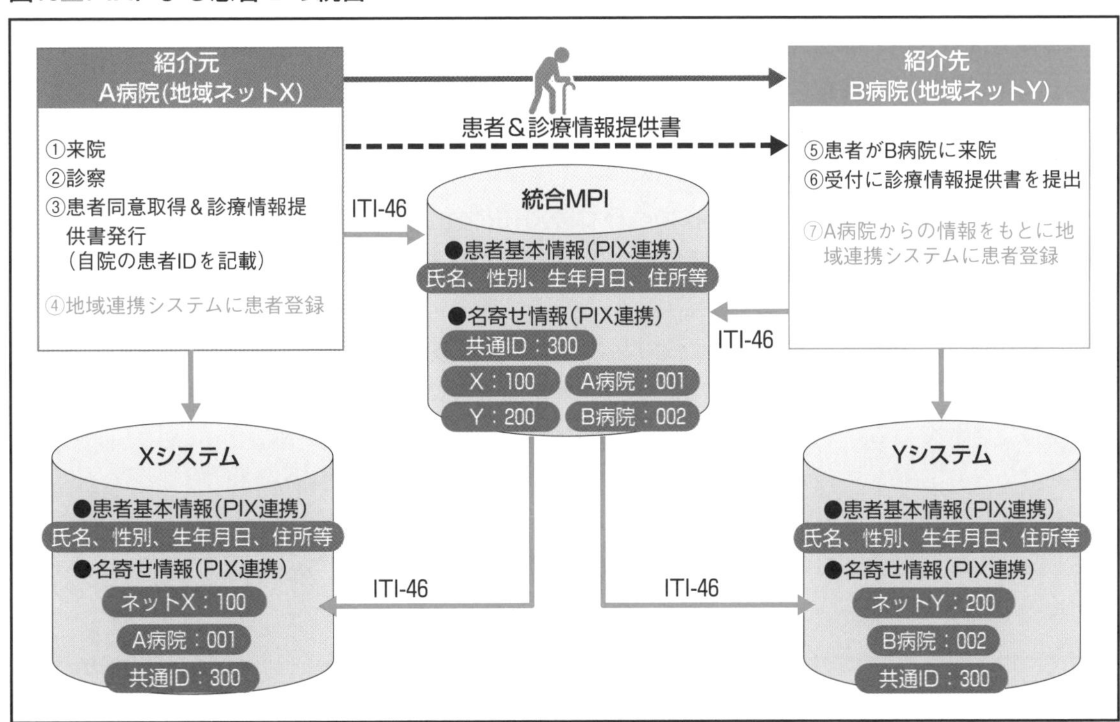

4-5.HL7 FHIRによる地域医療情報連携システムの普及推進

⑴ SS-MIXの導入状況と中小病院・一般診療所への普及の必要性

地域医療情報連携システムの普及は重要なテーマであるが、厚生労働省により実施された医療施設調査によると、令和２年段階における実際のSS-MIX導入状況は、下表のとおりとなっている。

一般病院[1]（病床規模別）			一般診療所[2]
400床以上	200～399床	200床未満	
59.4% (397/668)	33.4% (415/1,241)	14.7% (775/5,270)	3.5% (3,544/102,612)

１）病院のうち精神病床のみを有する病院と結核病床のみを有する病院を除いたもの
２）診療所のうち歯科医業のみを行う診療所を除いたもの

400床以上の大病院においては６割近くで導入が実施されている一方、医療機関の規模が小さくなるほどシステムの導入も進まなくなっており、病床数が20床未満である一般診療所に至っては、わずか3.5%の導入率となっている。

そこで厚生労働省では、今後の電子カルテ等の標準化の進め方として、中小病院や一般診療所においても地域医療情報連携システムに参加しやすくするために、HL7 FHIR※を活用したネットワークの拡張を検討している。

※FHIR→Fast Healthcare Interoperability Resourceの略。294頁参照。

⑵ HL7 FHIRと厚生労働省標準等のFHIR化等

HL7 FHIRとは、医療情報交換のための実装しやすい新しい標準規格として海外で注目されている規格である。

その特徴は実装しやすさにあり、インターネット環境で広く浸透しているデータ交換方式（Web技術）と柔軟にデータ形式交換可能なフォーマットで構成されている**（図16）**。変換ロジックに基づきAPIを介して、共通規格化されたデータをオンラインで送受信・出入力するしくみであり、これを用いて普及していく方向性が厚生労働省より示されている。

なお、厚生労働省標準や標準的仕様についてのFHIR化も進められており、厚生労働科学研究においては、日本医療情報学会と日本HL7協会による４つのFHIRの標準が作られている。具体的には、処方情報に加え、健診結果報告書、診療情報提供書、退院時サマリーの３つの文書についてであり、これらについては2022年２月にHELICS標準として採択され、2022年３月に厚生労働省標準※として認定されている。

※認定された厚生労働省標準については、それぞれ以下のとおり。
- HS036 処方情報 HL7 FHIR 記述仕様
- HS037 健康診断結果報告書 HL7 FHIR 記述仕様
- HS038 診療情報提供書 HL7 FHIR 記述仕様
- HS039 退院時サマリー HL7 FHIR 記述仕様

さらに、NeXEHRSコンソーシアム※と日本医療情報学会のNeXEHRS研究会においては、健康医療情報の利活用を統合的に実現する共通プラットフォーム（PLAT）の参照実験においてFHIR連携基盤を構築し、実証を行っている段階となっている**（図17）**。

※NeXEHRSコンソーシアム
「次世代健康医療記録システム共通プラットフォームコンソーシアム」の略称であり、本人主体管理、本人・医療提供者間での情報共用、自他共栄を３つのコンセプトとして提唱している。NeXEHRSについては97頁参照。

図16 HL7 FHIRを用いた標準化の進め方

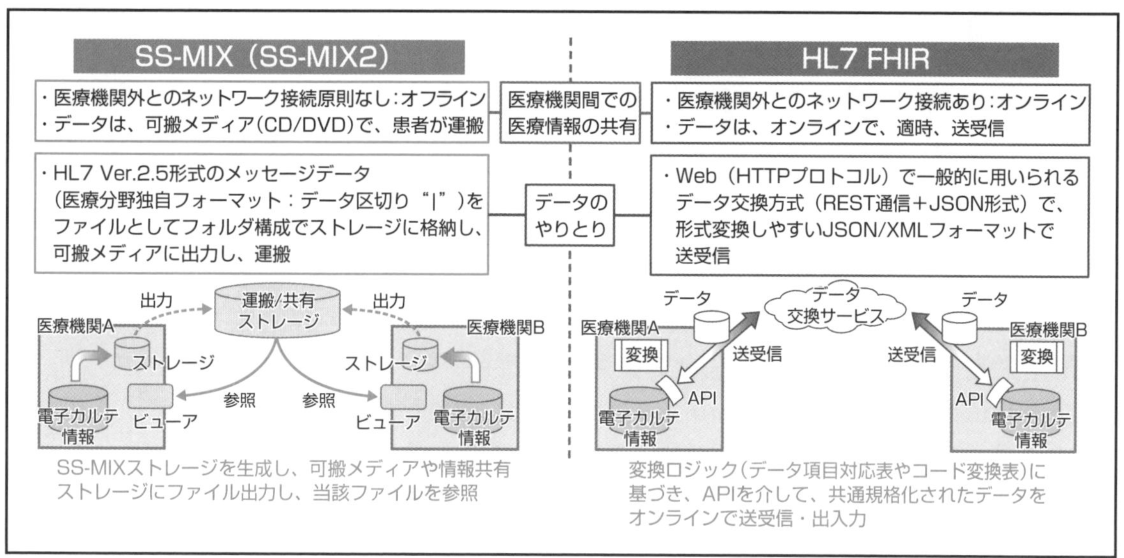

図17 NeXEHRSコンソーシアムと日本医療情報学会によるPLAT参照実験環境

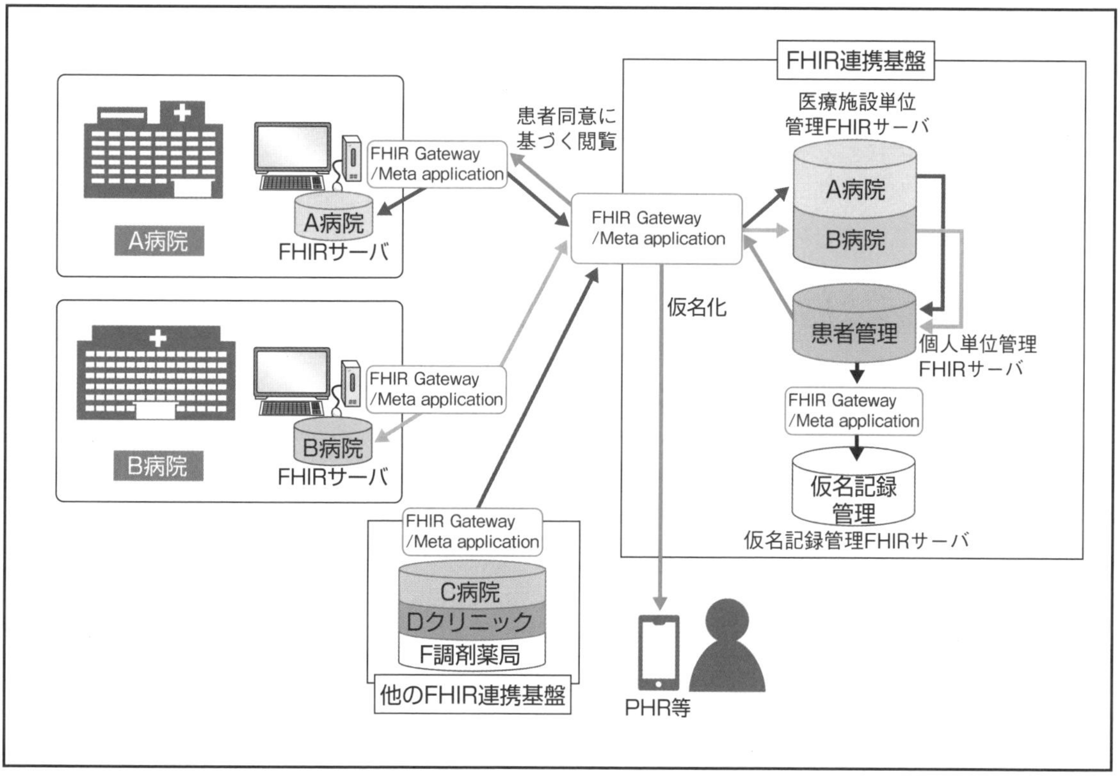

A病院
FHIR Gateway
/Meta application
A病院
FHIRサーバ

B病院
FHIR Gateway
/Meta application
B病院
FHIRサーバ

患者同意に
基づく閲覧

FHIR連携基盤
医療施設単位
管理FHIRサーバ
FHIR Gateway
/Meta application
A病院
B病院
患者管理
個人単位管理
FHIRサーバ
FHIR Gateway
/Meta application
仮名記録
管理
仮名記録管理FHIRサーバ
仮名化

FHIR Gateway
/Meta application
C病院
Dクリニック
F調剤薬局
他のFHIR連携基盤

PHR等

5 ICT導入時に留意すべき事項

5-1.費用対効果の検証

(1) 厚生労働省が示す定量的指標と対象患者設定

地域医療情報連携ネットワークの国費支援としては、先述した地域医療介護総合確保基金が活用できるが、厚生労働省では「地域医療介護総合確保基金の配分方針」が示されている。このなかでは、ネットワークの利用状況も踏まえた上で、地域で活用される情報連携項目となるよう、費用対効果も含めた検証を行うことを求めている。さらに、活動状況や準備状況は、支援の採否の判断に係る情報となることが示されており、定量的な指標も示されている※。

しかし、この定量的指標については、地域医療情報連携ネットワークの利用目的と一致しているのかという問題がある。

たとえば、救急医療を目的としたネットワークの場合、その対象者は全住民となり、初診の患者に対してやってはいけないことなどを情報共有することになる。一方、専門医・かかりつけ医の連携などを目的とする場合、情報共有は必要な患者に限られ、患者の経過等の情報を共有することになる。

地域医療情報連携ネットワークの利用目的・対象によって、対象者や必要とされる情報は異なるため、それを踏まえた上で適切な指標を使って評価・改善する必要がある(図18)。

※厚生労働省が示す定量的指標としては、開示医療機関数／閲覧医療機関数／対象となる圏域にある医療機関数／医療機関参加率／登録患者数／対象となる圏域の人口／患者登録率／地域ネットワークへのアクセス数(月間)／アクセス医療機関数(月間)／1アクセス当たりの基金投入額が示されている。

図18 費用対効果に関する対象患者設定の問題

地域医療情報連携ネットワークの利用目的による対象者・参照する共有情報

	初診・救急・災害	地域でのチーム医療 (専門医・かかりつけ医の連携)
対象者	全住民(住民網羅的に意味がある)	情報共有が必要と判断された患者
情報共有したいこと	初診の患者、カルテが不明な患者に対する①問い合わせ先、②やってはいけない事 等	地域で見守る患者に対して、①診断内容、②治療方針、③患者の経過 等
必要な情報	服用中の薬 アレルギー 受診歴・連絡先等の基本的な情報	診療情報提供書・退院サマリー 看護サマリー 医師・看護師の経過記録 画像、各種レポート等詳細な情報

地域医療情報連携ネットワークの利用目的・対象によって対象者や必要とされる情報は異なり、それを踏まえた上で適切な指標を使って評価・改善のサイクルを回すべき

(2) 利用状況の算出と費用対効果に関するJAHIS技術文書（図19）

費用対効果を考える際、対象者の他にも利用状況の算出も重要である。これは、地域医療情報連携ネットワークの有用性・持続性の検証に対して有効であるが、この利用状況算出についても課題が見えてくる。

それは、各地域医療情報連携ネットワークに導入されたシステムにより、アクセス数の算出基準が異なるという点である。

厚生労働省では、支援を行うネットワークの最低基準を明示し目標値を示していることから、都道府県にアクセス数を報告する運用が開始されている。しかし、アクセス数の算出基準が異なるため、必ずしも利用状況を正しく把握できていない状況であった。地域医療情報連携ネットワークの運営については、運営状況の指標となるものを整備し、運用・システム面の改善策を検討していくことが必要であり、それには地域医療情報連携における評価指標を統一化し、課題解決に寄与できるようなガイドラインの策定が求められていた。

そこで、2022年２月に費用対効果を示すJAHIS技術文書「JAHIS地域医療連携の評価指標に関するガイドVer.1.0」が作成された。ここでは、❶登録患者数、❷アクティブ患者数、❸アクティブユーザ数、❹定期利用ユーザ数、❺アクティブ医療機関数、❻アクセス文書数、❼診療報酬項目の算定数、❽その他の指標、の８つの指標が示されている。

図19 利用状況算出の問題とJAHIS技術文書の8つの指標

地域医療情報連携ネットワークの有用性・持続性の検証に対しての課題

都道府県にアクセス数を報告する運用が開始されているが、
各地域医療情報連携ネットワークに導入されたシステムにより、
アクセス数の算定基準が異なるため、必ずしも利用状況を正しく把握できない

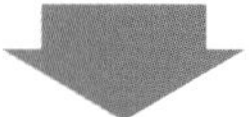

地域医療情報連携ネットワークの運営について運営状況の指標となるものを整備し、
運用・システム面の改善策を検討していくことが必要

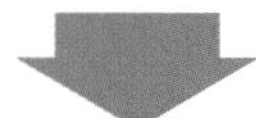

地域医療情報連携における評価指標を統一化して
課題解決に寄与できるようなガイドラインの策定

［JAHIS技術文書における8つの指標］

❶登録患者数：ネットワークに登録している患者数 ❷アクティブ患者数：患者が実際にネットワークで閲覧されているかを計る指標 ❸アクティブユーザ数：医療従事者が実際にネットワークを利用しているか計る指標 ❹定期利用ユーザ数：医療従事者が頻繁にネットワークを利用しているかを計る指標	❺アクティブ医療機関数：医療機関が頻繁にネットワークを利用しているかを計る指標 ❻アクセス文書数：開示されている文書情報がユーザから閲覧されているかを計る指標 ❼診療報酬項目の算定数：紹介率・逆紹介率、医業収入、在院日数、病床利用率、医療機器の共同利用件数など ❽その他の指標：開示率・利用率・患者同意取得率など

5-2.運営主体の設置と運営

(1) 運営主体の設置

①運営主体(協議会)とは

地域医療情報連携を展開し地域医療情報連携ネットワークを実現するためには、地域を支援するための持続的運営主体の存在が、導入システムにどんな機能を備えていくべきかを決定していく際の主体的な組織としても必要不可欠である。

さらに医療ITベンダーに対して、各種ガイドラインを勘案した上で委託契約等を行う、委託元の組織としても重要な位置づけとなる。

こうした観点から将来の維持、運用、さらに地域住民のため永続的な運営を見据えた運営主体として、通常「協議会」という名称が与えられる。

ICTのネットワークだけではシステムは動かないことから、運営主体については、多くの報告書で、地域医療情報連携を地域で展開する際に、ヒューマンネットワークを作る上で必ず必要なものとして明記されている。

おおむね、自治体、行政、医師会、中核医療機関、保健所の長または医療情報部の代表などが参加して構成されるケースが多く、在宅医療連携などを視野に入れる際は、地域包括支援センター、薬剤師会、歯科医師会あるいはNPOなどより広範なものとなる。

連携の範囲はただちに広い範囲(地域・分野)を対象にするよりも、必要な機能を逐次接続する考え方が永続的な運営につながると思われる。

また、短期の実証では難しかったアウトカム·エビデンスの提示についても、地域でライフラインとして導入する際に重要な指標となり、導入前にどの分野で得ていくかの検討が必要となる。

②組織、団体のありかたについて

運営主体は、意思の決定や、課題の解決を行う上で、非常に重要な組織となる。先述のとおり連携の範囲については、必要な機能を逐次接続する考え方、すなわち、小さく生んで大きく育てるという考え方が適していることから、はじめは狭い範囲における法人格のない任意団体として、有志が集まり立ち上げることもある。しかし、ネットワークが広がって行くにつれて、NPOや法人組織としての設置につなげ、各種の契約の履行において権利をもつなんらかの法人格を有することが適当であると思われる。

権利能力なき社団(人格なき社団)として活動するケースも存在するものの、法人格を有していない場合では、ベンダーとの契約行為が難しくなる。そのため、最終的には法人化は欠かせないものと思われる。

③組織の体制について

おおむね協議会は、運営主体として地域全体をみた上での全体的な協議の場、また意思決定を行う場として地域の代表者で構成され、その下部に実務を行う組織を設置する事例が多い。

たとえば、まずは○○医療情報連携推進協議会などといった最高決定機関がトップの機能として設立される。ここでは、地域全体をみた意思決定や政策的な検討が実施され、院長や医師会の会長、県や市区町村などの行政に加え、地域の大学の先生などのような有識者などのメンバーにより構成される。また、トップ機能をサポートする、事務局機能も必要となる。

最高決定機関の下には、下部組織からの承認を行う作業部会、さらにシステム・仕様等を検討して上程するワーキンググループがぶら下がるが、とりわけ実務を行うワーキンググループにおいては、連携する情報の専門分野の医師、病院医療情報部の関係者などの参加が欠かせない(**図20**)。

■運営主体の現状について

日医総研ワーキングペーパー「ICTを利用した全国地域医療連携の概況(2020・2021年度版)」によると、運営主体別で地域医療情報連携数(総計268)を見ていくと、病院が主体となるケースが最も多い(98連携)。次いで、医師会の46連携、共同運営の40連携、行政の27連携と続いていく。

本来ならば、公平性の観点から医師会が運営主体となることが望ましいと言う声も多いが、専任のIT技術者がいない医師会も多数あるなどの課題もあり、潤沢な人的リソースを持つ病院が主体となる場合が多くなっている。

図20■運営主体の構成例

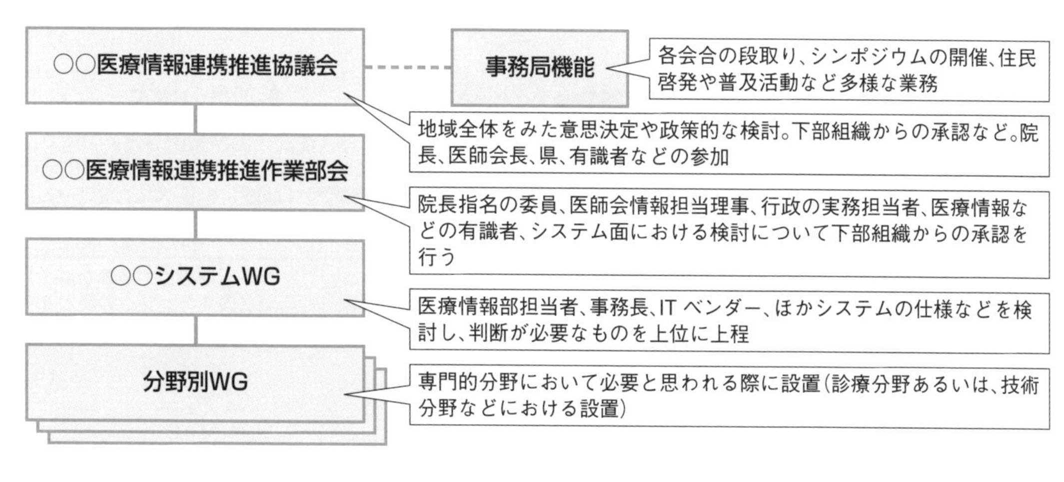

⑵ 運営主体を中心とした正のスパイラル

組織の体制が整備されれば、次はそれぞれがきちんと機能することにより、地域医療情報連携ネットワークの成長を促進させていく必要がある。

すなわち、運営主体を中心とした正のスパイラルの確立であり、その過程は、次の４段階に分けられる(**図21**)。

①透明性の確保

②参加者の増大

③アウトカムの確立

④課題の解決や提起

まず、運営主体がリーダーシップをとり、住民や医療機関などへの説明を行い、連携による効果やメリットについて理解を得る(①)。この透明性の確保により、漠然とした不安の除去がなされれば、より多くの医療機関や住民の参加、ひいては対象地域の拡大などが図られていくことになる(②)。

そうして運営した結果、得られた情報からアウトカムを得ることにより(③)、さらなる課題の抽出やさらなる対処方針の明確化を行っていく(④)。

こうした工程を回していくことで、正のスパイラルが実現する。

図21■運営を主体とした正のスパイラルのイメージ

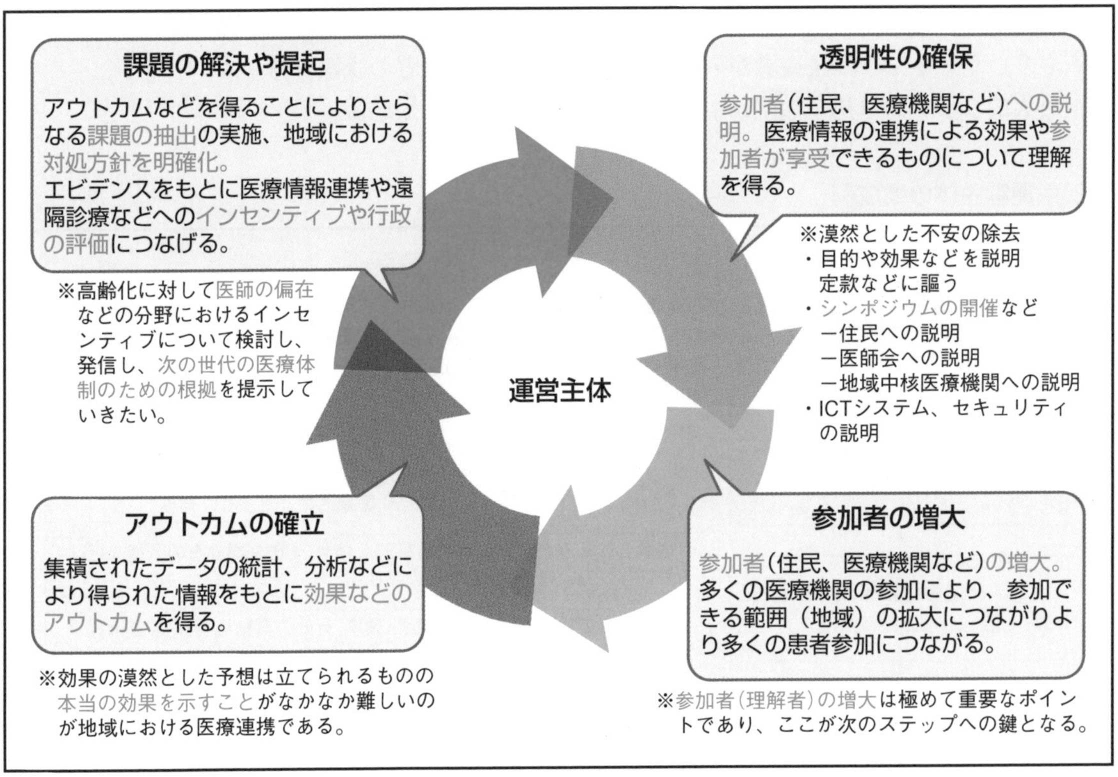

⑶ データの管理方式について

運営にあたっては、どのようにデータを管理していくのかも重要な課題となる。データ管理の形態に関しては、各所における運用ポリシー、とりわけ公的病院等における院内ポリシーなどに依存する分散管理方式のほか、迅速なレスポンスへの期待、また震災など災害対策を前提としたディザスタリカバリの要望などにより、**図22**のような3つの形態(集中管理方式、分散管理方式、ハイブリッド管理方式)に整理されると思われる。

国内には医療機関ごとに多くの個人情報保護のポリシーにさまざまな類型があり統一されていないため、域内で接続可能な医療機関のうちもっとも高いレベルに合わせて、分散管理方式を取るケースや、その一方で、災害対策のため集中型を検討する例もある。

災害時のバックアップ、セキュリティ対策、データ量やストレージにかかるコストのほか、レスポンスや回線速度など、さまざまな要素を踏まえて総合的に判断し、どの方式がもっとも適切であるのか選んでいくことになる。

さらに今後は、データの分析や二次利用といった要素も重要となってくるため、そうした方面でのやりやすさといったものを踏まえて、データの管理方式を決めていく必要がある。

図22■データ管理方式の3形態

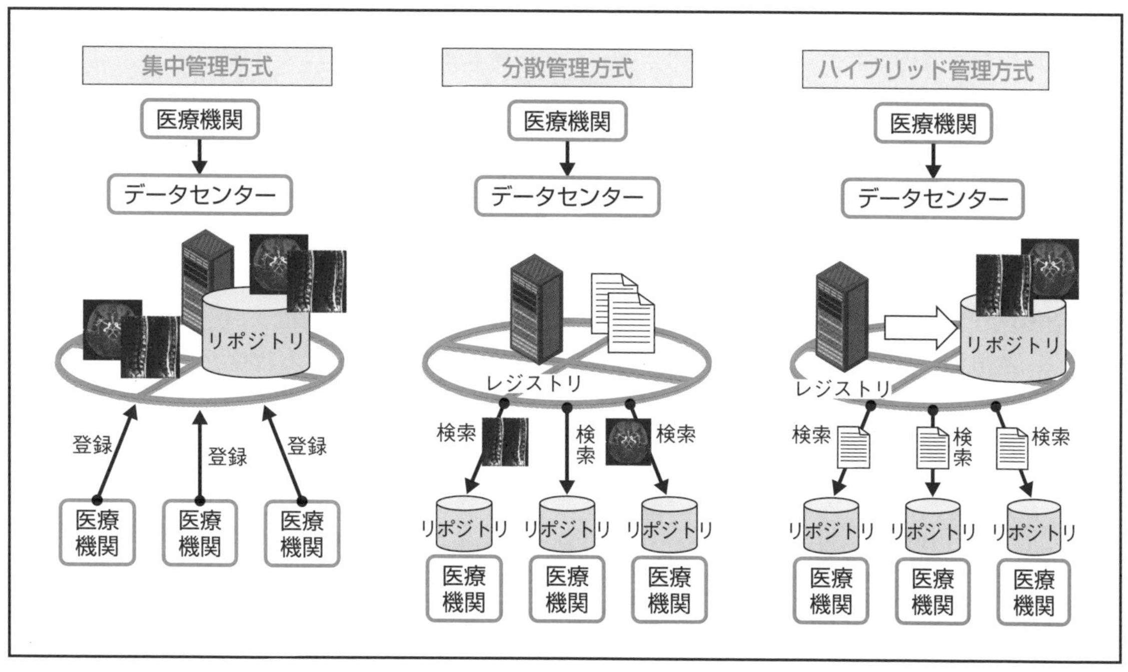

5-3.同意の取得と共有すべき情報の範囲

(1) 同意の範囲について

地域医療情報連携ネットワークにおいて患者の参加を得るためには、患者の同意の形態そのものも検討する必要がある。同意に際する説明内容の見える化とその方法が住民の漠然とした不安を解消し、また医療機関の参加を促し、地域医療情報連携が円滑に推進される、正のスパイラル構築における最初の一歩となるためである※。ただし、同意を得ることは非常に重要なことである一方で、説明に対する質問への回答などが、医療機関の負担となることも多い。

※これらは書面に加えWebを活用し参画している医療機関の情報や新規参加の情報、新たな連携範囲の拡大などのアナウンスにより透明性を確保できる。

同意の取得方法とその後の流れは、導入するシステムの要件を定義する際に極めて重要であり、また、同意を得る患者の範囲に関する検討も重要である。

【包括同意】	地域医療情報連携システム上のすべての診療情報等を参画医療機関で共有し、参照することを前提とする。(個別の診療連携からの離脱はオプトアウトで行う)
【個別同意】	医療機関単位、診療科単位、医師単位など、いずれかの単位で個別に同意を取り(オプトイン)診療情報等を参画医療機関で共有し参照することを前提とする。
【包括・個別同意】	地域医療情報連携システム上における診療情報等の連携について同意を得て、その後医療機関ごとに同意を取得し随時診療情報等の共有を行う。

地域医療情報連携システムが出始めた当初は、各医療機関の各医師により個別同意をとることが主流であった。しかし、ネットワークが広がると同意を取り直すなどの手間があるため、現在は包括同意が増えてきている※。

※これには、住民や患者の側においても地域医療情報連携システムが重要であるという認識が浸透してきたという背景もある。

誰がどのシーンで同意を取るかも、慎重に決める必要がある。外来で医師が説明し同意を得るのはかなり負担がある。入院時の説明で事務職員が同意を取る、入院後のベッドサイドで取る、市役所の窓口や薬局で取る(お薬手帳の機能を活用)など、地域の実情に応じたやり方で同意を取るのが重要である。

なお、精神科や産婦人科などへの配慮が必要であるが、同意取得をする単位を細かくすると運用のシステムも煩雑となるため、工夫が必要となる。

■地域医療情報連携ネットワークでの共有項目

実際に同意を要するような情報のうち、地域医療情報連携ネットワークにおいて実際に共有される情報はどういったものがあるかを見てみると※、画像情報の連携や診療情報の連携については、それぞれ8割程度のネットワークにおいて共有されている。このほか、在宅医療連携や医療介護連携、電子紹介状や検査・予約、健診情報の連携なども、比較的増えてきている。一方、電子クリニカルパスや電子版お薬手帳、電子処方箋などはまだ少ない。

※統計については、日医総研ワーキングペーパー「ICTを利用した全国地域医療連携の概況(2020・2021年度版)」による。

現在よく見られている機能、将来必要になってくる機能を地域でよく協議した上で、システムの機能を拡張していくことが重要である。

(2) 共有するべき連携情報の範囲の検討

共有すべき連携情報の範囲はさまざまであるが、経済産業省の実証事業、シームレスな地域連携医療WGにおいては、基本情報※、処方履歴、検体検査結果、アレルギー情報、既往症、禁忌情報、感染症情報、と報告された。またこの報告では必要のないデータを過度に共有することは望ましいことではないとし、最低限共有することが望ましい情報を検討する必要について言及している。

※地域連携医療患者ID、医療機関ID、氏名、生年月日、性別、住所、電話番号。

一方、共有した情報を利用する利用者(職種)としては、医師、看護師(准看護師)、薬剤師、検査技師、医師事務作業補助者、MSW、行政、事務局機能、地域包括ケアにおける多職種等(介護士、理学療法士、作業療法士、他)、救急救命士、住民等のように、医療連携、医療介護連携、PHRといったように範囲の拡大に伴い利用者が増加することになる。職種ごとに縛られる法制度が異なるなどの差異があり、参照情報の範囲を検討する必要がある。**図23**は、事務局・医師・コメディカル・救急救命士をあげて各連携情報の範囲を例示したものであるが、こうした共有範囲は運営主体と十分検討を行うことが望ましい。

また、職種ごとにどのような連携情報の閲覧を許可するかなど、アクセス権についての検討、運用面、システム面での考慮も必要であり、診療連携に参加する機関を整理(調剤薬局、介護関連など参加施設の整理)し、施設ごとに情報共有を行う職種を検討し、決定する必要がある※。

※なお、情報量が多ければ便利になるという考えもあるが、必要な情報が埋もれる可能性がある上に、システムの開発・保守費用も上がっていくため、どのような情報属性を活用していくのかは実情に応じて検討する必要がある。

図23■共有するべき連携情報の範囲の例

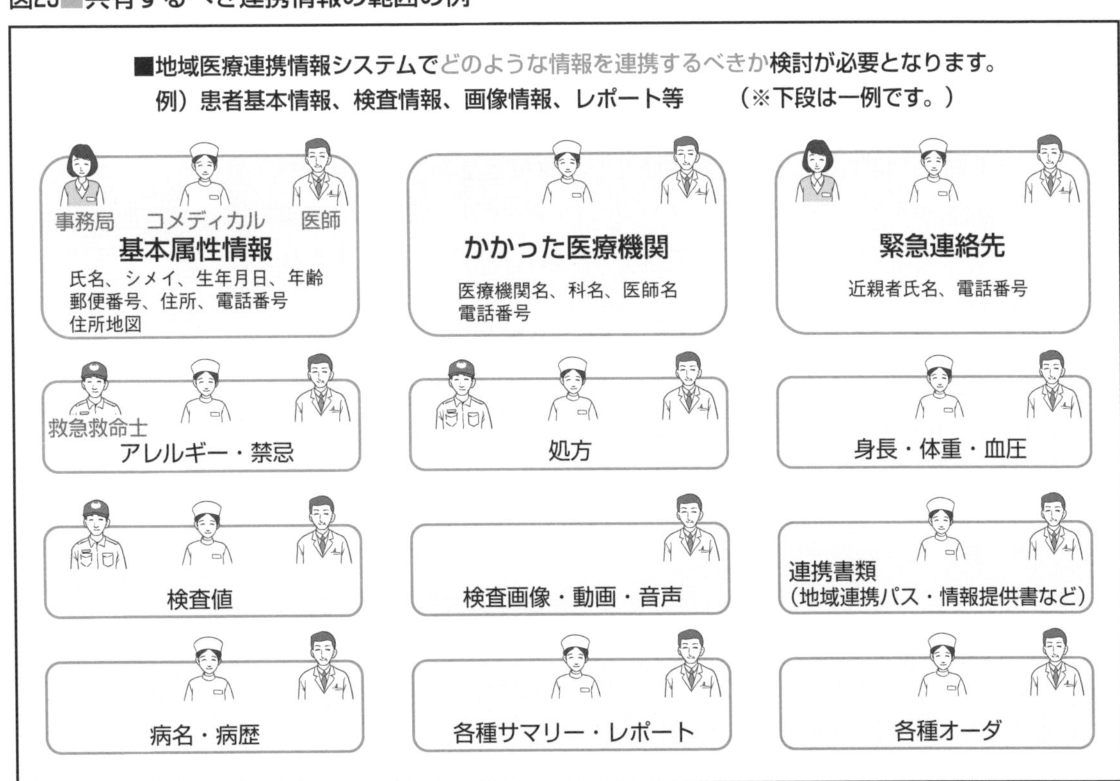

5-4.セキュリティに関する検討

⑴ 地域医療情報連携システムにおけるセキュリティの実際※

※セキュリティの詳細については、228頁以降参照。ここでは地域医療情報連携特有の問題にふれることとする。

診療データ等の外部委託や研究機関との連携が行われる場合、マネジメントすべきセキュリティ管理の範囲は、医療機関にとどまらず情報の行き来が行われる全体まで拡大される。医療機関間連携においてもそれは同様であり、たとえば、連携している一つの医療機関がクラッカーなどによる攻撃を受けることによって、他の医療機関にも影響が及ぼされることとなる。個別の医療機関等に限定されない拡大された範囲での、不注意による情報漏えい・攻撃者による不正アクセス等に対策をとらなければならない。

ところが、医療情報連携に参画する医療機関のセキュリティポリシーはまちまちであり、自治体医療機関のように依拠する法制度もまちまちである。連携した医療機関間でのセキュリティ格差があることも多く、問題も発生しやすい。たとえば、参加医療機関全体の統一されたセキュリティ指針がなく、ノウハウやリソース不足のため各診療科の対策レベルがばらばらでセキュリティ確保が徹底されていない、などである(**図24**)。さらに介護サービス事業所など医療機関と異なる対象とネットワークを組む場合には、この違いにはより注意が必要となる。

医療機関全体のセキュリティ強度は、対策レベルの一番低いところを水準としてしまうとそれだけ危険が増してしまう。逆に、一番高いところで決定してしまうと各種の負担が増大する。参加医療機関のいずれかに倣うのではなく、運営主体により根本から検討されることが望ましい。一方、ITベンダーとしては専門的な立場として助言が必要となる。

こうした組織を運用することは運用主体として負担となることもあるが、委託元として主体的にワーキンググループや委員会等が設置されることが望ましく、ITベンダーとしては、これについても十分な助言を行うことが望まれる。

⑵ PDCAサイクルによるセキュリティ対策の実施

このような状況、すなわち、**図24**で言えばセキュリティの高さや漏れなどを誰がどのように管理・監視していくのかが、非常に重要になってくる。このためには、ルール(情報セキュリティポリシー)を定めて、PDCAのサイクルを適切かつ継続的に運用すること、すなわち、情報セキュリティマネジメントシステム(ISMS)の構築が必要である(**図25**)。

リスク分析を行いリスクの明確化(たとえば連携医療機関間で一番低いレベルの診療科の発見等)を行い、対策の検討や情報セキュリティポリシーなど規定類を作成し、対策の実施や教育により強化されたセキュリティを、アセスメント・見直しを通じて再びリスク分析・対策案の検討へとつなげていくことで、セキュリティ対策強化のサイクルを回していくことが重要である。

図24 地域医療情報連携におけるセキュリティ対策のイメージ

■医療情報連携に参画する医療機関のセキュリティポリシーはまちまちであることが多い。

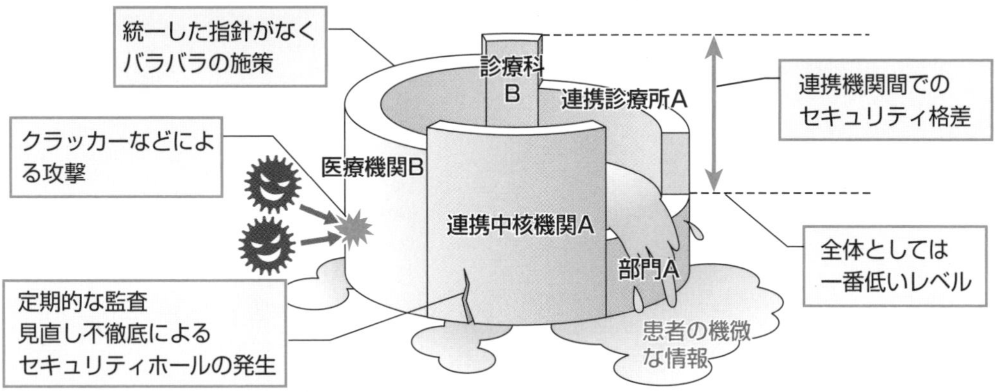

統一した指針がなく
バラバラの施策

診療科
B

連携診療所A

連携機関間での
セキュリティ格差

クラッカーなどによ
る攻撃

医療機関B

連携中核機関A

全体としては
一番低いレベル

部門A

定期的な監査
見直し不徹底による
セキュリティホールの発生

患者の機微
な情報

・参加医療機関全体の統一されたセキュリティ指針がなく、ノウハウやリソース不足のため各診療科の対策レベルがばらばらでセキュリティ確保が徹底されていない。
・医療機関全体のセキュリティ強度は、対策の一番弱いところで決定し、そこで機微な情報流出等が起きてしまう。
・万全な対策を実施しているつもりでも、定期的な監査や見直し不徹底によりセキュリティホールが存在する。

図25 セキュリティマネジメントシステムの概要

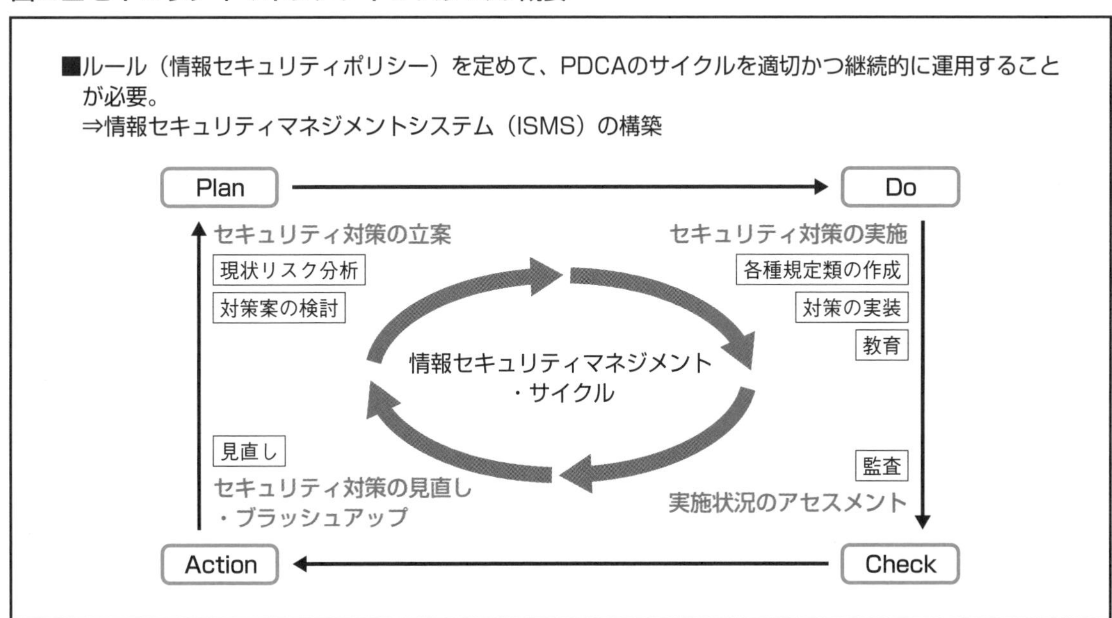

医療情報システムの標準化について

医療情報システム標準化関連用語等

1　医療情報システム標準化関連用語 Vol. 1

① 厚生労働省標準規格
② HELICS
③ JAHIS標準
④ IHE-J
⑤ SS-MIX2
⑥ MEDIS標準マスター

2　医療情報システム標準化関連用語 Vol. 2

⑦ HL7
⑧ ICD-10
⑨ DICOM
⑩ 医薬品HOTコードマスター
⑪ IHE統合プロファイル
⑫ JLAC10

3　医療情報システムにおける標準類オーバービューチャート

● 医療情報交換の次世代標準フレームワーク――『HL7 FHIR』

医療情報システムの標準化については、標準化の取り組み団体が分散しわかりにくい、さまざまな規格がありよくわからない、などの声がよくあげられる。そのため、JAHISの普及推進委員会では、取り組みについて理解できるよう、パンフレットを作成し普及推進を行っている。

ここでは、そこで取り上げられた用語等を紹介し、標準化への理解を深める一助としたい。

右頁の図は標準規格ができるまでの流れを、7つのカテゴリーに分けてまとめたものである。

まず、**Ⅰの「国際標準規格」**は、日本国内のみならず海外でも共通の規格となっているものである。HL7やDICOM、ISO、IHEなどのほか、ここには記載していないが、TCP/IP（インターネットなどで用いられる標準的な通信の手順）などもここに含まれると言える。

次に、1つ飛ばして**Ⅲの「標準マスター、標準コード」**である。システムを構成するプログラムやデータベースには、それぞれ使用される用語・単語が登録されたマスター・コードが搭載されている。その標準的なものが、標準マスター・コードである。たとえば、A社のシステムとB社のシステムがあった時、各ベンダーで固有にマスター・コードが登録されているが、ここで共通したマスター・コードを設定していれば互換性が生まれ、A社とB社のシステムでスムーズな連携が可能となる。標準マスター・コードには、たとえばHOT（医薬品のコードマスター）やJLAC10（臨床検査のコードマスター）、ICD-10対応標準病名マスター、JJ1017（放射線検査のコードマスター）のほか、レセプト電算コードといったものがカテゴライズされる。

では、国際標準規格や標準マスター・コードを、どのように組み合わせ、どのように運用していくのか。そういったものを取りまとめているのが、**Ⅱの「規約・仕様」**である。有名なものとしては、IHE統合プロファイルやSS-MIX2などが該当する。

こういった規約・仕様を作成するのは、それぞれの学会や団体である。これが、**Ⅴの「組織（学会・各種団体）」**のカテゴリーである。ここには、JAMI（日本医療情報学会）やJAHIS、JIRA（日本画像医療システム工業会）、日本IHE協会のほか、マスター・コードをよく作成している団体としてMEDIS-DCなどが該当する。

こうして規約などが作られたが、それだけでは作成者の自己満足で終わってしまう。そのため、こういった規約・仕様などが本当に使えるものなのか等について、**Ⅳの「検証」**をする必要がある。検証の作業については、たとえばIHE-Jコネクタソンという場で多くのベンダーが毎年集まり、それぞれが仕様等に基づいて作成したインタフェースを用いて規約のとおりに演繹できるかという実証を行っている。また、JAHISの中でも実証実験が行われている。

検証についてはやるもの、やらないものとあるが、こういった過程を通じていよいよ**「HELICS協議会」**で審議が行われる。ここでは、申請された規格について審議し、採択したものについては厚生労働省へと提言を行う。

こうした経過をたどり厚生労働省に採択されると、いよいよ**「厚生労働省標準規格」**となる。ここまできてようやく、堂々と胸を張って言える標準規格が完成するのである。

■標準化に向けての活動

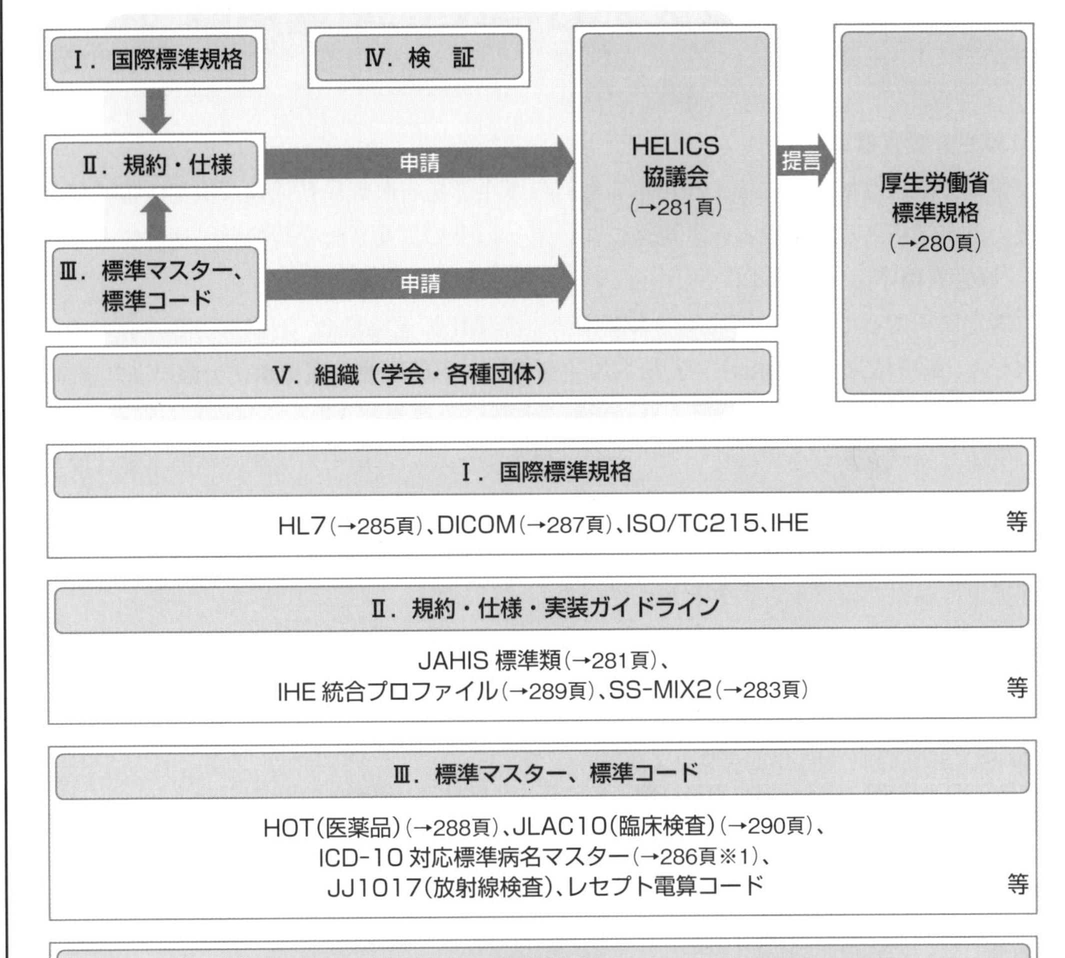

Ⅰ. 国際標準規格

HL7（→285頁）、DICOM（→287頁）、ISO/TC215、IHE　等

Ⅱ. 規約・仕様・実装ガイドライン

JAHIS 標準類（→281頁）、
IHE 統合プロファイル（→289頁）、SS-MIX2（→283頁）　等

Ⅲ. 標準マスター、標準コード

HOT（医薬品）（→288頁）、JLAC10（臨床検査）（→290頁）、
ICD-10 対応標準病名マスター（→286頁※1）、
JJ1017（放射線検査）、レセプト電算コード　等

Ⅳ. 検　証

IHE-J コネクタソン、JAHIS 実証実験、日本 HL7 協会適合性認定　等

Ⅴ　組織（学会・各種団体）

日本医療情報学会（JAMI）、保健医療福祉情報システム工業会（JAHIS）、
日本画像医療システム工業会（JIRA）、日本 IHE 協会（IHE-J→283頁※2）、
医療情報システム開発センター（MEDIS-DC→284頁※3）、日本 HL7 協会、日本臨床検査医学会　等

※1：用語では統計分類であるICD-10を紹介
※2：用語では主にプロジェクトであるIHEを紹介
※3：用語ではMEDIS-DCによる共通コードを付与する試み、MEDIS標準マスターを紹介

1 医療情報システム標準化関連用語 Vol.1

① 厚生労働省標準規格

厚生労働省標準規格とは、2010年３月31日厚生労働省医政局長通達「保健医療情報分野の標準規格として認めるべき規格について」の中で言及された規格群の通称である。「厚労省標準」とも呼ばれる。

制定にあたっては、一般社団法人医療情報標準化推進協議会（HELICS協議会）の採択した「医療情報標準化指針」を基に、厚生労働省の保健医療情報標準化会議により審議・提言が行われ、その提言を受ける形で定められる。今後も適宜追加・見直しが行われる。

実装を強制するものではないが、今後、厚生労働省の実施する施策や補助事業は厚生労働省標準規格が実装されたシステムであることが前提であるとされている。

厚生労働省標準規格の推進は、地域連携や医療安全、医療情報システムの標準化や相互運用性確保の観点から重要とされている。

2022年10月現在の厚生労働省標準規格は下記の通りであり、2022年に加わったHS036～HS039を見ていくと、今後の標準化はHL7 FHIRを中心に進んでいくことが読み取れる。

- HS001 医薬品HOTコードマスター
- HS005 ICD10対応標準病名マスター
- HS007 患者診療情報提供書及び電子診療データ提供書（患者への情報提供）
- HS008 診療情報提供書（電子紹介状）
- HS009 IHE統合プロファイル「可搬型医用画像」およびその運用指針
- HS011 医療におけるデジタル画像と通信（DICOM）
- HS012 JAHIS臨床検査データ交換規約
- HS013 標準歯科病名マスター
- HS014 臨床検査マスター
- HS016 JAHIS放射線データ交換規約
- HS017 HIS、RIS、PACS、モダリティ間予約、会計、照射録情報連携指針（JJ1017 指針）
- HS022 JAHIS 処方データ交換規約
- HS024 看護実践用語標準マスター
- HS026 SS-MIX2 ストレージ仕様書および構築ガイドライン
- HS027 処方・注射オーダ標準用法規格
- HS028 ISO 22077-1：2015 保健医療情報－医用波形フォーマット－パート1：符号化規則
- HS030 データ入力用書式取得・提出に関する仕様（RED）
- HS031 地域医療連携における情報連携基盤技術仕様
- HS032 HL7 CDAに基づく退院時サマリー規約
- HS033 標準歯式コード仕様
- HS034 口腔診査情報標準コード仕様
- HS035 医療放射線被ばく管理統合プロファイル
- HS036 処方情報 HL7 FHIR 記述仕様
- HS037 健康診断結果報告書 HL7 FHIR 記述仕様
- HS038 診療情報提供書 HL7 FHIR 記述仕様
- HS039 退院時サマリー HL7 FHIR 記述仕様

② HELICS

一般社団法人医療情報標準化推進協議会（HELICS協議会）は、保健医療福祉情報システムの標準化を推進する協議機関である。構成する会員のうち、標準規格を自ら作成、維持管理、普及推進できる正会員Aとしては、次の組織が参加している。

①医療情報システム開発センター（MEDIS-DC）／②日本医学放射線学会（JRS）／③日本医療情報学会（JAMI）／④日本画像医療システム工業会（JIRA）／⑤日本放射線技術学会（JSRT）／⑥保健医療福祉情報システム工業会（JAHIS）／⑦日本IHE協会（IHE－J）／⑧日本放射線腫瘍学会（JASTRO）／⑨流通システム開発センター（GS1）／⑩MedXMLコンソーシアム（MedXML）／⑪医療データ活用基盤整備機構（IDIAL）

HELICS協議会は、各団体より申請された「医療情報標準化指針」提案を審議し、推奨すべき標準規格（HELICS指針）として採択する。

一方、厚生労働省は厚生労働省標準規格の制定に際して「標準に関する関係者合意を形成しうる団体」として、HELICS協議会を選定しており、HELICS協議会により採択された指針は、厚生労働省の保健医療情報標準化会議で検討され、必要に応じて「厚生労働省標準規格」に提言される。

■HELICS協議会の役割

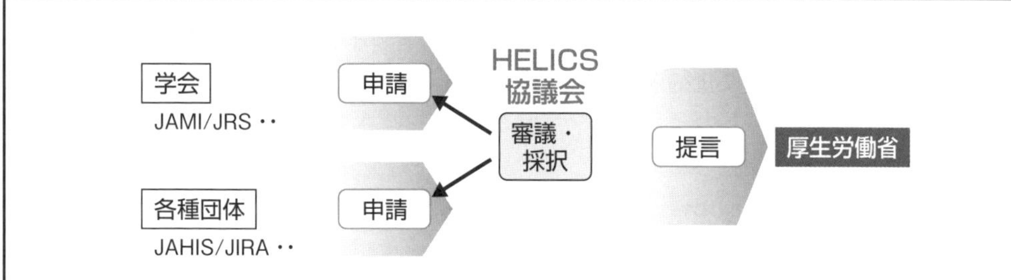

※HELICS協議会は、学会や各種団体からの申請された規格について審議する。指針として採択された規格は、厚労省の保健医療情報標準化会議でさらに議論される。

③ JAHIS標準

JAHISでは保健医療福祉情報システムの標準化とその普及を設立当初から目的の一つとしてきた。国際的な標準化の動きと相まって、国内でも「標準化」に対する期待が高まっている。JAHISではシステム間のデータ交換規約をはじめ、セキュリティ、電子認証など幅広い分野の技術仕様をJAHIS標準類として整備を進めている。

JAHIS標準類には、採用を推奨する「JAHIS標準」と、技術を解説する「JAHIS技術文書」があり、「JAHIS標準類の制定等に関する規程」に基づき制定されている。JAHIS標準は、必要に応じてHELICS協議会に申請し、国としての標準化認定を受けることになる。2022年10月時点で以下のJAHIS標準が制定されている。

●JAHIS病理・臨床細胞データ交換規約 Ver.2.1C
●JAHIS病理・臨床細胞DICOM画像データ規約 Ver.4.0
●JAHIS保存が義務付けられた診療録等の電子保存ガイドライン Ver.4
●JAHIS放射線データ交換規約 Ver.3.2C
●JAHIS内視鏡データ交換規約 Ver.3.2C
●JAHIS生理検査データ交換規約 Ver.3.1C
●JAHISデータ交換規約（共通編）Ver.1.3
●JAHIS放射線治療サマリー 構造化記述規約 Ver.1.0
●JAHISリモートサービス セキュリティガイドライン Ver.3.1a
●JAHIS内視鏡検査レポート構造化記述規約 Ver.1.0
●JAHISヘルスケア分野における監査証跡のメッセージ標準規約 Ver2.1
●JAHIS「製造業者/サービス事業者による医療情報セキュリティ開示書」ガイド Ver.4.0
●JAHIS病理診断レポート構造化記述規約 Ver.2.0
●JAHIS診療文書構造化記述規約共通編 Ver.2.0
●JAHISデータ交換規約（共通編）Ver.1.2
●健康診断結果報告書規格 Ver.2.0
●JAHISヘルスケアPKIを利用した医療文書に対する電子署名規格 Ver.2.0
●JAHIS内視鏡DICOM画像データ規約 Ver.2.0
●JAHISシングルサインオンにおけるセキュリティガイドライン Ver.2.0
●JAHIS病名情報データ交換規約 Ver.3.1C
●JAHIS HPKI対応ICカードガイドライン Ver.3.0
●JAHIS注射データ交換規約 Ver.2.1C
●JAHIS地域医療連携における経過記録構造化記述規約 Ver.1.0
●JAHIS処方データ交換規約 Ver.3.0C
●JAHIS放射線治療データ交換規約 Ver.1.1C
●JAHIS臨床検査データ交換規約 Ver.4.0C
●JAHIS心臓カテーテル検査レポート構造化記述規約 Ver.1.0
●JAHIS生理機能検査レポート構造化記述規約 Ver.1.0
●JAHISデータ交換規約（共通編）Ver.1.1
●JAHIS HPKI電子認証ガイドライン V1.1
●JAHISデータ交換規約（共通編）Ver.1.0
●JAHIS 介護標準メッセージ仕様 Ver.1.0
●在宅健康管理システム導入マニュアル（第2版）
●バイタル・データ通信仕様（V1.0 part1）

④ IHE-J

IHEは、Integrating the Healthcare Enterpriseの略で、「医療連携のための情報統合化プロジェクト」である。IHEでは、標準化規格を効率よく利用するために、その使い方を「統合プロファイル（業務シナリオ）」として定めている。

統合プロファイルに準拠したシステムであれば、システム連携が容易に可能となる。統合プロファイルに則り情報のやりとりをテストするのが、接続テスト（コネクタソン）である。日本IHE協会（IHE-J）では、統合プロファイルごとにシステムを一同に集めて、接続確認を行うイベント（コネクタソン）を毎年開催している。

■目的

IHE統合プロファイルを採用することにより、標準的な業務フローが実現でき、高度のシステム連携が構築できる。統合プロファイルを利用して、二重入力の削減、仕様作成の手間やシステム開発時の負荷が削減され、円滑なシステム運用が可能となる。

■利用シーン

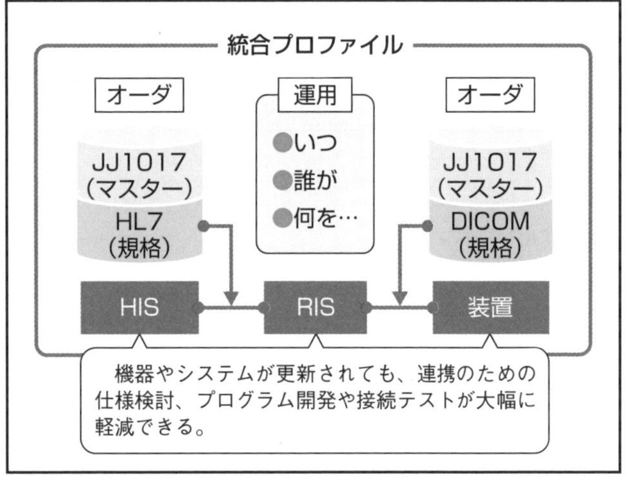

⑤ SS-MIX2

2004年に静岡県の主導により「静岡県版電子カルテプロジェクト」が進められた。2007年に同プロジェクトの一部の事業を継承する形で、厚生労働省は日本国内において診療情報を標準的な規格で交換する事業を推進することを奨励した。SS-MIXとはこの事業活動の名称である（Standardized Structured Medical Information eXchange：厚生労働省電子的診療情報交換推進事業）。SS-MIXの推進母体は電子カルテシステムからHL7形式でデータ出力を可能とする企業である。「SS-MIXに準拠した～」の記述は「SS-MIXにおいて推奨されたHL7CDA R2.5等の標準仕様に準拠した～」と読替え可能である。

SS-MIX2は「厚生労働省電子的診療情報交換推進事業」（SSMIX）において2006年度に策定された規約をベースに、関係者らがアップデートしたもの。日本医療情報学会から仕様書と構築ガイドラインが公表されており、2016年３月には、SS-MIX2ストレージ仕様書および構築ガイドラインは厚生労働省標準規格（HS026）となっている。

地域医療情報連携ネットワークを構築する場合などには、地域内の病院の電子カルテ情報の共有が必要となるが、電子カルテに格納されているデータは、基本的に各ベンダーにおいて独自の形式で構築されている。そこで、SS-MIX2標準化ストレージに同じデータ形式で出力できるよう医療機関が導入することによって、医療施設間やシステム間で情報を連携・共有を容易に行うことができるようになる。

SS-MIX2ストレージは、SS-MIX2標準化ストレージとSS-MIX2拡張ストレージに分けられている。SS-MIX2標準化ストレージでは患者基本情報、病名、処方・注射、検査情報などをHL7v2.5形式の１メッセージ１ファイルとして生成し、SS-MIX2拡張ストレージではその他のファイル（たとえば医療文書情報、画像）をXML、PDFやJPEGなどの規約に準拠したファイルとして生成し、それぞれ本規格で定められた階層ファイル構造のストレージに格納する。

こうしたSS-MIX2ストレージは、最近では地域医療情報連携ネットワークの構築だけでなく、検査や症例ごとのデータを収集し利活用するなどの事業にも活用されている。

⑥ MEDIS標準マスター

一般財団法人医療情報システム開発センター（MEDIS-DC）による電子カルテシステム、医事会計システム等の病院情報システムに格納される項目（病名、薬剤、医療材料、診療報酬明細項目等）ごとに共通したコードを付与する試み。システムベンダーが提供するマスターテーブルを構成する要素のひとつとして採用されている。

代表的なものとしては、下記のマスターコード体系があげられる。

医薬品HOTコードマスター／ICD10対応標準病名マスター／臨床検査マスター等

病院情報システムには薬剤、病名、医療材料等、病院内で使用される共通項目が存在するが、システムベンダーごとにコード体系が異なっている。異なるシステムの間での情報連携や日々更新される薬剤情報の更新等、さまざまな場面で情報の交換・更新が行われている。

しかしながら、その都度異なるコードの対応表を作成することは非効率かつ不経済であるため、標準的なコード体系を定め各項目の割り当てを事前に行うことで、データの交換・更新を速やかに行えるようにしようとする試みが行われている。

■オキサトミド錠（例）

A社コード
20698
HOT-9コード
109494704
B社コード
A56B23
あらかじめ対応させておく

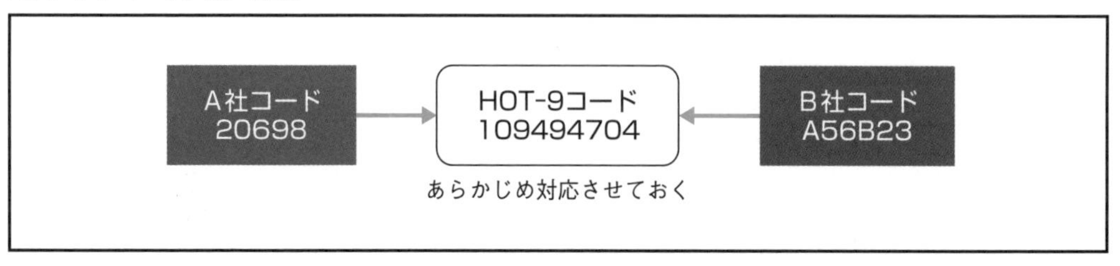

2 医療情報システム標準化関連用語 Vol.2

⑦ HL7

HL7（Health Level Seven）は、システム間で医療情報を交換するための標準を策定する国際標準化組織であり、HL7が制定したHL7標準はISO規格としても採用されている。HL7標準策定には米国のHL7協会を中心に、日本、ヨーロッパ、アジアなど多数の国々が参加しており、取り扱い情報は患者管理、オーダエントリ、検査結果、予約、医用波形、検査自動化、文書管理、診療意思決定支援、電子カルテ、治験など多岐にわたる。

HL7標準は現在、Ver.2シリーズとVer.3が並存している。Ver.2はメッセージ交換仕様を定めたものである。Ver.3はUMLのモデリング技術を用いて医療を体系化したものであり、RIM（Reference Information Model）やCDA（Clinical Document Architecture）がHL7標準となっている。

JAHISではHL7 Ver.2.5に準拠して日本版データ交換規約を作成しており、その成果はJAHIS標準として公開されている。またCDAを採用した「診療情報提供書V1.0」等はHELICS指針として採用され、厚生労働省の保健医療情報分野の標準規格として、厚生労働省所管事業での採用を推奨されている。

■HL7のメッセージ構造と留意点

HL7 Ver.2シリーズのメッセージは、セグメント、フィールド、エレメントの階層構造で記述され、セグメントは‹CR›、フィールドは「|」、エレメントは「~」や「^」でそれぞれ区切られる。各要素は出現順番と意味、データの型、必須／オプション、反復可否が厳格に決められている。そのためCSVによるデータ交換と比較すると、データを受け取った側が高い精度でデータを復元できるという特徴がある。

HL7メッセージは異なるシステムや施設間でのデータ交換を行うことを目的とするため、使用する各種コードには標準マスターコードを採用することが強く推奨されている。

なお日本においてはHL7メッセージをJISコードで記述することが決められており、Shift-JISの使用は認められていない。

■HL7メッセージ例【処方オーダ】

```
MSH|...‹CR›
PID|...‹CR›
ORC|NW|12345678_01||12345678_01_01|||||20070825120000|123456^山 田^太 郎
    ^^^^^^^L^^^^^I~^ヤ マ ダ^タ ロ ウ^^^^^^^L^^^^^P||123456^山 田^太 郎^^^^^^^L^^^^^I~^ヤ マ ダ^タ ロ ウ
    ^^^^^^^L^^^^^P||||01^内科^L||||||||||O^外来患者オーダ^HL70482‹CR›
RXE||106238001^ジ フ ラ ー ル 軟 膏 0.05 % ^HOT9||||OIT^軟 膏^MR9P|||2|HON^本^MR9P
    ||||||||OHP^外来処方^MR9P~OHI^院内処方^MR9P‹CR›
TQ1|||QID&1日4回&HL70335||||20070825‹CR›
RXR|AP^外用^HL70162|LH^左手^HL70163‹CR›
‹EOM›
```

⑧ ICD-10

ICD-10とは、世界保健機関（WHO）勧告の統計分類である「疾病及び関連保健問題の国際統計分類（International Statistical Classification of Diseases and Related Health Problems）」の第10版のことである。

ICDは国際死因分類として1900年に初版が制定され、現在では医療機関での医療記録管理や臨床・医学研究などにも広く利用されている。日本では、ICDは統計法上「統計基準」として規定されており、人口動態統計（死亡）や患者調査等の統計に用いられている他、「急性期医療に係る診断群分類別包括評価」（DPC制度）に活用されている。

分類項目は3桁（英字1文字+数字2文字）の分類と、より詳細な情報を加えた4桁（英字1文字+数字3文字）の分類がある。

なお、WHOでは2018年6月にはICD-11が公表され、翌2019年5月には世界保健総会で採択、2022年1月に発効されている。

■ICD-10に基づいた病名マスター

医療情報システムで利用できる、ICD-10に基づいた病名のマスターとしては、厚生労働省標準規格の「HS005　ICD10対応標準病名マスター」があり、（一財）医療情報システム開発センター（MEDIS-DC）で維持管理されている。また、レセプト電算処理システムの診療報酬請求には「傷病名マスター」があり、社会保険診療報酬支払基金で維持管理されている。これらはかつて別々のものであったが、現在では連携して齟齬なく改訂がなされている。

■ICD-10コードの例

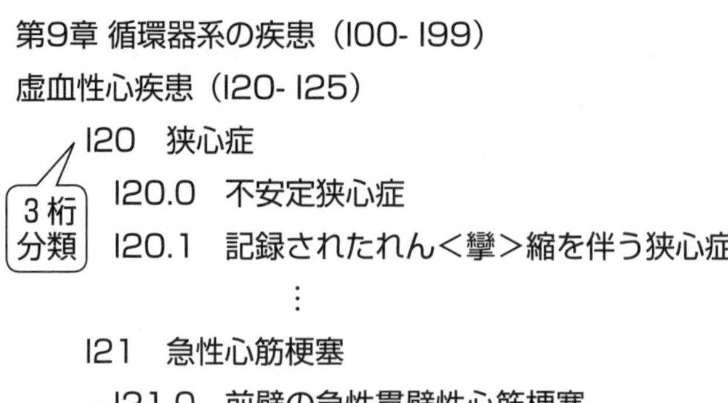

⑨ DICOM

DICOM（ダイコム）とは、Digital Imaging and COmmunications in Medicineの略で、X線画像やCTなどの医用画像を撮影する際に必要な情報や画像情報を、画像撮影装置や医療情報システムの間で交換するための規格である。

医用画像は画像撮影装置の種類によってさまざまな部位や疾患の撮影が可能である。たとえば、CTやMRIでは512×512の分解能があり、1画素当たり16ビットの精度の濃淡情報を持ち、身体の断層像を撮影できる。X線撮影装置は、3000×3000の分解能などの画像で身体の透視画像を撮影できる。内視鏡はカラー画像として、胃や腸、肺などの病巣を直接見ることができる。

画像検査を行うには、患者のどの部位を、どの方向から、何枚撮影するか、造影剤の使用を行うかなど詳細な検査の方法や撮影の目的などについての情報も必要となる。DICOM規格は、このような画像検査に関わる情報や画像を、CTなどの画像撮影装置と放射線科情報システム（RIS）や医用画像システム（PACS）などの間で通信するために用いられる。

このように医用画像の取り扱いを可能とするために、DICOMでは画像の他にさまざまな情報をセットにし、パッケージとして情報伝達を行う。商品を郵送する場合、商品の他に同梱されている物リスト、商品取り扱い方法や送り主、保証書などを梱包して送るのと同様である。そのためDICOMではタグという情報を識別する入れ物を用意し、患者名、検査依頼医師名、撮影装置名、撮影部位、撮影方向、画像枚数、造影剤の有無、画像の大きさ、などが画像とともに伝送される。

医用画像は非常に高精細で容量が大きいため、画像はフィルム上に印刷するか、診断用ワークステーションに表示して画像診断（読影）を行う。最近は、画像撮影装置のデジタル化が進み、またCTやMRIの高性能化が進んで一度に数百枚から数千枚に及ぶ断層像も撮影できるようになった。そのため、フィルムに印刷するよりも診断用ワークステーションに表示して読影を行うことが多い。この場合の通信にもDICOMが適用される。

一例として下図のように規格を適用できる。

■DICOM利用シーン

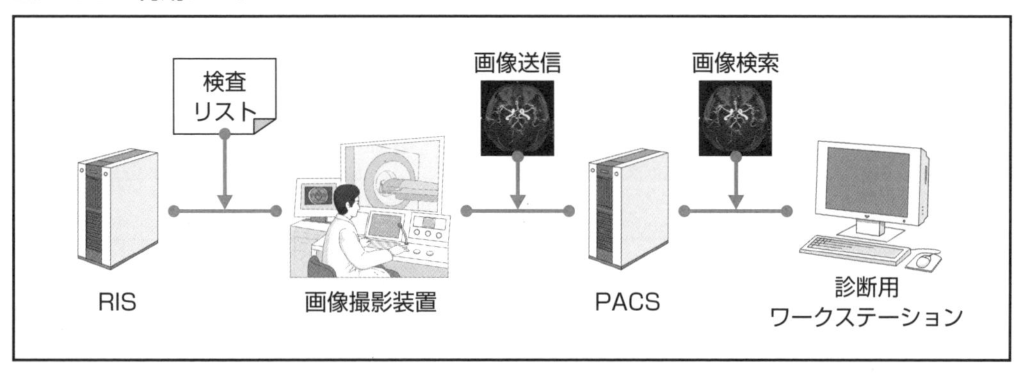

⑩ 医薬品HOTコードマスター

2001年12月に公表された「保健医療情報分野における情報化に向けてのグランドデザイン」の中で掲げられた「診療情報の標準化」をうけ、一般財団法人医療情報システム開発センター（MEDIS-DC）が厚生労働省から委託を受けて作成した､10の標準マスターのひとつ。

■概要

医療医薬品につけられた13桁のマスターコード。

■目的

下記汎用４コードとの対応付け。

- 薬価基準収載医薬品コード
- 個別医薬品（YJ）コード
- レセプト電算処理システム用コード
- JANコード

■特徴

最も細かいコードの付与単位であるJANコードと、１対１対応。

現在医薬品には、目的に応じて４つの汎用コードが振られている。HOTコードは、これらのコードを相互に対応付けるために、策定された。

■内訳、および汎用4コード対応状況

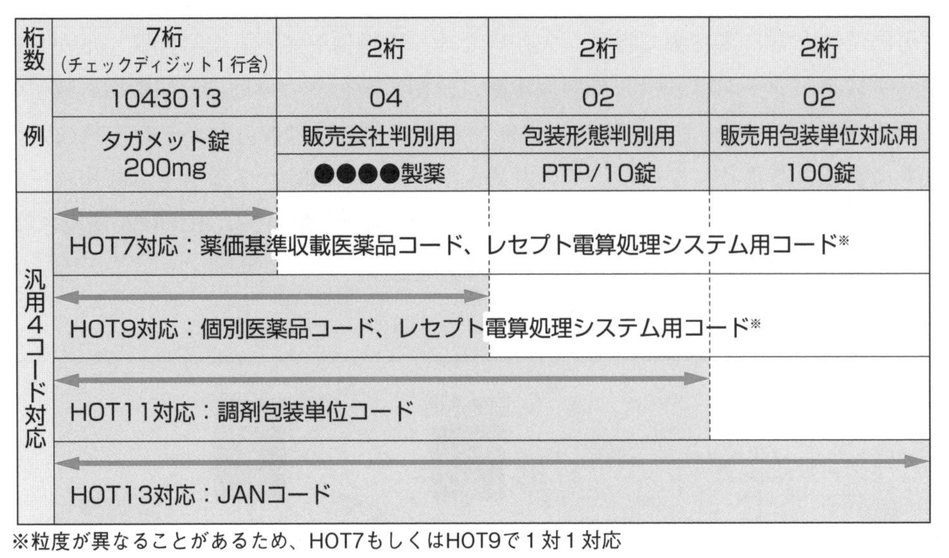

桁数	7桁（チェックディジット1行含）	2桁	2桁	2桁
例	1043013	04	02	02
	タガメット錠 200mg	販売会社判別用	包装形態判別用	販売用包装単位対応用
		●●●●製薬	PTP/10錠	100錠
汎用4コード対応	HOT7対応：薬価基準収載医薬品コード、レセプト電算処理システム用コード※			
	HOT9対応：個別医薬品コード、レセプト電算処理システム用コード※			
	HOT11対応：調剤包装単位コード			
	HOT13対応：JANコード			

※粒度が異なることがあるため、HOT7もしくはHOT9で１対１対応

⑪ IHE統合プロファイル

IHE（Integrating the Healthcare Enterprise）は、医療情報システムの相互運用性を推進する国際的なプロジェクトであり、HL7やDICOM等の標準規格に基づくシステム構築をめざし、その実装ガイドラインを示す活動を行っている。

IHEでは臨床現場での普遍的な業務シナリオを抽出し、標準規格を用いて解決方法を定義する。ソリューションを実現するために必要な機能ユニット（アクタ）を定め、ワークフローにしたがってアクタ間でどのように情報をやり取りするかを定めたものがトランザクションである。

統合プロファイルには、①ユースケース、②アクタと③トランザクションが記載されている。分野別の統合プロファイルをまとめたドキュメントがIHEテクニカルフレームワークとしてまとめられている。これはシステム連携全体で整合性を確保することをめざして作られており、Point-to-Point の標準インタフェースを定めているわけではない。

対象領域としては以下のものがあり、いずれも国際協調の中で標準化活動をしている。

- IHE Technical Frameworks General Introduction and Shared Appendices Web Publication（IHEテクニカルフレームワークにおける一般的事項等）
- Anatomic Pathology（解剖病理学領域）
- Cardiology（循環器領域）
- Dental（歯科領域）
- Devices（医療機器等領域）
- Endoscopy（内視鏡領域）
- Eye Care（眼科領域）
- IT Infrastructure（ ITインフラ領域）
- Laboratory（臨床検査領域）
- Pathology and Laboratory Medicine（病理及び検査領域）
- Patient Care Coordination（PCC領域）
- Pharmacy（薬局領域）
- Quality、Research and Public Health（QRPH領域）
- Radiation Oncology（放射線治療領域）
- Radiology（放射線診断領域）

一番歴史の古い放射線領域では24の統合プロファイルが定義されている。

その一つである、予約検査ワークフロー（SWF）は、画像診断部門で一般的に行われている検査オーダを実現するシステム連携をサポートしている。医療情報システムへの患者情報登録から、オーダ発行、検査一覧作成、検査実施、画像収集、保存、表示、レポート作成の間で、システム間の情報やり取りを定めた基本的な業務シナリオである。IHEテクニカルフレームワークのHL7の記載部分には「JAHIS放射線データ交換規約」の仕様が採用されている。IHE-J2021 コネクタソンでは、この統合プロファイルに9社が5つのアクタに分かれて参加した。

⑫ JLAC10

日本臨床検査医学会（旧：日本臨床病理学会）が1962年より長年にわたり臨床検査項目分類コードを発表してきたが、電子カルテを含む医療情報システムが普及する中、医療関連施設間での情報交換や診療情報の共有化のニーズに応えるべく、1990年にコンピュータで使用することを前提とした第８回の大改訂を行い、そして1997年の第10回改訂にて、現在の「JLAC10」となった。

JLAC10は、「分析物コード」「識別コード」「材料コード」「測定法コード」「結果識別コード」の５つの要素区分から構成されており、基本的には「分析物」により、整理分類され、「材料」「測定法」等の付加コードと組み合わせにより検査項目として識別されている。この５つの構成要素により、検査依頼から検査結果までのほぼ全ての検査項目の表現が可能となっている。

なお、現在は検査データの２次利用を可能とすることを主目的とした新たな標準コード、JLAC11が開発されており、当面の間は並行運用することとされている。

■JLAC10の要素区分

①**分析物コード（５桁の文字列）**：検査対象物質を分類している。１桁目が大分類で一般検査、血液学的検査、生化学検査などで、２桁目は中分類として、たとえば一般検査の場合、尿一般検査、糞便検査、髄液検査、などに分類されている。

②**識別コード（４桁の数列）**：分析物コードを検査内容に沿って細分化する必要がある場合に分類している。負荷試験時間識別、ウイルス識別（抗体、抗体IgG等）、アレルゲン識別（牛乳、ヒノキ等）などである。

③**材料コード（３桁の数列）**：検査材料を分類している。たとえば、蓄尿（004）、血清（023）などである。

④**測定法コード（３桁の数列）**：測定法を分類している。蛍光抗体法、酸素抗体法、クロマトグラフィーなどである。

⑤**結果識別（２桁の数列）**：一つの検査項目において結果が単独あるいは複数での結果表現を分類している。たとえば結果が単独の場合、定量値（01）、判定（11）などがある。また分画等の複数結果を分類している。

■（サンプルコード）風疹ウイルスのHI法

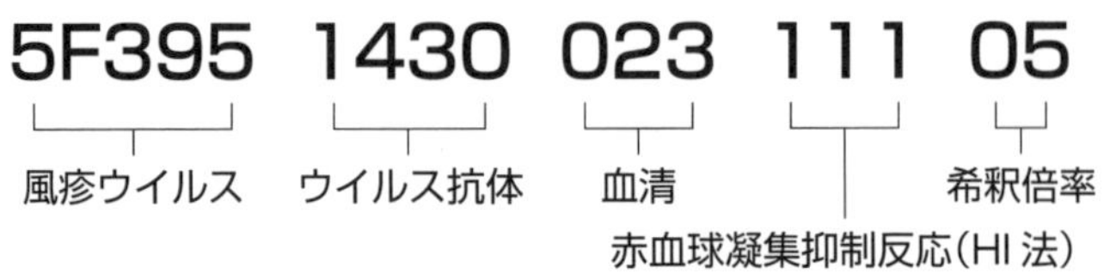

3 医療情報システムにおける標準類オーバービューチャート

ここまでは、厚生労働省標準規格やJAHIS標準など、一つひとつの単語について紹介してきたが、こうした中にもコード・マスターや規約・仕様などが多数制定され混在しており、システムの中における互いの相関関係や位置づけなどもイメージしづらいところだろう。

そこでJAHISでは、ある程度大きな病院におけるシステム構成を想定した、医療情報システムにおける標準類オーバービューチャートを作成し、理解を促している（次頁見開きの図）。

表の左上に電子カルテシステムがあり、各部門システム（診療支援システム）と連携している。この連携がスムーズにいくよう、コード・マスターや規約・仕様がつなげているのである。

たとえば薬剤部門では、厚生労働省標準規格である医薬品HOTコードマスターにより用語・単語が登録され、用法についても厚生労働省標準規格である処方・注射オーダ標準用法規格に従い記述され、HL7と組み合わせた処方や注射のデータ交換規約などにより通信が行われる。処方も注射もJAHIS標準であり、処方については厚生労働省標準規格に採択されている。

見開きの右頁の中央には、大きな円柱でSS-MIX2と記されている。これは、図のとおり左側にあるデータ交換規約の寄せ集めであり、いわば規約をパッケージ化することで、電子カルテデータを標準的な形式で格納し、地域医療連携などに活用しているのである。このSS-MIX2標準化ストレージの仕様と構築ガイドラインも、厚生労働省標準規格である（HS026）。

最下段には、共通／ガイドライン等として、全体的な考え方や指針などをカテゴライズした。

なお、オーバービューチャートは代表的なものを図示したものであり、以下の厚生労働省標準規格、HELICS医療情報標準化指針採択、JAHIS標準は紙面の都合により割愛している。

また、新しい標準規格として注目され、2022年に4つの厚生労働省標準としても認定されたHL7 FHIRについては後述する。

厚生労働省標準規格	●HS024 看護実践用語標準マスター
	●HS036 処方情報 HL7 FHIR 記述仕様
	●HS037 健康診断結果報告書 HL7 FHIR 記述仕様
	●HS038 診療情報提供書 HL7 FHIR 記述仕様
	●HS039 退院時サマリー HL7 FHIR 記述仕様
HELICS医療情報標準化指針採択	●HS040「製造業者/サービス事業者による医療情報セキュリティ開示書」ガイド
JAHIS標準	●JAHIS放射線治療サマリー構造化記述規約 Ver.1.0
	●JAHIS内視鏡検査レポート構造化記述規約 Ver.1.0
	●16-001 JAHIS心臓カテーテル検査レポート構造化記述規約 Ver.1.0
	●15-004 JAHIS生理機能検査レポート構造化記述規約 Ver.1.0
	●03-02 JAHIS 介護標準メッセージ仕様 Ver.1.0
	●009-00 在宅健康管理システム導入マニュアル（第2版）
	●006-00 バイタル・データ通信仕様（V1.0 part1）

医療情報システムにおける標準類オーバービューチャート

●2021年７月時点の、各システムと主要な標準類（規格・規約・マスター等）の関係を図示した。
●標準類を俯瞰的に表現するために、大規模医療機関で構築されるシステムを例に作成した。

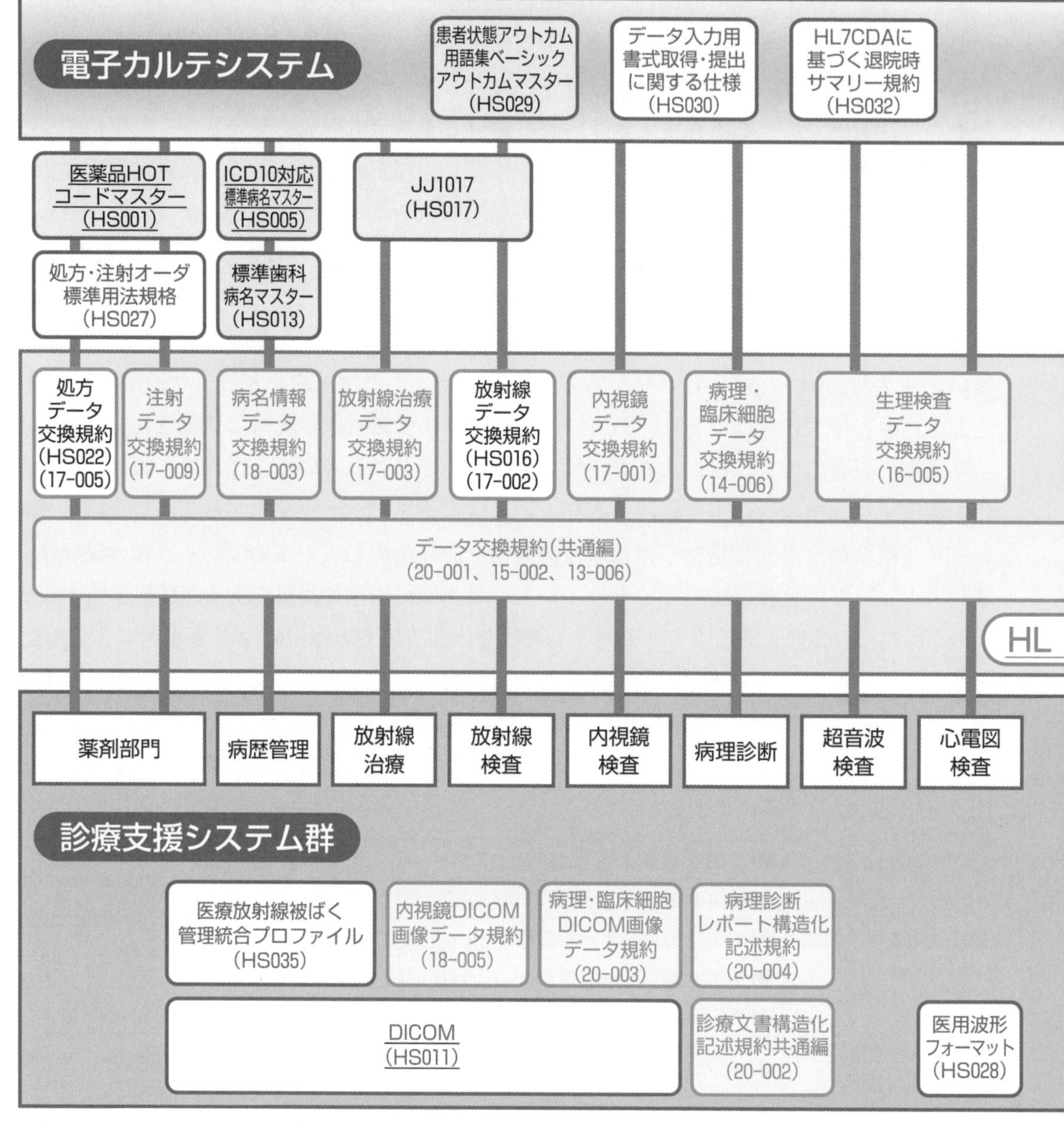

●記載スペースの都合上、一部正式名称を省略して表現した。

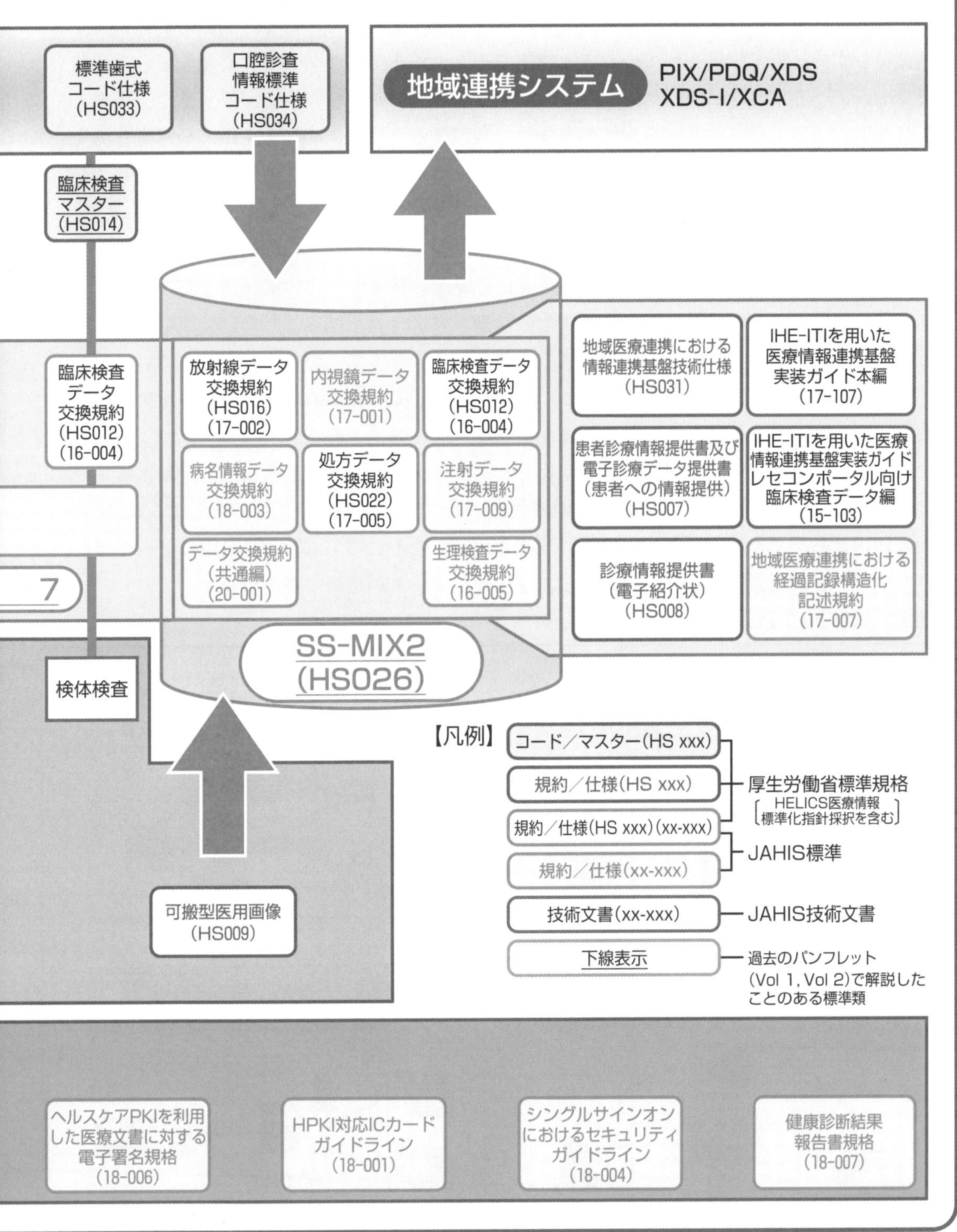

●医療情報交換の次世代標準フレームワーク――『HL7 FHIR』

最後に、近年耳にすることの多くなってきた新たな標準化技術、HL7 FHIRについて紹介する。

FHIRとは、Fast Healthcare Interoperability Resourcesを指しており、手早く設計し導入できる、ヘルスケア分野の相互運用性リソースという意味である。

その特徴は、より多くの個人のヘルスケアデータを取り扱うため、多くの開発者と技術者が取り扱いやすい技術で提供されていることである。スマートデバイスが広く普及している現状を考慮し、REST方式のAPIを採用しており、Webアプリの実装も容易である。また、標準としては80%を決めて残りの20%を現場の多様性で吸収するという、80%ルールという考え方を採用していることも、実装が容易なポイントである。さらに、これまで蓄積してきた既存の技術をすべて上書きする必要はなく、既存の標準規格と共存することが可能となっている。

これまで標準規格の代表であるSS-MIX2は、診療情報などのデータの格納方式を定義していた。しかし、HL7 FHIRではシステム間の連携に必要な各種規約とその実装までが連携プログラムとして定義されているため、開発者はその連携プログラムを組み込むだけで開発することが可能となる。つまりは、システム間で情報をやり取りする方法の標準規格となっている。

このように、HL7 FHIRは標準化技術として広く普及していくために必要な要件を備えた次世代標準フレームワークであり、さまざまな活用シーンが想定される。

たとえば、症例収集事業においては標準化されたデータの集約が可能になり、地域医療ネットワークにおいては施設間・エリア間の情報共有が低コストでスムーズにできるようになる。また、PHRにおいても、さまざまな情報の交換が可能になり、さらにHL7 FHIRによって吸い上げたデータを情報銀行に格納することで、さらなるデータ利活用が可能になる。

■想定される HL7 FHIR の活用シーン

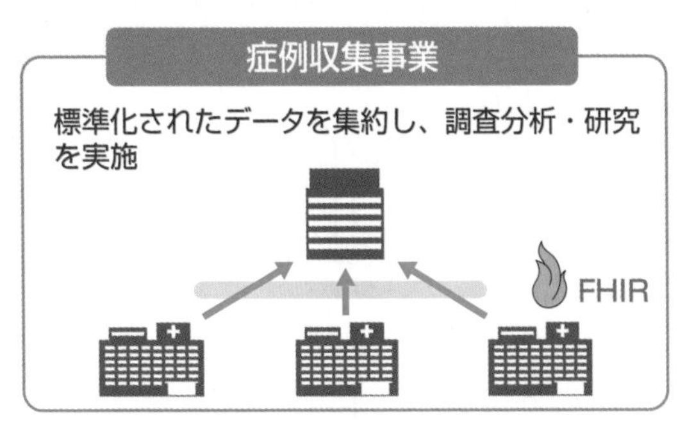

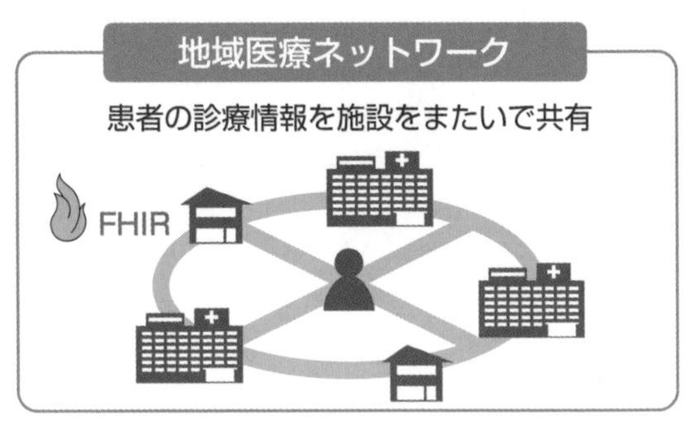

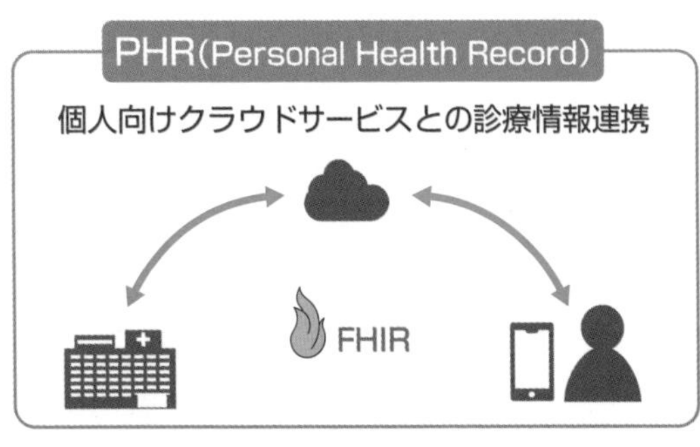

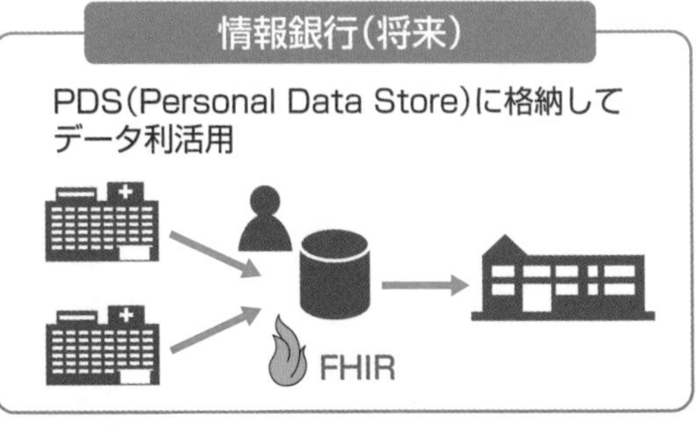

付録■プライバシーやセキュリティに関するURL等

(1) 個人情報保護に関する法令、ガイドライン等

・個人情報保護法等〖個人情報保護委員会〗
個人情報の保護に関する法律に関する政令・規則・ガイドライン・Q&A等
https://www.ppc.go.jp/personalinfo/

・厚生労働科学研究、医学研究に関する指針一覧〖厚生労働省〗
https://www.mhlw.go.jp/stf/seisakunitsuite/bunya/hokabunya/kenkyujigyou/i-kenkyu/index.html

・医療分野の研究開発に資するための匿名加工医療情報に関する法律（次世代医療基盤法）〖内閣府〗
https://www8.cao.go.jp/iryou/index.html

・国外のプライバシーに関する法令〖個人情報保護委員会〗
https://www.ppc.go.jp/enforcement/infoprovision/laws/

・プライバシーマーク制度〖日本情報経済社会推進協会；JIPDEC〗
https://privacymark.jp/

・保健医療分野のプライバシーマーク制度〖医療情報システム開発センター；MEDIS-DC〗
https://privacy.medis.or.jp/

(2) 医療機関等の情報セキュリティに関するガイドライン等

・「医療情報システムの安全管理に関するガイドライン 第5.2版」〖厚生労働省〗
https://www.mhlw.go.jp/stf/shingi/0000516275_00002.html

・「医療情報を取り扱う情報システム・サービスの提供事業者における安全管理ガイドライン」〖総務省・経済産業省〗
https://www.meti.go.jp/policy/mono_info_service/healthcare/teikyoujigyousyagl.html

・保健医療福祉分野PKI認証局用証明書ポリシ等〖MEDIS-DC〗
「保健医療福祉分野PKI認証局 署名用証明書ポリシ」
「保健医療福祉分野PKI認証局 署名用（人）証明書ポリシ」
https://www.medis.or.jp/8_hpki/policy.html

・オンライン診療に関するホームページ〖厚生労働省〗
https://www.mhlw.go.jp/stf/seisakunitsuite/bunya/kenkou_iryou/iryou/rinsyo/index_00010.html

・オンライン資格確認の導入について（医療機関・薬局、システムベンダ向け）〖厚生労働省〗
https://www.mhlw.go.jp/stf/newpage_08280.html

・一般社団法人保健医療福祉情報安全管理適合性評価協会；HISPRO
「支払基金等へのレセプトオンライン請求用IPsec＋IKEサービス」チェックシート項目集
「オンライン資格確認対応」チェックシート項目集
「民間事業者による医療情報の外部保存及びクラウドサービス」チェックシート項目集
「地域医療介護連携サービスの安全管理」チェックシート項目集
「SNS利用時の注意事項」チェックシート項目集
「オンライン診療システムの安全管理」チェックシート項目集
「オンライン服薬指導システムの安全管理」チェックシート項目集
https://hispro.or.jp/open/houshin.htm

(3) 情報セキュリティに関する情報

・サイバーセキュリティ政策〖経済産業省〗
https://www.meti.go.jp/policy/netsecurity/index.html

・情報マネジメントシステム関連文書〖日本情報経済社会推進協議会；JIPDEC〗
https://www.jipdec.or.jp/library/smpo_doc.html

・情報セキュリティ〖情報処理推進機構；IPA〗
https://www.ipa.go.jp/security/index.html
・TLS暗号設定ガイドライン〖CRYPTREC・IPA〗
https://www.cryptrec.go.jp/op_guidelines.html
https://www.ipa.go.jp/security/vuln/ssl_crypt_config.html
・情報セキュリティインシデントの公開資料・報告書〖日本ネットワークセキュリティ協会；JNSA〗
https://www.jnsa.org/result/search.html
・クラウド情報セキュリティ監査制度〖クラウドセキュリティ推進協議会；JCISPA〗
https://jcispa.jasa.jp/

(4) サイバーセキュリティに関する情報

・サイバーセキュリティ基本法（平成26年11月12日法律第104号）
https://elaws.e-gov.go.jp/document?lawid=426AC1000000104
・内閣サイバーセキュリティセンター〖NISC〗
「サイバーセキュリティ関係法令Q&Aハンドブック」
https://www.nisc.go.jp/security-site/law_handbook/index.html
・安心してインターネットを使用するために　国民のための情報セキュリティサイト〖総務省〗
https://www.soumu.go.jp/main_sosiki/joho_tsusin/security/basic/legal/index.html
・医療分野のサイバーセキュリティ対策について〖厚生労働省〗
https://www.mhlw.go.jp/stf/seisakunitsuite/bunya/kenkou_iryou/iryou/johoka/cyber-security.html
・JPCERTコーディネーションセンター
https://www.jpcert.or.jp/
・Japan Vulnerability Notes；JVN
https://jvn.jp/index.html
・「サイバーセキュリティのインシデント（事件等）に関する事例動向」〖三菱総研〗
https://www.nedo.go.jp/content/100904087.pdf

索　引

※斜体は用語解説あり。

数字・英字

あ 行

か 行

さ 行

た 行

な 行

は 行

ま 行

や・ら・わ行

●企画・編集

木戸　須美子　事業推進部　事業企画委員会・委員長　キヤノンメディカルシステムズ㈱
小川　雄代　事業推進部　事業企画委員会・副委員長　コニカミノルタ㈱
平沼　雅英　事業推進部　事業企画委員会・副委員長　富士フイルム㈱
米納　達二　事務局　事業推進担当部長

●執筆主担当者一覧

第１章　医療をめぐる動向ガイダンス
真野　誠　事務局・事務局長

第２章　医療機関における医療情報システム
西村　剛敏　戦略企画部　企画委員会・副委員長　ＰＨＣ㈱

第３章　電子カルテシステム
太田　聡司　医療システム部会　電子カルテ委員会・副委員長　富士通Ｊａｐａｎ㈱
草野　聡　医療システム部会　電子カルテ委員会　富士通Ｊａｐａｎ㈱

第４章　医事会計システム
清水　力　医事コンピュータ部会　医科システム委員会・委員長　㈱ＮＴＴデータ
石川　幸司　医事コンピュータ部会　医科システム委員会・副委員長　富士通Ｊａｐａｎ㈱

第５章　部門システム
安藤　智昭　医療システム部会　部門システム委員会　㈱ケアコム
田村　雄一郎　医療システム部会　部門システム委員会　(一社)日本医療機器ネットワーク協会
金子　正和　医療システム部会　部門システム委員会・委員長　富士通Ｊａｐａｎ㈱

第６章　院内物流システム
大森　巧　医療システム部会　部門システム委員会　物流システム専門委員会　東邦薬品㈱

第７章　検査システム
近藤　恵美　医療システム部会　検査システム委員会・副委員長　シスメックスＣＮＡ㈱
福重　二三男　医療システム部会　検査システム委員会　㈱日立ハイテク
藤咲　喜丈　医療システム部会　検査システム委員会　ＪＡＨＩＳ特別会員

第８章　医用画像システム
鈴木　真人　一般社団法人　日本画像医療システム工業会(JIRA)　システム部長

第９章　医療情報システムの患者安全に関するリスクマネジメント
岡田　真一　標準化推進部会　安全性・品質企画委員会・委員長　日本電気㈱

第10章　プライバシーとセキュリティ
齋須　亨　医療システム部会　セキュリティ委員会　キヤノンメディカルシステムズ㈱
武者　義則　医療システム部会　セキュリティ委員会　富士フイルムヘルスケアシステムズ㈱
村田　公生　医療システム部会　セキュリティ委員会　富士フイルム㈱

第11章　地域医療システム
光城　元博　保健福祉システム部会　地域医療システム委員会・副委員長　富士フイルムヘルスケア㈱

巻　末　医療情報システムの標準化について
田中　宏明　標準化推進部会　普及推進委員会　富士通Ｊａｐａｎ㈱

●JAHIS（ジェイヒス）について

JAHIS（一般社団法人 保健医療福祉情報システム工業会）は、保健医療福祉情報システムに関する標準化の推進、技術の向上、品質及び安全性の確保を図ることにより、保健医療福祉情報システム産業の健全な発展と健康で豊かな国民生活の維持向上に貢献することを目的に設立された業界団体です。

https://www.jahis.jp

本書についてのご感想、ご意見、ご質問などがありましたら、㈱社会保険研究所・出版企画部までお問い合わせフォームよりお寄せください。

お問い合わせフォームURL　https://www.shaho.co.jp/contact/

医療情報システム入門　（定価は表紙に表示）

平成 20 年 3 月 24 日　初 版 発 行
令和 5 年 2 月 24 日　2023版発行

編　者　一般社団法人
保健医療福祉情報システム工業会

発行者　谷野　浩太郎

発行所　株式会社　社会保険研究所

〒 101-8522　東京都千代田区内神田 2-15-9
The Kanda 282
電話　03（3252）7901（代）
URL　https://www.shaho.co.jp

印刷・製本／宮嶋印刷
ISBN978-4-7894-2870-5

落丁・乱丁本はおとりかえいたします。

（禁無断転載）

本書のコピー，スキャン，デジタル化等の無断複製は著作権法上での例外を除き禁じられています。本書を代行業者等の第三者に依頼してコピー，スキャンやデジタル化することは，たとえ個人や家庭内の利用でも著作権法上認められておりません。